临床护理实践与医学检验

主　编　尹亚伟　崔维称　孙海华
　　　　李晓璐　孙宁宁　宋晓霞

吉林科学技术出版社

图书在版编目（CIP）数据

临床护理实践与医学检验 / 尹亚伟等主编 . -- 长春：
吉林科学技术出版社 , 2024.3
ISBN 978-7-5744-1128-9

Ⅰ. ①临… Ⅱ. ①尹… Ⅲ. ①护理学②医学检验
Ⅳ. ① R47 ② R446

中国国家版本馆 CIP 数据核字 (2024) 第 061464 号

临床护理实践与医学检验

主　　编　尹亚伟　等
出 版 人　宛　霞
责任编辑　练闽琼
封面设计　刘梦杳
制　　版　刘梦杳
幅面尺寸　185mm×260mm
开　　本　16
字　　数　370 千字
印　　张　18.625
印　　数　1~1500 册
版　　次　2024 年 3 月第 1 版
印　　次　2024 年 10 月第 1 次印刷

出　　版　吉林科学技术出版社
发　　行　吉林科学技术出版社
地　　址　长春市福祉大路 5788 号出版大厦 A 座
邮　　编　130118
发行部电话/传真　0431-81629529 81629530 81629531
　　　　　　　　　81629532 81629533 81629534
储运部电话　0431-86059116
编辑部电话　0431-81629510
印　　刷　廊坊市印艺阁数字科技有限公司

书　　号　ISBN 978-7-5744-1128-9
定　　价　96.00 元

前　言

　　护理工作是医疗卫生事业的重要组成部分。随着医学科学的发展，护理新理论、新技术、新方法在临床实践中得到了广泛应用及推广，护理工作的重心也从过去单纯的疾病护理发展到了以患者护理为中心，并正在进一步向以人的健康为中心的方向迈进。且随着基础医学和临床医学的发展，检验医学的作用日益凸显。如何运用医学基础理论、现代科学技术，及时准确地为临床提供各种实验数据，促进临床医学的发展，是摆在检验医学工作者面前的主要任务。长期的临床实践表明，医学检验不仅可用于疾病的诊断、鉴别诊断、疗效观察和预后监测，还可能为制定预防措施提供重要依据。

　　为了适应现代医学模式的转变，满足新形势下护理工作和临床检验的需要，为广大的临床护理和检验人员提供有效的指导和帮助，吸纳并借鉴国内外临床护理与检验实践经验，特组织相关专家写作了本书。

　　本书围绕"临床护理实践与医学检验"这一主题，以基础护理服务工作为切入点，由浅入深地阐述了常用的诊疗技术及护理、休克患者的护理、营养支持患者的护理，并系统地分析了麻醉患者的护理、手术室护理，诠释了心血管系统疾病的检验、呼吸系统疾病的检验、消化系统疾病的检验、血液系统疾病的检验，以期为读者理解与践行临床护理实践与医学检验提供有价值的参考和借鉴。本书内容翔实、条理清晰、逻辑合理，兼具理论性与实践性，适用于从事相关工作与研究的专业人员。

　　由于水平有限，我们在写作过程中如有不当之处，敬请各位读者提出宝贵意见。真诚希望此书能有助于护理同人，为护理事业的发展做出贡献。

目 录

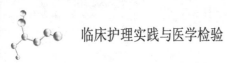

第一章 基础护理服务工作

第一节 患者出入院护理服务工作

一、患者入院护理

(一)工作目标

热情接待患者,帮助其尽快熟悉环境;观察和评估患者病情及护理需求;满足患者安全、舒适的需要。

(二)工作规范

(1)备好床单位。根据患者病情做好准备工作,并通知医师。

(2)向患者进行自我介绍,妥善安置患者于病床。

(3)了解患者的主诉、症状、自理能力、心理状况,填写患者入院相关资料。

(4)入院告知:向患者/家属介绍主管医师、护士、病区护士长。介绍病区环境、呼叫铃使用方法、作息时间、探视制度及有关管理规定等。鼓励患者/家属表达自己的需要及顾虑。

(5)完成入院护理评估,与医师沟通确定护理级别,遵医嘱实施相关治疗及护理。

(6)完成患者清洁护理,协助更换病员服,完成患者身高、体重、生命体征的测量(危重患者直接进入病房)。

(三)结果标准

(1)物品准备符合患者需要,急危重患者得到及时救治。

(2)患者/家属知晓护士告知的事项,对护理服务满意。

二、患者出院护理

（一）工作目标

患者/家属知晓出院指导的内容，掌握必要的康复知识。

（二）工作规范

（1）告知患者。针对患者病情及恢复情况进行出院指导，包括办理出院结账手续的方法、出院后的注意事项、带药指导、饮食及功能锻炼、遵医嘱通知患者复诊时间及地点、联系方式等。

（2）听取患者住院期间的意见和建议。

（3）做好出院登记，整理出院病历。

（4）对患者床单位进行常规清洁消毒，特殊感染患者按院内感染要求进行终末消毒。

（三）结果标准

（1）患者/家属能够知晓护士告知的事项，对护理服务满意。

（2）床单位清洁消毒符合要求。

第二节　患者住院护理服务工作

一、整理床单位技术

（一）工作目标

保持床单位清洁，增加患者的舒适度。

（二）工作规范

（1）遵循标准预防、节力、安全的原则。

（2）告知患者，做好准备。根据患者的病情、年龄、体重、意识、活动和合作能力，有无引流管、伤口，有无大小便失禁等，采用与病情相符的整理床单位的方法。

（3）按需要准备用物及环境，保护患者隐私。

（4）护士协助活动不便的患者翻身或下床，采用湿扫法清洁并整理床单位。

（5）操作过程中，注意避免引流管或导管牵拉，密切观察患者病情，发现异常及时处理。与患者沟通，了解其感受及需求，保证患者安全。

（6）操作后对躁动、易发生坠床的患者拉好床栏或者采取其他安全措施，帮助患者采取舒适体位。

（7）按操作规程更换被污染的床单位。

（三）结果标准

（1）患者/家属能够知晓护士告知的事项，对服务满意。

（2）床单位整洁，患者卧位舒适，符合病情要求。

（3）操作过程规范、准确，患者安全。

二、面部清洁和梳头

（一）工作目标

使患者面部清洁、头发整洁，感觉舒适。

（二）工作规范

（1）遵循节力、安全的原则。

（2）告知患者，做好准备。根据患者的病情、意识、生活自理能力及个人卫生习惯，选择实施面部清洁和梳头的时间。

（3）按需要准备用物。

（4）协助患者取舒适体位，嘱患者若有不适及时告知护士。

（5）操作过程中，与患者沟通，了解其需求，密切观察患者病情，发现异常及时处理。

（6）尊重患者的个人习惯，必要时涂润肤乳。

（7）保持床单位清洁、干燥。

（三）结果标准

（1）患者/家属能够知晓护士告知的事项，对服务满意。

（2）患者面部清洁、头发整洁，感觉舒适。

（3）患者出现异常情况，护士处理及时。

三、口腔护理技术

（一）工作目标

去除口腔异味和残留物质，保持患者舒适，预防和治疗口腔感染。

（二）工作规范

（1）遵循查对制度，符合标准预防、安全的原则。

（2）告知患者，做好准备。评估患者的口腔情况，包括有无手术、插管、溃疡、感染、出血等，评估患者的生活自理能力。

（3）指导患者正确的漱口方法。化疗、放疗、使用免疫抑制剂的患者可以用漱口液清洁口腔。

（4）护士协助禁食患者清洁口腔，鼓励并协助有自理能力的患者自行刷牙。

（5）协助患者取舒适体位，若有不适及时告知护士。

（6）如患者有活动义齿，应先取下再进行操作。

（7）根据口腔pH值，遵医嘱选择合适的口腔护理溶液，操作中应当注意棉球的干湿度。昏迷患者禁止漱口。对昏迷、不合作、牙关紧闭的患者，使用开口器、舌钳、压舌板。开口器从臼齿处放入。

（8）操作中避免清洁物、污染物的交叉混淆；操作前后必须清点和核对棉球数量。

（三）结果标准

（1）患者/家属能够知晓护士告知的事项，对服务满意。

（2）患者口腔卫生得到改善，黏膜、牙齿无损伤。

（3）患者出现异常情况时，护士处理及时。

四、会阴部护理技术

（一）工作目标

协助患者清洁会阴部，增加舒适度，预防或减少感染的发生。

（二）工作规范

（1）遵循标准预防、消毒隔离、安全的原则。

（2）告知患者，做好准备。评估患者会阴部有无伤口、失禁和留置导尿管等，确定会阴部护理的方法等。

（3）按需要准备用物及环境，保护患者隐私。

（4）会阴部冲洗时，注意水温适宜。冬季寒冷时，注意为患者保暖。

（三）结果标准

（1）患者/家属能够知晓护士告知的事项，对服务满意。

（2）患者会阴部清洁。

（3）患者出现异常情况时，护士处理及时。

五、留置导尿管的护理技术

（一）工作目标

对留置导尿管的患者进行护理，预防感染，增加患者的舒适度，促进功能锻炼。

（二）工作规范

（1）遵循标准预防、消毒隔离、无菌技术、安全的原则。

（2）告知患者，做好准备。评估患者病情，导尿管留置时间，尿液颜色、性状、量，膀胱功能，有无尿频、尿急、腹痛等症状。

（3）按需要准备用物及环境，保护患者隐私。

（4）对留置导尿管的患者进行会阴部护理、尿道口清洁，保持导尿管的通畅，观察尿液颜色、性状、量、透明度、气味等，注意倾听患者的主诉。

（5）留置导尿管期间，妥善固定导尿管及尿袋，尿袋的高度不能高于膀胱，及时排放尿液，协助长期留置导尿管的患者进行膀胱功能训练。

（6）根据患者病情，鼓励患者摄入适当的液体。定期更换导尿管及尿袋，做好尿道口护理。

（7）拔管后根据病情鼓励患者多饮水，观察患者自主排尿及尿液情况，若有排尿困难及时处理。

（三）结果标准

（1）患者/家属能够知晓护士告知的事项，对服务满意。

（2）患者在留置导尿管期间会阴部清洁，导尿管通畅。

（3）患者出现异常情况时，护士处理及时。

六、足部清洁技术

（一）工作目标

保持患者足部清洁，增加舒适度。

（二）工作规范

（1）遵循节力、安全的原则。

（2）告知患者，做好准备。评估患者的病情、足部皮肤情况，根据评估结果选择适宜的清洁方法。

（3）按需要准备用物及环境，水温适宜。

（4）协助患者取舒适体位，若有不适及时告知护士。

（5）在操作过程中与患者沟通，了解其感受及需求，密切观察患者病情，发现异常及时处理。

（6）尊重患者的个人习惯，必要时涂润肤乳。

（7）保持床单位清洁、干燥。

（三）结果标准

（1）患者/家属能够知晓护士告知的事项，对服务满意。

（2）足部清洁。

（3）患者出现异常情况时，护士处理及时。

七、协助患者进食/水技术

（一）工作目标

协助不能自理或部分自理的患者进食/水，保证进食/水及安全。

（二）工作规范

（1）遵循安全的原则。

（2）告知患者，做好准备。评估患者的病情、饮食种类、出入液量、自行进食能力，有无偏瘫、吞咽困难、视力减退等。

（3）评估患者有无餐前、餐中用药，保证治疗效果。

（4）在协助患者进食的过程中，护士应注意食物温度、软硬度及患者的咀嚼能力，观察患者有无吞咽困难、呛咳、恶心、呕吐等。

（5）操作过程中与患者沟通，给予饮食指导，如有治疗饮食、特殊饮食遵医嘱给予指导。

（6）进餐完毕，清洁并检查口腔，及时清理用物及整理床单位，保持适当体位。

（7）需要记录出入液量的患者，准确记录患者的进食/水时间、种类，食物含水量等。

（8）患者进食/水延迟时，护士进行交接班。

（三）结果标准

（1）患者/家属能够知晓护士告知的事项，对服务满意。

（2）患者出现异常情况时，护士处理及时。

八、温水擦浴技术

（一）工作目标

帮助不能进行沐浴的患者保持身体的清洁与舒适。

（二）工作规范

（1）遵循标准预防、安全的原则。

（2）告知患者，做好准备。评估患者病情、生活自理能力及皮肤完整性等，选择适当时间进行温水擦浴。

（3）准备用物，房间温度适宜，保护患者隐私，尽量减少暴露，注意保暖。

（4）保持水温适宜（47℃~50℃），擦洗的方法和顺序正确。

（5）护理过程中注意保护伤口和各种管路；观察患者的反应，出现寒战、面色苍白、呼吸急促时应立即停止擦浴，给予恰当的处理。

（6）擦浴后观察患者的反应，检查和妥善固定各种管路，保持其通畅。

（7）保持床单位的清洁、干燥。

（三）结果标准

（1）患者/家属能够知晓护士告知的事项，对服务满意。

（2）护理过程安全，患者出现异常情况时，护士处理及时。

九、乙醇擦浴技术

（一）工作目标

帮助体温在39.5℃以上的高热患者降温。

（二）工作规范

1.评估要点

评估患者病情、意识、局部组织灌注情况、皮肤情况、配合程度及有无乙醇过敏史。

2.指导要点

（1）告知患者物理降温的目的及注意事项，以取得患者的合作并询问其需要。

（2）嘱患者在高热期间摄入足够的水分。

（3）乙醇擦浴完毕，指导患者注意饮水。

3.实施过程

（1）核实患者身份：携用物至患者床旁，核对患者腕带或核对患者床号、姓名。

（2）置冰袋和热水袋：松开床尾被盖，置冰袋于患者头部，置热水袋于患者足底。

（3）擦拭上肢。

①脱去上衣：为患者脱去上衣（先近侧后对侧，先健肢后患肢），解裤带。

②擦拭方法：暴露擦拭部位，将大浴巾垫于擦拭部位下，用浸有乙醇（25%～35%）的小毛巾包裹手掌，挤干，边擦拭边按摩，各部位擦拭两遍，最后用浴巾擦干。

③擦拭顺序：先擦拭对侧上肢，之后擦拭顺序如下：对侧颈→肩→上臂外侧→手背，对侧胸→腋窝→上臂内侧→手心。依上法擦拭近侧上肢。

（4）擦拭背部。

①协助患者侧卧，背向护士（病情危重者，面向护士）。擦拭顺序：第7颈椎下→骶尾部，右肩胛下→腰部→臀部，左肩胛下→腰部→臀部。

②浴巾叠放于床尾，协助患者穿好上衣，平卧。

（5）擦拭下肢。

①脱去患者裤子，露出对侧下肢，下垫浴巾。

②对侧下肢擦拭顺序：髋部→下肢外侧→足背，大腿下→腘窝→足跟，腹股沟→下肢内侧→内踝。依上法擦拭近侧下肢。

③穿好裤子，撤去热水袋。

（6）整理床单位。

（7）开窗通风，询问患者需要。

（三）结果标准

（1）患者/家属能够知晓护士告知的事项，对服务满意。
（2）护士操作过程规范。

十、协助更衣技术

（一）工作目标

协助患者更换清洁的衣服，满足舒适的需要。

（二）工作规范

（1）遵循标准预防、安全的原则。
（2）告知患者，做好准备。评估患者病情、意识、肌力、移动能力、有无肢体偏瘫、手术、引流管及合作能力等。
（3）根据患者的体型，选择合适、清洁的衣服，保护患者隐私。
（4）根据患者病情采取不同的更衣方法，病情稳定者可采取半坐卧位或坐位更换；手术或卧床患者可采取轴式翻身法更换。
（5）更衣原则。
①脱衣方法：无肢体活动障碍时，先近侧，后远侧；一侧肢体活动障碍时，先健侧，后患侧。
②穿衣方法：无肢体活动障碍时，先远侧，后近侧；一侧肢体活动障碍时，先患侧，后健侧。
（6）更衣过程中，注意保护伤口和各种管路，注意保暖。
（7）更衣可与温水擦浴、会阴部护理等同时进行。

（三）结果标准

（1）患者/家属能够知晓护士告知的事项，对服务满意。
（2）护理过程安全，患者出现异常情况时，护士处理及时。

十一、床上洗头技术

（一）工作目标

保持患者头发清洁、整齐，感觉舒适。

（二）工作规范

（1）遵循标准预防、节力、安全的原则。

（2）告知患者，做好准备。根据患者的病情、意识、生活自理能力及个人卫生习惯、头发清洁度，选择合适的时间进行床上洗头。

（3）准备用物，房间温度适宜，选择合适的体位。

（4）水温适宜。操作过程中，用指腹部揉搓头皮和头发，力度适中，避免抓伤头皮。观察患者反应并沟通，了解患者需求。

（5）注意保护伤口和各种管路。

（6）清洗后，及时擦干或吹干头发，防止患者受凉。

（7）保持床单位清洁、干燥。

（三）结果标准

（1）患者/家属能够知晓护士告知的事项，对服务满意。

（2）护理过程安全，患者出现异常情况时，护士处理及时。

十二、指/趾甲护理技术

（一）工作目标

保持生活不能自理患者的指/趾甲清洁和长度适宜。

（二）工作规范

（1）遵循标准预防、节力、安全的原则。

（2）告知患者，做好准备。评估患者的病情、意识、生活自理能力及个人卫生习惯、指/趾甲的长度。

（3）选择合适的指甲刀。

（4）指/趾甲护理包括清洁、修剪、锉平指/趾甲。

（5）修剪过程中，与患者沟通，避免损伤甲床及周围皮肤，对于特殊患者（如糖尿病患者或有循环障碍的患者）要特别小心；若指/趾甲过硬，可先在温水中浸泡10~15min，软化后再进行修剪。

（6）操作后保持床单位整洁。

（三）结果标准

患者/家属能够知晓护士告知的事项，对服务满意。

十三、协助患者翻身及有效咳痰

（一）工作目标

协助不能自行移动的患者更换卧位，减轻局部组织的压力，预防并发症。对不能有效咳痰的患者进行拍背，促进痰液排出，保持呼吸道通畅。

（二）工作规范

（1）遵循节力、安全的原则。

（2）告知患者，做好准备。翻身前要评估患者的年龄、体重、病情、肢体活动能力、心功能状况，有无手术、引流管、骨折和牵引等。若有活动性内出血、咯血、气胸、肋骨骨折、肺水肿、低血压等，禁止叩击背部。

（3）根据评估结果决定患者翻身的频次、体位、方式，选择合适的皮肤减压用具。

（4）固定床脚刹车，妥善处置各种管路。

（5）翻身过程中注意患者安全，避免拖拉患者，保护局部皮肤。对于烦躁患者，可选用约束带。

（6）翻身时，根据病情需要，给予患者拍背，促进排痰。叩背原则：从下至上、从外至内，背部从第10肋间隙、胸部从第六肋间隙开始向上叩击至肩部，注意避开乳房及心前区，力度适宜。

（7）护理过程中，密切观察病情变化情况，有异常及时通知医师并处理。

（8）翻身后患者体位应符合病情需要。适当使用皮肤减压用具。

（三）结果标准

（1）患者/家属能够知晓护士告知的事项，对服务满意。

（2）卧位正确，管道通畅；有效清除痰液。

（3）护理过程安全，局部皮肤无擦伤，无其他并发症。

（4）患者出现异常情况时，护士处理及时。

十四、协助患者床上移动

（一）工作目标

协助不能自行移动的患者床上移动，保持患者舒适。

（二）工作规范

（1）遵循节力、安全的原则。

（2）告知患者，做好准备。移动前要评估患者的病情、肢体活动能力、年龄、体重，有无约束、伤口、引流管、骨折和牵引等。

（3）固定床脚刹车，妥善处置各种管路。

（4）注意患者安全，避免拖拉，保护局部皮肤。

（5）护理过程中，密切观察病情变化情况，有异常及时通知医师并处理。

（三）结果标准

（1）患者/家属能够知晓护士告知的事项，对服务满意。

（2）卧位正确，管道通畅。

（3）护理过程安全，患者局部皮肤无擦伤，无其他并发症。

十五、失禁护理技术

（一）工作目标

对失禁的患者进行护理，保持局部皮肤的清洁，增加患者的舒适度。

（二）工作规范

（1）遵循标准预防、消毒隔离、安全的原则。

（2）评估患者的失禁情况，准备相应的物品。

（3）护理过程中，与患者沟通，清洁到位，注意保暖，保护患者隐私。

（4）根据病情，遵医嘱采取相应的保护措施，如小便失禁给予留置导尿管，对男性患者可以采用尿套技术，对女性患者可以采用尿垫等。

（5）鼓励并指导患者进行膀胱功能及盆底肌的训练。

（6）保持床单位清洁、干燥。

（三）结果标准

（1）患者/家属能够知晓护士告知的事项，对服务满意。

（2）患者皮肤清洁，感觉舒适。

十六、床上使用便器技术

（一）工作目标

给卧床的患者提供便器，满足其基本需求。

（二）工作规范

（1）遵循标准预防、消毒隔离、安全的原则。

（2）评估患者的生活自理能力及活动情况，帮助或协助患者使用便器，满足其需求。

（3）准备并检查便器，如表面有无破损、裂痕等。注意保暖，保护患者隐私。

（4）护理过程中，与患者沟通，询问患者有无不适，若有，要及时处理。

（5）便后观察排泄物性状及骶尾部位的皮肤，如有异常及时处理。

（6）正确处理排泄物，清洁便器，保持床单位清洁、干燥。

（三）结果标准

（1）患者/家属能够知晓护士告知的事项，对服务满意。

（2）患者皮肤及床单位清洁，皮肤无擦伤。

十七、轴线翻身法

（一）工作目标

（1）协助颅骨牵引、脊柱损伤、脊柱手术、髋关节术后的患者在床上翻身。

（2）预防脊柱再损伤及关节脱位。

（3）防止压疮，增加患者的舒适度。

（二）工作规范

（1）翻转患者时，应注意保持脊柱平直，以维持脊柱的正常生理弯曲，避免由于躯干扭曲，加重脊柱骨折、脊髓损伤和关节脱位。翻身角度不可超过60°，避免由于脊柱负重增大而关节突骨折。

（2）患者有颈椎损伤时，勿扭曲或旋转患者的头部，以免加重神经损伤引起呼吸肌麻痹而死亡。

（3）翻身时注意为患者保暖并防止坠床。

（4）准确记录翻身时间。

（三）结果标准

（1）护士操作规范。

（2）患者无压疮发生。

（3）患者无二次损伤。

第三节 患者基本治疗护理服务工作

一、膀胱冲洗技术

（一）工作目标

（1）使尿液引流通畅。

（2）治疗某些膀胱疾病。

（3）清除膀胱内的血凝块、黏液、细菌等异物，预防膀胱感染。

（4）前列腺及膀胱手术后预防血块形成。

（二）工作规范

（1）严格执行无菌操作，防止医源性感染。

（2）冲洗时若患者感觉不适，应减缓冲洗速度及减少冲洗液的量，必要时停止冲洗，密切观察，若患者感到剧痛或引流液中有鲜血时，应立即停止冲洗，通知医师处理。

（3）冲洗时，冲洗瓶内液面要距床面约60cm，以便产生一定的压力，利于液体流入。冲洗速度根据流出液的颜色进行调节，一般为80~100滴/min。如果滴入药液，须在膀胱内保留15~30min后再引流出体外，或根据需要延长保留时间。

（4）天气寒冷时，冲洗液应加温至35℃左右，以防冷水刺激膀胱，引起膀胱痉挛。

（5）冲洗过程中注意观察引流管是否通畅。

（三）结果标准

（1）护士操作规范。

（2）无医源性感染发生。

（3）达到疾病治疗效果。

（4）膀胱内无血凝块、黏液、细菌等异物。

二、生命体征监测技术

（一）工作目标

安全、准确、及时地测量患者的体温、脉搏、呼吸、血压，为疾病诊疗和制定护理措施提供依据。

（二）工作规范

（1）告知患者，做好准备。测量生命体征前30min避免进食、冷热饮、冷热敷、洗澡、运动、灌肠、坐浴等影响生命体征的相关因素。

（2）对婴幼儿、阿尔茨海默病、精神异常、意识不清、烦躁和不合作者，护士应采取恰当的体温测量方法或在床旁协助患者测量体温。

（3）测腋温时应当擦干腋下，将体温计放于患者腋窝深处并贴紧皮肤，防止脱落。测量5~10min后取出。

（4）测口温时应当将体温计斜放于患者舌下，嘱患者用鼻呼吸，闭口3min后取出。

（5）测肛温时应当先在肛表前端涂润滑剂，将肛温计轻轻插入肛门3~4cm，3min后取出。用消毒纱布擦拭肛温计。

（6）发现体温和病情不相符时，应当复测体温。

（7）体温计消毒方法符合要求。

（8）评估测量脉搏部位的皮肤情况，避免在偏瘫侧、形成动静脉瘘侧肢体、术肢等部位测量脉搏。

（9）测脉搏时协助患者采取舒适的姿势，以示指、中指、无名指的指腹按压桡动脉或其他浅表大动脉处，力度适中，以能触摸到动脉搏动为宜。

（10）一般患者可以测量30s，脉搏异常的患者，测量1min。

（11）发现有脉搏短绌时，应两人同时为其测量，分别测心率和脉搏。

（12）测量呼吸时患者取自然体位，护士保持诊脉手势，观察患者胸部或腹部起伏，测量30s。危重患者、呼吸困难者、婴幼儿、呼吸不规则者测量1min。

（13）观察患者呼吸频率、节律、幅度和类型等情况。

（14）危重患者呼吸微弱不易观察时，可将少许棉花置于鼻孔前，观察棉絮吹动情况，并计数。

（15）测量血压时，协助患者取坐位或卧位，保持血压计零点、肱动脉与心脏在同一水平。

（16）选择宽窄度适宜的袖带，驱尽袖带内的空气，平整地缠于患者上臂中部，松紧以能放入一指为宜，下缘距肘窝2~3cm。

（17）正确判断收缩压与舒张压。如血压听不清或有异常时，应间隔1~2min后再重新测量。

（18）测量完毕，排尽袖带余气，关闭血压计。

（19）长期观察血压的患者，做到四定，即定时间、定部位、定体位、定血压计。

（20）结果准确记录在护理记录单或绘制在体温单上。

（21）将测量结果告诉患者/家属。如果测量结果异常，观察伴随的症状和体征，及时与医师沟通并处理。

（三）结果标准

（1）护士测量方法正确，测量结果准确。

（2）记录准确，对异常情况沟通及时。

三、导尿技术

（一）工作目标

遵医嘱为患者导尿，患者能够知晓导尿的目的并配合。

（二）工作规范

（1）遵循查对制度，符合无菌技术、标准预防的原则。

（2）告知患者/家属留置导尿管的目的、注意事项，取得患者的配合。

（3）评估患者的年龄、性别、病情、合作程度、膀胱充盈度、局部皮肤等。根据评估结果，选择合适的导尿管。

（4）导尿过程中严格遵循无菌技术操作，避免污染，保护患者隐私。

（5）为男性患者插导尿管时，如遇到阻力，特别是导尿管经尿道内口、膜部、尿道外口的狭窄部、耻骨联合下方和前下方处的弯曲部时，嘱患者缓慢深呼吸，慢慢插入导尿管。

（6）插入气囊导尿管后向气囊内注入10～15mL无菌生理盐水，轻拉导尿管以证实导尿管固定稳妥。

（7）尿潴留患者一次导出尿量不超过1000mL，以防出现虚脱和血尿。

（8）指导患者在留置导尿管期间保证充足的饮水量，预防发生结晶或感染。

（9）指导患者在留置导尿管期间防止导尿管打折、弯曲、受压、脱出等情况发生，保持通畅。

（10）指导患者保持尿袋高度低于耻骨联合水平，防止逆行感染。

（11）指导长期留置导尿管的患者进行膀胱功能训练及盆底肌的锻炼，以增强控制排尿的能力。患者留置导尿管期间，导尿管要定时夹闭。

（三）结果标准

（1）患者/家属知晓护士告知的事项，对操作满意。

（2）操作规范、安全，未给患者造成不必要的损伤。

（3）导尿管与尿袋连接紧密，引流通畅，固定稳妥。

四、胃肠减压技术

（一）工作目标

遵医嘱为患者留置胃管，持续抽出胃内容物，达到减压的目的。患者能够了解有关知识并配合。

（二）工作规范

（1）遵循查对制度，符合无菌技术、标准预防的原则。

（2）告知患者/家属留置胃管的目的、注意事项，取得患者的配合。

（3）评估患者的病情、意识状态、合作程度、鼻腔是否通畅、有无消化道狭窄或食管静脉曲张等及是否有插管的经历，根据评估结果选择合适的胃管。

（4）准确测量并标识胃管插入的长度。

（5）插管过程中指导患者配合的技巧，安全顺利地插入胃管。

（6）昏迷患者应先将其头向后仰，插至咽喉部（约15cm），再用一手托起头部，使下颌靠近胸骨柄，插至需要的长度。如插入不畅，应检查胃管是否盘曲在口腔中。插管过程中如发现剧烈呛咳、呼吸困难、发绀等情况，应立即拔出，休息片刻后再重插。

（7）检查胃管是否在胃内。

（8）调整减压装置，将胃管与负压装置连接，妥善固定于床旁。

（9）告知患者留置胃肠减压管期间禁止饮水和进食，保持口腔清洁。

（10）妥善固定胃肠减压装置，防止变换体位时加重对咽部的刺激以及胃管受压、脱出等，保持有效减压状态。

（11）观察引流物的颜色、性状、量，并记录24h引流总量。

（12）留置胃管期间应当加强患者的口腔护理。

（13）胃肠减压期间，注意观察患者水、电解质平衡及胃肠功能恢复情况。

（14）及时发现并积极预防和处理与引流相关的问题。

（三）结果标准

（1）患者/家属能够知晓护士告知的事项，对服务满意。

（2）护士操作过程规范、准确、动作轻巧，患者配合。

（3）确保胃管在胃内，固定稳妥，保持有效胃肠减压。

五、鼻饲技术

（一）工作目标

遵医嘱为不能经口进食的患者灌入流质液体，保证患者摄入足够的营养、水分和药物。

（二）工作规范

（1）遵循查对制度，符合标准预防、消毒隔离的原则。

（2）告知患者/家属鼻饲的目的、注意事项，取得患者的配合。

（3）评估患者的病情、意识状态、合作程度、鼻腔是否通畅、有无消化道狭窄或食管静脉曲张，以及往是否有插胃管的经历；评估患者的消化、吸收、排泄功能和进食需求。根据评估结果选择合适的胃管和鼻饲时机。

（4）如需插胃管要先准确测量并标识胃管插入的长度。插管过程中指导患者配合的技巧。昏迷患者应先将头向后仰，插至咽喉部（约15cm），再用一手托起头部，使下颌靠近胸骨柄，插至需要的长度。如插入不畅，应检查胃管是否盘曲在口腔中。插管过程中如发现剧烈呛咳、呼吸困难、发绀等情况，应立即拔出，休息片刻后再重插。插入适当深度并检查胃管是否在胃内。

（5）鼻饲前了解上一次鼻饲的时间、进食量，检查胃管是否在胃内及有无胃潴留，胃内容物超过150mL时，应当通知医师减量或者暂停鼻饲。

（6）鼻饲前后用温开水20mL冲洗管道，防止管道堵塞。

（7）缓慢灌注鼻饲液，温度为38℃～40℃。鼻饲混合流食，应当间接加温，以免蛋白凝固。

（8）鼻饲给药时应先研碎，溶解后再注入。

（9）对长期鼻饲的患者，应当定期更换胃管。

（三）结果标准

（1）患者/家属能够知晓护士告知的事项，对服务满意。

（2）护士操作过程规范、准确、动作轻巧，患者配合。

（3）确保胃管于胃内，固定稳妥。

六、灌肠技术

（一）工作目标

遵医嘱准确、安全地为患者实施不同治疗需要的灌肠；清洁肠道，解除便秘及肠胀气；降温；为诊断性检查及手术做准备。

（二）工作规范

（1）评估患者的年龄、意识、情绪及配合程度、有无灌肠禁忌证。急腹症、妊娠早期、消化道出血的患者禁止灌肠；肝性脑病患者禁用肥皂水灌肠；伤寒患者灌肠量不得超过500mL，液面距肛门不得超过30cm。

（2）告知患者及其家属灌肠的目的及注意事项，指导患者配合。

（3）核对医嘱，做好准备，保证灌肠溶液的浓度、剂量、温度适宜（液体温度一般为39℃～41℃，降温时为28℃～32℃，中暑时为4℃）。

（4）协助患者取仰卧位或左侧卧位，注意保暖，保护患者隐私。阿米巴痢疾患者取右侧卧位。

（5）按照要求置入肛管，置入合适长度后固定肛管，使灌肠溶液缓慢流入并观察患者的反应。

（6）灌肠过程中，患者有便意，指导患者做深呼吸，同时适当调低灌肠筒的高度，减慢流速；患者如有心慌、气促等不适症状，立即平卧，避免发生意外。

（7）对患者进行降温灌肠时，灌肠后保留30min后再排便，排便后30min测体温。

（8）清洁灌肠应反复多次，首先用肥皂水，再用生理盐水，直至排出液澄清、无粪便。

（9）灌肠完毕，嘱患者平卧，根据灌肠目的保持适当时间再排便并观察大便性状。

（10）操作结束后，做好肛周清洁，整理床单位。

（11）观察排出大便的量、颜色、性状及排便次数并做好记录。

（三）结果标准

（1）患者/家属能够知晓护士告知的事项，对服务满意。

（2）护士操作过程规范、准确。

（3）达到各种灌肠治疗的效果，无并发症发生。

七、氧气吸入技术

（一）工作目标

遵医嘱给予患者氧气治疗，改善患者的缺氧状态，确保用氧安全。

（二）工作规范

（1）评估患者的病情、呼吸状态、缺氧程度、鼻腔情况。

（2）告知患者安全用氧的目的及注意事项，强调不能自行调节氧流量，做好四防，即防震、防火、防热、防油。

（3）遵医嘱，选择合适的氧疗方法。

（4）遵医嘱根据病情调节合适的氧流量。

（5）使用氧气时，应先调节氧流量后再用。停用氧气时，应先拔出导管或面罩，再关闭氧气开关。

（6）密切观察患者氧气治疗的效果，发现异常及时报告医师并处理。

（7）严格遵守操作规程，注意用氧安全。

（三）结果标准

（1）患者/家属能够知晓护士告知的事项，对服务满意。

（2）确保吸氧过程安全。

八、雾化吸入疗法

（一）工作目标

遵医嘱为患者提供剂量准确、安全、雾量适宜的雾化吸入。

（二）工作规范

（1）遵循查对制度，符合标准预防、安全给药的原则。

（2）遵医嘱准备药物和雾化装置，并检查装置性能。

（3）了解患者过敏史、用药史、用药目的、患者呼吸情况及配合能力。

（4）告知患者治疗目的、药物名称，指导患者配合。协助患者取合适体位。

（5）调节适宜的雾量，给患者戴上面罩或口含嘴，指导患者吸入。气管切开的患者，可直接将面罩置于气管切开造口处。

（6）观察患者吸入药物后的反应及效果。

（7）雾化吸入所用的面罩、口含嘴应一人一套，防止交叉感染。

（三）结果标准

（1）患者/家属能够知晓护士告知的事项，对服务满意。

（2）操作过程规范、安全，达到预期目的。

九、口服给药技术

（一）工作目标

遵医嘱正确为患者实施口服给药，并观察药物作用。

（二）工作规范

（1）遵循标准预防、安全给药的原则。

（2）评估患者病情、过敏史、用药史、不良反应史。如有疑问在核对无误后方可给药。

（3）告知患者/家属药物相关的注意事项，取得患者的配合。

（4）严格遵循查对制度，了解患者所服药物的作用、不良反应及某些药物服用的特殊要求。

（5）协助患者服药，为鼻饲患者给药时，应当将药物研碎溶解后由胃管注入。

（6）若患者因故暂不能服药，可暂不发药，并做好交班。

（7）对服用强心苷类药物的患者，服药前应当先测脉搏、心率，注意其节律变化，如脉率低于60次/min或者节律不齐时，暂不服用并及时通知医师。

（8）观察患者服药效果及不良反应。如有异常情况及时与医师沟通。

（三）结果标准

（1）患者/家属知晓护士告知的事项，对服务满意。
（2）帮助患者正确服用药物。
（3）及时发现不良反应，采取适当措施。

第四节　静脉输液护理服务工作

一、密闭式周围静脉输液技术

（一）工作目标

遵医嘱准确为患者静脉输液，操作规范，确保患者安全。

（二）工作规范

（1）遵循查对制度，符合无菌技术、标准预防、安全给药的原则。

（2）在静脉药物配制中心或治疗室进行配药，应在安全的环境下配制化疗和毒性药物。药物要现用现配，注意配伍禁忌。

（3）告知患者输液的目的及输注药物名称，做好准备。评估患者过敏史、用药史及穿刺部位的皮肤和血管状况。协助患者采取舒适体位。

（4）选择合适的静脉。老年、长期卧床、手术患者避免选择下肢浅静脉穿刺。穿刺成功后，妥善固定，保持输液通道通畅。

（5）根据病情、年龄、药物性质调节速度。告知患者注意事项，强调不要自行调节输液速度。

（6）观察患者输液部位状况及有无输液反应，及时处理输液故障，对于特殊药物、特殊患者应密切巡视。

（7）拔出输液针后，嘱咐患者按压穿刺点3~5min，勿揉，凝血功能差的患者适当延长按压时间。

（三）结果标准

（1）患者/家属能够知晓护士告知的事项，对服务满意。

（2）操作过程规范、准确。

（3）及时发现不良反应，采取适当措施。

二、密闭式静脉输血技术

（一）工作目标

遵医嘱为患者正确、安全地进行静脉输血，操作规范，及时发现、处理并发症。

（二）工作规范

（1）遵循查对制度，符合无菌技术、标准预防、安全输血的原则。

（2）告知患者，做好准备。评估患者生命体征、输血史、合作能力、心理状态和血管状况。告知患者输血目的、注意事项和不良反应。

（3）严格执行查对制度。输血核对时必须双人核对，包括取血时核对，输血前、中、后核对和发生输血反应时的核对。核对内容包括：患者姓名、性别、床号、住院号、血袋号、血型、血液数量、血液种类、交叉试验结果、血液有效期、血袋完整性和血液的外观。发生输血反应时核对用血申请单、血袋标签、交叉配血试验记录及受血者与供血者的血型，并保留输血装置和血袋。

（4）建立合适的静脉通路，密切观察患者，若出现不良反应，立即停止输血并通知医师及时处理。

（5）血制品应在产品规定的时间内输完，输入两个以上供血者的血液时，应在两份血液之间输入0.9%的氯化钠注射液。

（6）开始输血时速度宜慢，观察15min，无不良反应后，再将滴速调节至要求速度。输血时，血液制品内不得随意加入其他药物。

（7）输血完毕，贮血袋在4℃冰箱中保存24h。

（三）结果标准

（1）患者/家属能够知晓护士告知的事项，对服务满意。

（2）护士操作过程规范、准确。

（3）及时发现输血反应，妥善处理。

三、静脉留置针技术

（一）工作目标

正确使用留置针建立静脉通路，减少患者反复穿刺的痛苦。

（二）工作规范

（1）遵循查对制度，符合无菌技术、标准预防、安全静脉输液的原则。

（2）告知患者留置针的作用、注意事项及可能出现的并发症。

（3）评估患者病情、治疗、用药及穿刺部位的皮肤和血管状况。

（4）选择弹性适当的血管穿刺，正确实施输液前后留置针的封管及护理，标明穿刺日期、时间并签名。

（5）严密观察留置针有无脱出、断裂，局部有无红、肿、热、痛等静脉炎表现，及时处理置管相关并发症。

（6）嘱患者穿刺处勿沾水，敷料潮湿应随时更换，留置针侧肢体避免剧烈活动或长时间下垂等。

（7）每次输液前后应当检查患者穿刺部位及静脉走向有无红、肿，询问患者有关情况，发现异常时及时拔出导管，给予处理。

（8）采取有效的封管方法，保持输液通道通畅。

（三）结果标准

（1）患者/家属能够知晓护士告知的事项，对服务满意。

（2）护士操作过程规范、准确。

四、静脉注射技术

（一）工作目标

遵医嘱准确为患者静脉注射，操作规范，确保患者安全。

（二）工作规范

（1）遵循查对制度，符合无菌技术、标准预防、安全给药的原则。

（2）在静脉药物配制中心或治疗室进行配药，药物要现用现配，注意配伍禁忌。

（3）告知患者，做好准备。评估患者过敏史、用药史以及穿刺部位的皮肤和血管状况。

（4）告知患者输注药物的名称及注意事项。

（5）协助患者取舒适体位。

（6）根据病情及药物性质掌握注入药物的速度，必要时使用微量注射泵。

（7）静脉注射过程中，观察局部组织有无肿胀，严防药液渗漏，观察病情变化。

（8）拔针后，嘱咐患者按压穿刺点3～5min，勿揉，凝血功能差的患者适当延长按压时间。

（三）结果标准

（1）患者/家属知晓护士告知的事项，对服务满意。

（2）护士操作过程规范、准确。

五、肌内注射技术

（一）工作目标

遵医嘱准确为患者肌内注射，操作规范，确保患者安全。

（二）工作规范

（1）遵循查对制度，符合无菌技术、标准预防、安全给药的原则。

（2）告知患者，做好准备。评估患者病情、过敏史、用药史以及注射部位皮肤情况。

（3）告知患者药物的名称及注意事项，取得患者的配合。

（4）选择合适的注射器及注射部位，需长期注射者，有计划地更换注射部位。

（5）协助患者采取适当体位，告知患者注射时勿紧张，肌肉放松。

（6）注射中、注射后观察患者反应、用药效果及不良反应。

（7）需要两种药物同时注射时，应注意配伍禁忌。

（8）根据药物的性质，掌握推注药物的速度。

（三）结果标准

（1）患者/家属知晓护士告知的事项，对服务满意。

（2）护士操作过程规范、准确。

六、皮内注射技术

（一）工作目标

遵医嘱准确为患者进行皮内注射，确保患者安全。

（二）工作规范

（1）遵循查对制度，符合无菌技术、标准预防、安全给药的原则。

（2）皮试药液要现用现配，剂量准确。

（3）备好相应的抢救药物与设备并处于备用状态。

（4）告知患者，做好准备。评估患者病情、过敏史、用药史以及注射部位皮肤情况。

（5）告知患者药物名称及注意事项，取得患者的配合。

（6）告知患者皮试后20min内不要离开病房，不要按揉注射部位。

（7）密切观察病情，及时处理各种过敏反应。

（8）正确判断试验结果。对皮试结果阳性者，应在病历、床头或腕带做醒目标记，并将结果告知医师、患者及家属。

（三）结果标准

（1）患者/家属知晓护士告知的事项，对服务满意。

（2）护士操作过程规范、准确。

七、皮下注射技术

（一）工作目标

遵医嘱准确为患者皮下注射，操作规范，确保患者安全。

（二）工作规范

（1）遵循查对制度，符合无菌技术、标准预防、安全给药的原则。

（2）告知患者，做好准备。评估患者病情、过敏史、用药史及注射部位皮肤情况。

（3）告知患者药物名称及注意事项，取得患者的配合。

（4）选择合适的注射器及注射部位。需长期注射者，有计划地更换注射部位。

（5）注射中、注射后观察患者反应、用药效果。

（6）皮下注射胰岛素时，嘱患者注射后15min开始进食，避免不必要的活动，注意安全。

（三）结果标准

（1）患者/家属知晓护士告知的事项，对服务满意。

（2）护士操作过程规范、准确。

第五节 其他护理服务工作

一、物理降温法

（一）工作目标

遵医嘱安全地为患者实施物理降温，减轻患者的不适感。

（二）工作规范

（1）告知患者，做好准备。评估患者的病情、意识、局部组织灌注情况、皮肤情况、配合程度、有无酒精过敏史。

（2）告知患者物理降温的目的及注意事项。

（3）嘱患者在高热期间摄入足够的水分。

（4）在操作过程中，保护患者的隐私。

（5）实施物理降温时应观察局部血液循环和体温变化情况。重点观察患者皮肤状况，如患者发生局部皮肤苍白、青紫或者有麻木感时，应立即停止使用，防止冻伤发生。

（6）物理降温时，应当避开患者的枕后、耳郭、心前区、腹部、阴囊及足底部位。

（7）30min后复测患者体温，并及时记录患者的体温和病情变化，及时与医师沟通，严格交接班。

（三）结果标准

（1）患者/家属能够知晓护士告知的事项，对服务满意。

（2）护士操作过程规范。

二、环甲膜穿刺技术

（一）工作目标

建立通气，解除患者呼吸困难及缺氧症状。

（二）工作规范

（1）确认患者咽喉部有无异物阻塞。

（2）核对患者身份。

（3）取体位：患者去枕仰卧，肩背部垫起，头后仰。不能耐受者可取半卧位。

（4）确定穿刺点：甲状软骨下缘与环状软骨弓上缘之间与颈部正中线交界处即为环甲膜穿刺点。

（5）常规消毒穿刺部位皮肤，戴无菌手套。

（6）术者左手以示指、中指固定环甲膜两侧，右手持粗针头从环甲膜垂直刺入。

（7）接注射器，确定回抽有空气后，垂直固定穿刺针。

（三）结果标准

（1）患者/家属能够知晓护士告知的事项，对服务满意。

（2）操作过程规范。

三、膈下腹部冲击法（Heimlich手法）

（一）工作目标

清除呼吸道内的异物，保持呼吸道通畅。

（二）工作规范

1.评估患者呼吸道梗阻程度

若抓住患者颈部，出现进行性呼吸困难，如干咳、发绀、不能说话或呼吸，提示呼吸道部分梗阻；患者如不能说话、咳嗽逐渐无声、呼吸困难加重并伴有喉鸣，提示严重呼吸道梗阻。

2.实施过程

（1）意识清醒患者

①核实患者身份。

②取体位：取立位或坐位。

③冲击方法：A.术者站于患者身后，双臂环抱患者腰部，一只手握成拳，拇指侧放在患者腹部中线、脐部上方、剑突下，再用另一只手握住此拳，迅速向内上方连续冲击。B.必要时冲击可重复7～8次，每次冲击动作应分开和独立。

（2）昏迷患者

①核对患者身份。

②取体位：协助患者仰卧，使头转向一侧并后仰。

③冲击方法：A.术者骑跨于患者髋部或跪于患者一侧，一只手掌根置于患者腹部，位于脐与剑突之间，另一只手置于其上，迅速有力地向内上方冲击。B.必要时冲击可重复7～8次，每次冲击动作应分开和独立。

3.指导要点

（1）告知患者进食前将食物切成细块，充分咀嚼。

（2）告知患者口中含有食物时，应避免大笑、说话或活动。

（三）结果标准

（1）患者/家属知晓护士告知的事项，对服务满意。

（2）护士操作过程规范、准确。

四、口咽通气管放置技术

（一）工作目标

建立人工呼吸道，保持呼吸道通畅，能迅速改善患者的缺氧状况，防止重要脏器的组织损害和功能障碍。

（二）工作规范

1.评估要点

（1）评估患者的病情、生命体征、意识及合作程度。

（2）评估患者的口腔、咽部及呼吸道分泌物情况，有无活动义齿。

2.指导要点

告知患者及其家属放置口咽通气管的目的、方法，取得配合。

3.操作要点

（1）确认患者身份：携用物至患者床旁，核对患者腕带或核对患者床号、姓名。

（2）吸净口腔及咽部分的泌物。患者去枕仰卧，头后仰，抢救者位于患者头后方。

（3）选择恰当的放置方法。

①顺插法：在舌拉钩或压舌板的协助下，将口咽通气管放入口腔。

②反转法：口咽通气管的咽弯曲部朝上插入口腔，当其前端接近口咽部后壁时，将其旋转180°至正位，并用双手拇指向下推送至合适的位置。

（4）测试人工呼吸道是否通畅，防止舌或唇夹置于牙和口咽通气管之间。

（5）妥善安置患者。

（三）结果标准

（1）患者/家属知晓护士告知的事项，对服务满意。

（2）护士操作过程规范、准确。

五、经鼻/口腔吸痰技术

（一）工作目标

充分吸出痰液，保持患者呼吸道通畅，确保患者安全。

（二）工作规范

（1）遵循无菌技术、标准预防、消毒隔离的原则。

（2）告知患者，做好准备，如有义齿应取出。

（3）评估患者的生命体征、病情、意识状态、合作程度、氧疗情况、SpO_2、咳嗽能力，以及痰液的颜色、量和黏稠度，按需吸痰。

（4）选择粗细、长短、质地适宜的吸痰管。吸痰管应一用一换。

（5）吸痰前后给予高流量氧气吸入2min。

（6）调节合适的吸痰压力。

（7）插入吸痰管时不要带负压。吸痰时应旋转上提，自深部向上吸净痰液，避免反复上提。每次吸痰时间应少于15s。

（8）吸痰过程中密切观察患者的痰液情况、心率和SpO_2，当出现心率下降或SpO_2低于90%时，立即停止吸痰，待心率和SpO_2恢复后再吸。判断吸痰效果。

（9）吸痰过程中应鼓励患者咳嗽。

（三）结果标准

（1）清醒的患者能够知晓护士告知的事项，并配合操作。

（2）护士操作过程规范、安全、有效。

六、经气管插管/气管切开吸痰技术

（一）工作目标

充分吸出痰液，保持患者呼吸道通畅，确保患者安全。

（二）工作规范

（1）遵循无菌技术、标准预防、消毒隔离的原则。

（2）告知患者，做好准备。

（3）评估患者的生命体征、病情、意识状态、合作程度、呼吸机的参数、SpO_2、气道压力，以及痰液的颜色、量和黏度，按需吸痰。

（4）选择粗细、长短、质地适宜的吸痰管。吸痰管应一用一换。

（5）吸痰前后给予100％的氧气吸入2min。如呼吸道被痰液堵塞、窒息，应立即吸痰。

（6）调节合适的吸痰压力。

（7）吸痰过程中密切观察患者的痰液情况、心率和SpO_2，当出现心率下降或SpO_2低于90％时，立即停止吸痰，待心率和SpO_2恢复后再吸，判断吸痰效果。

（8）插入吸痰管时不要带负压。吸痰时应旋转上提，自深部向上吸净痰液，避免反复上提。每次吸痰时间应少于15s。

（9）吸痰过程中应鼓励患者咳嗽。

（三）结果标准

（1）清醒的患者能够知晓护士告知的事项，并配合操作。

（2）护士操作过程规范、安全、有效。

七、心电监测技术

（一）工作目标

遵医嘱正确监测患者的心率、心律变化，动态评价病情变化，为临床治疗提供依据。

（二）工作规范

（1）评估患者病情、意识状态、皮肤状况。

（2）对于清醒的患者，告知监测目的，取得其合作。

（3）正确选择导联，设置报警界限，不能关闭报警声音。

（4）嘱患者不要自行移动或摘除电极片，避免在监测仪附近使用手机，以免干扰监测波形。

（5）密切观察心电图波形，及时处理异常情况。

（6）嘱患者电极片处皮肤出现瘙痒、疼痛等情况时，及时告诉医护人员。

（7）定时更换电极片和改变电极片位置。

（8）停用时，先向患者说明，取得合作后关机，断开电源。

（三）结果标准

（1）患者/家属能够知晓护士告知的事项，对服务满意。

（2）护士操作规范。

八、输液泵/微量注射泵的使用技术

（一）工作目标

遵医嘱正确使用输液泵/微量注射泵。

（二）工作规范

（1）遵循查对制度，符合无菌技术、标准预防、安全给药的原则。

（2）告知患者，做好准备。评估患者的生命体征、年龄、病情、心功能等情况及药物的作用和注意事项、患者的合作程度、输注通路的通畅情况及有无药物配伍禁忌。

（3）告知患者输注药物的名称及注意事项。

（4）告知患者使用输液泵/微量注射泵的目的、注意事项及使用过程中不可自行调节。

（5）妥善固定输液泵/微量注射泵，按需设定参数。

（6）随时查看指示灯状态。

（7）观察患者输液部位状况，观察用药效果和不良反应，发生异常情况及时与医师沟通并处理。

（三）结果标准

（1）患者/家属能够知晓护士告知的事项，对服务满意。

（2）护士操作规范。

第二章 急救常见症状与护理

第一节 昏 迷

一、概述

昏迷是处于对外界刺激无反应的状态，而且不能被唤醒去认识自身或周围环境，并伴有运动、感觉、反射功能障碍及大、小便失禁等，而生命体征如呼吸、脉搏和血压等存在。昏迷是一种常见的临床症状，可见于多种疾病。

二、病因

昏迷病因复杂，目前临床尚无统一的分类方法，本节就昏迷分颅内病变及全身性疾病进行简单介绍。

（一）颅内疾病

1.局限性病变

脑血管病，如脑出血、脑梗死、短暂性脑缺血发作等；颅内占位性病变，如颅内肿瘤、脑脓肿、脑寄生虫等；脑外伤，如脑挫裂伤、颅内血肿等。

2.脑弥漫性病变

颅内感染性疾病，如各种脑炎、脑膜炎、颅内静脉窦等；蛛网膜下隙出血；弥漫性脑损伤；脑水肿；癫痫发作、脑变性疾病、脱髓鞘性病变。

（二）全身性疾病（颅外疾病）

1.外源性中毒

外源性中毒如由工业毒物、农药、药物、植物或动物类引致的中毒等。

2.急性感染性疾病

如各种败血症、感染中毒性脑病等。

3.内分泌与代谢性疾病

内分泌与代谢性疾病如肝性脑病、肺性脑病、糖尿病昏迷、垂体危象、甲状腺危象、乳酸酸中毒等。

4.缺乏正常代谢物质

缺乏正常代谢物质如缺氧所致的一氧化碳中毒，低血糖所致的胰岛素注射过量、缺血所致的各种心律失常，水、电解质紊乱所致的高渗、低渗性昏迷，物理性损害所致的电击伤、溺水等。

三、分型

临床通常将昏迷分4个阶段。

（一）轻度昏迷

意识大部分丧失，睁眼反射消失，语言活动丧失，自主运动罕见，对外界的各种刺激及内在的需要完全无知觉和反应；但强烈的疼痛刺激可见患者有痛苦表情、呻吟或肢体的防御反射和呼吸加快；吞咽反射、角膜反射、瞳孔对光反射等仍存在，呼吸、脉搏、血压一般无明显改变。

（二）中度昏迷

患者的睁眼、语言和自发性运动均已丧失，对外界各种刺激均无反应，对强烈的疼痛刺激或可出现防御反射，瞳孔对光反射迟钝，呼吸减慢或增快，可见周期性呼吸，脉搏、血压也有改变。

（三）重度昏迷

全身肌肉松弛，对各种刺激全无反应，深、浅反射均消失，瞳孔扩大，对光反射消失，呼吸不规则，血压下降等。

（四）脑死亡

脑死亡是无反应性的深度昏迷，自主呼吸停止，瞳孔散大固定，脑干反射消失，伴有体温、血压下降，虽然有自主心跳，但全脑功能永不恢复，脑血管造影不显影，心跳在一定时间内也终将停止。

四、诊断和鉴别诊断

（一）诊断要点

详细询问病史和体格检查，了解发病经过，对疾病的诊治至关重要，应明确是否存在昏迷及昏迷的程度，进而进行病因学、病史、症状学和定位诊断，如情况允许还应尽快进行相应的辅助检查。

1.发病时的年龄及季节

年幼者在春季以流脑多见，夏季则常见于中毒性菌痢、乙脑等；有高血压病史的中老年患者，多见于急性脑血管意外；青壮年患脑出血者，以脑血管畸形为多见。

2.流行地区

流行地区如乙脑仅见于日本、中国及东南亚；森林脑炎见于俄罗斯西伯利亚及我国东北某些森林地带；而各种马脑炎仅见于美洲。

3.症状表现

每一种疾病既有共同症状，也有特殊表现，由于病原和主要病变的部位不同或损害程度不一，症状有轻有重或各不相同。如流脑和乙脑起病突然，来势凶猛；而结核性脑炎、真菌性脑膜炎则缓慢起病，症状逐渐加重；一般脑炎表现以脑实质损害症状为主；而脑膜炎则以脑膜刺激征最突出。

4.体征变化

（1）脑膜炎的突出体征是脑膜刺激征，表现为颈项有抵抗或强直，克氏征、布氏征均阳性。

（2）昏迷伴急骤高热提示脑干出血、中暑或抗胆碱类药物中毒；体温过低见于休克、低血糖或巴比妥类药物中毒。

（3）脉搏增快可见于高热或感染性疾病；脉搏变慢见于颅内压增高。

（4）呼吸有烂苹果味见于糖尿病酮症酸中毒；肝性脑病患者呼吸呈腐臭味；有机磷中毒患者呼吸呈大蒜味等。

（5）昏迷伴有血压增高见于颅内压增高；子痫血压下降见于休克、心肌梗死、镇静安眠药中毒等。

（6）瞳孔散大见于濒死状态、癫痫发作、阿托品中毒、一氧化碳中毒等；双侧瞳孔缩小见于吗啡类、巴比妥类、有机磷类药物中毒及脑桥出血等。

5.辅助检查

实验室检查，如血常规、血生化、血氨、碳氧血红蛋白、胆碱酯酶活力等检查，有神经系统定位体征者应行CT及脑电图检查。

（二）鉴别诊断

判断患者是否昏迷，一般不会很困难，但一些精神病理状态和闭锁综合征，也可对刺激无反应，貌似昏迷，需加以鉴别。

1.醒状昏迷

患者表现为双目睁开，眼睑开闭自如，眼球可以无目的活动，似乎意识清醒，但其知觉、思维、语言、记忆、情感、意识等活动均完全丧失，呼之不应，而觉醒—睡眠周期存在。临床上包括以下表现。

（1）去皮质综合征，多见于缺氧性脑病和脑外伤等，在疾病的恢复过程中皮质下中枢及脑干因受损较轻而先恢复，皮质广泛损害严重而仍处于抑制状态。

（2）无动性缄默症：病变位于脑干上部和丘脑的网状激活系统，大脑半球及其传出通路则无病变。

2.持久植物状态

持久植物状态是指大脑损害后仅保存间脑和脑干功能的意识障碍，多见于脑外伤患者，是经去大脑皮质状态而得以长期生存。

3.假性昏迷

假性昏迷是指意识并非真正消失，但不能表达和无反应的一种精神状态，维持正常意识的神经结构并无受损，心理活动和觉醒状态保存，临床上貌似昏迷。

4.心因性不反应状态

心因性不反应状态见于癔症和强烈的精神创伤之后，患者看似无反应，生理上觉醒状态存在，神经系统其他检查正常。在检查者试图令患者睁开双眼时，会有主动的抵抗，脑电图检查正常。

5.木僵状态

木僵状态常见于精神分裂症，患者不言、不动、不食，甚至对强烈的刺激亦无反应。常伴有蜡样弯曲、违拗症等，并伴有发绀、流涎、体温过低、尿潴留等自主神经功能紊乱，缓解后患者可清晰地回忆起发病时的情况。

6.意志缺乏症

意志缺乏症是一种严重的淡漠，行为上表现为不讲话，无自主运动，严重的病例类似于无动性缄默症，但患者能保持警觉并意识到自己的环境。

7.癫痫伴发精神障碍

癫痫伴发精神障碍可出现在癫痫发作前、发作时和发作后，也可以单独发生，表现有精神错乱、意识模糊、定向障碍、反应迟钝、幻觉等。癫痫性精神障碍仍具有癫痫的一般特征。

（1）精神障碍呈发作性。

（2）突发突止，少数患者可持续数小时甚至数日。

（3）精神障碍出现的前后或发病期内可有全身强直-阵挛发作。

（4）每次精神症状雷同，脑电图可发现癫痫活动波。

8.闭锁综合征

见于脑桥基底部病变，患者四肢及脑桥以下脑神经均瘫痪，仅能以眼球运动示意。因大脑半球及脑干被盖部网状激活系统无损伤，故意识保持清醒，但因患者不动不语而易被误诊为昏迷。

五、急诊处理

对于昏迷患者，首先要稳定患者的生命体征，这比明确诊断更重要。

（一）保持呼吸道通畅

必要时进行气管内插管；建立静脉通路补液以维持有效循环血量，稳定生命体征。

（二）对症治疗

对症治疗包括预防或者抗感染治疗；控制血压和高热，控制抽搐减轻脑缺氧损害予以地西泮10～20mg缓慢静脉注射；对于颅内压增高患者，应给予甘露醇125～250mL快速静脉滴注；外伤引起的昏迷应尽快控制出血，必要时可进行外科手术治疗。

（三）病因治疗

昏迷患者的重要治疗是找出导致昏迷的原因，针对主要疾病进行病因治疗。感染性疾病所致昏迷须及时有效地给予抗感染治疗；内分泌和代谢性障碍所致昏迷须针对其特殊病因进行治疗；外源性中毒所致昏迷须采取特殊的解救措施。

（四）其他治疗

注意口腔、呼吸系统、泌尿系统的清洁，以防感染；给予促醒药物，如醒脑静；纠正水及电解质紊乱等。

六、护理措施

（一）保持呼吸道通畅

（1）舌后坠影响呼吸时，可为患者去枕，使其头部充分后仰，开放气道或置入口咽通气导管。

（2）患者应采取侧卧位或侧俯卧位，头偏向一侧，有利于呼吸道分泌物的引流，也可防止分泌物或呕吐物吸入肺内，预防肺部并发症的发生。

（3）患者分泌物多时，应迅速为其吸痰以保持呼吸道通畅，一般每15～30分钟吸痰一次，吸痰应注意无菌操作。如痰液多，黏稠而深不易吸引，严重影响通气功能时，可行气管内插管或气管切开术。

（二）迅速建立静脉通路

维持有效循环功能。

（三）给氧

给氧的目的在于纠正缺氧及保持组织细胞内的氧张力，根据缺氧的严重程度具体给予氧流量。

（四）安全护理措施

患者意识不清，易发生坠床、烫伤、碰伤等情况，应及时采取保护性措施，如加用床档，去除假牙、发卡，剪短指甲，以免抓伤。为防止患者舌咬伤，应准备开口器、舌钳和纱布等，有抽搐时，上下臼齿之间放置牙垫，以防舌咬伤。

（五）密切观察生命体征的变化

注意观察患者昏迷程度是否加重，记录昏迷患者的瞳孔、体温、脉搏、呼吸、血压及抽搐等情况，如昏迷双侧瞳孔大小不等，一般病灶侧瞳孔散大。对病情危重的昏迷患者，伴有血压下降时，应每15～30分钟观察、测量血压一次并记录，同时监测尿量，及时安放休克卧位，并配合医师积极抢救。

（六）对症护理

1.口腔护理

昏迷患者一般机体抵抗力减弱，口腔内细菌极易繁殖，进而造成口腔炎和吸入性肺炎，故昏迷患者口腔护理十分重要。每天用生理盐水清洁口腔2～3次，不能张口者，可在压舌板或开口器的协助下进行口腔护理。护理时严防棉球遗留在口腔内。

2.皮肤护理

昏迷患者大多大小便失禁，出汗多，护理人员应随时给患者擦洗更换床单及衣服。保持皮肤清洁，以减少局部皮肤的受压和尿液的浸泡，故一般每2～3小时翻身一次，必要时每小时翻身一次，建立床头翻身记录卡片。协助患者翻身时应避免拖、拉、推的动作，以防擦破皮肤，经常保持床铺清洁干燥和平整，衣物要柔软。对易发生压疮的部位可采用气圈、海绵垫、软枕等以减轻压力；对于水肿及肥胖者不宜用橡胶气圈，因局部压力重，反而影响血液循环，妨碍汗液蒸发而刺激皮肤；可根据不同部位制作柔软及大小合适的海绵垫或棉圈，使受压部位能悬空，还要经常检查受压部位，定时用50%乙醇按摩背部及受压处；每天用温水擦洗受压部位，除保持局部清洁外，并可促进血液循环，改善局部营养状况。

3.眼的护理

昏迷患者的眼睛常不能闭合或闭合不全，而易发生角膜炎、角膜溃疡。在护理上，宜用生理盐水纱布盖眼进行保护，如眼有分泌物则宜用专用生理盐水冲洗干净，应注意防止异物对角膜的损伤和感染的发生。

4.预防消化道出血

神经内科急症尤其是脑出血、脑梗死、蛛网膜下隙出血等所致昏迷的患者，常易出现胃肠道的应激性溃疡和出血。因此，每次鼻饲前应检查有无腹胀及咖啡色液体，如出现消化道出血。除给予全身用药外，还应加强局部用药或鼻饲冰水或冰奶，严重者应暂停鼻饲，密切观察出血量及血压情况，必要时行胃肠减压，做好抢救工作。

5.大小便的护理

昏迷患者因意识不清而发生尿潴留时，可采取导尿术，操作时严格无菌，防止尿路感染。少尿、无尿应严格记录尿量，每天尿量不应少于1000mL。长期留置导尿管者，应每天进行膀胱冲洗1～2次，昏迷患者易发生便秘，如3d无大便，可给予番泻叶冲服，必要时进行灌肠（对于脑出血急性昏迷及有颅内压增高的患者不宜灌肠）。准确记录排便次数及量。

七、健康宣教

（1）生活指导：做好基础护理，预防并发症。

（2）安全防护：

①昏迷患者要确保呼吸道通畅，患者取平卧位，肩下垫高并使颈部伸展，头偏向一侧防止呕吐物被误吸。

②昏迷患者应安装床档，必要时使用保护带，防止患者坠床、摔伤。

（3）昏迷患者要定时翻身拍背吸痰，吸痰时严格执行无菌操作，长期卧床的患者易发生坠积性肺炎，应密切观察患者体温、呼吸及痰的性质、量、颜色的变化，发现异常及时向医师报告，并采取相应的措施。

（4）应注意防止患者营养不良，每天注入足够的水分和富有营养的流质饮食，并做好鼻饲护理。

（5）指导家属对昏迷患者进行被动肢体功能锻炼，比如按摩四肢，防止关节僵化和肌肉萎缩，并教会陪护人员，使其辅助配合治疗。

第二节　呼吸困难

一、概述

呼吸困难是指患者主观上感觉空气不足，呼吸费力；客观上患者用力呼吸，呼吸肌和辅助呼吸肌均参与呼吸运动，通气增加，呼吸频率、深度与节律都发生改变；严重者出现张口耸肩、端坐呼吸、唇舌发绀等呼吸衰竭表现。呼吸困难是呼吸功能不全的一个重要症状。

二、病因

常见病因是呼吸系统疾病，其次是心血管疾病、血液疾病、中毒性疾病，还有神经–精神性疾病也可出现呼吸困难。

（一）呼吸系统疾病

1.上呼吸道疾病

喉或气管狭窄、炎症或受周围肿瘤压迫等。

2.支气管疾病

支气管炎、支气管哮喘、支气管扩张、支气管异物和肿瘤等。

3.肺部疾病

慢性阻塞性肺疾病（chronic obstructive pulmonary diseases，COPD）、各型肺炎、肺结核、肺水肿、肺癌、肺纤维化和急性呼吸窘迫综合征（acute respiratory distress syndrome，ARDS）等。

4.胸膜疾病

自发性气胸、大量胸腔积液和严重胸膜粘连增厚等。

5.胸壁疾病

胸廓畸形、胸壁炎症、结核、外伤、胸壁呼吸肌麻痹、硬皮病、重症肌无力和过度肥胖症等。

6.纵隔疾病

纵隔炎症、气肿、疝、主动脉瘤、淋巴瘤、畸胎瘤、胸内甲状腺瘤和胸腺瘤等。

（二）循环系统疾病

主要有左心功能不全和心包压塞等。

（三）血液病

常见于中、重度贫血和变性血红蛋白血症等。

（四）中毒

如糖尿病酮症酸中毒、药物中毒和毒血症等。

（五）神经、精神性疾病

如脑外伤、脑出血、脑炎和癔症等。

三、分型

根据发病机制，可分为6型。

（一）肺源性呼吸困难

肺源性呼吸困难主要有以下三种形式。

1.吸气性呼吸困难

表现为吸气性喘鸣，吸气时胸骨、锁骨上窝及肋间隙凹陷——三凹征及吸气延长、费力等。常见于喉、气管狭窄，如炎症、水肿、异物和肿瘤等。

2.呼气性呼吸困难

呼气相延长，呼气费力，伴有呼气性哮鸣音，多见于细支气管狭窄阻塞，如支气管哮喘。

3.混合性呼吸困难

患者呼气和吸气都很费力，见于肺部广泛病变，胸腔大量积液、积气，如肺炎、自发性气胸等。

（二）心源性呼吸困难

常见的呼吸困难原因之一，主要是由心功能不全导致气体交换受阻。主要见于心脏病患者，此类患者在劳动时呼吸困难，休息时呼吸困难症状减轻，且多在夜晚发作，白天发作次数较少。

（三）中毒性呼吸困难

患者呼吸深而有规则，伴有鼾声。主要是代谢产物刺激呼吸中枢导致呼吸困难，见于糖尿病昏迷、酸中毒、药物中毒等。

（四）血源性呼吸困难

主要是呼吸深而快。如重症贫血可因红细胞减少、血氧不足而致气促，尤以活动后明显加剧；大出血或休克时因缺血及血压下降，刺激呼吸中枢而引起呼吸困难。

（五）神经性呼吸困难

患者精神紧张，出现呼吸频率加快但出气小的症状，而且会因为过度换气出现胸痛的情况，主要见于癔症患者。

（六）呼吸中枢缺氧性呼吸困难

患者呼吸深而慢，且呼吸节律异常，主要是颅内压增高压迫呼吸中枢，常见于脑膜炎、脑水肿患者。

四、呼吸困难程度的判断

休·琼斯（Hugh-Jones）提出将呼吸困难的程度分5度。

1度：能与同龄健康人一样工作、步行，但爬坡上台阶时稍感呼吸急促。

2度：能与同龄健康人一样步行，但是爬坡及上台阶时明显不如健康人。

3度：即使在平地也不能像健康人一样步行，只能按自己的速度步行0.5~2.5km。

4度：步行50m以上就必须休息，否则难以继续步行。

5度：说话、穿衣、洗漱也感到呼吸困难，不能户外活动。

五、诊断和鉴别诊断

（一）病史

详细询问有无引起呼吸困难的基础病因和直接诱因；起病的缓急、时间；呼吸困难与活动、体位的关系，以及有无伴随症状。

（二）临床表现

（1）吸气性呼吸困难特点为吸气费力，出现三凹征，伴有干咳及高调吸气性喘鸣；呼气性呼吸困难特点为呼气费力，呼气相延长，常伴有干啰音或哮鸣音；混合性呼吸困难特点为吸气和呼气均费力，呼吸浅快，伴有呼吸音异常（减弱或消失），可出现病理呼吸音。

（2）心源性呼吸困难临床特点：为劳力性呼吸困难（活动时出现或加重，休息时减轻或消失，仰卧位加重，坐位减轻），重者出现强迫半卧位或端坐位呼吸及阵发性夜间呼吸困难，多在急性左心衰竭时出现。临床表现为睡眠中突然呼吸困难而惊醒，被迫坐起，高度气喘，咳嗽，轻者数十分钟后症状缓解，重者伴大汗、呼吸伴哮鸣音、咳浆液性粉红色泡沫痰，称为心源性哮喘。

（3）急慢性肾衰竭、糖尿病酮症酸中毒、肾小管性酸中毒等，表现为慢而深长规则的呼吸，可伴有鼾声，称为Kussmaul呼吸。药物或某些化学物质抑制呼吸中枢可出现变慢、变浅、间停的呼吸，称为Cheyne-Stokes呼吸。

（4）血液病临床有气短的感觉。

（5）重度脑损伤、脑出血、脑炎、脑膜炎、颅内肿瘤等因颅压增高，使呼吸变慢变深，并伴呼吸节律变化。癔症患者的呼吸困难常表现为叹息样，可因过度通气而出现呼吸性碱中毒。

（三）辅助检查

（1）血常规、D-二聚体检测。对于肺梗死，D-二聚体是临床重要的预警。

（2）痰培养。

（3）X线、CT检查。

（4）脉氧饱和度监测、动脉血气分析。若患者合并发绀、被动体位等高度怀疑心肺衰竭的情况，血气分析可以即时判断疾病严重程度。

（5）心电图、心脏彩超、下肢静脉彩超等。

（6）必要时，可进行支气管造影、纤维支气管镜检查等。

六、急诊处理

（一）病因治疗

确定病因后采取相应治疗。

（二）对症治疗

包括保持气道通畅、纠正缺氧及二氧化碳潴留、控制感染、纠正酸碱及电解质失衡。

（1）保持呼吸道通畅。

①清除痰液：痰黏稠者可用祛痰剂、超声雾化吸入或适当补充液体，使痰稀释，便于咳出。咳痰无力者，可采用翻身、拍背、体位引流等措施协助排痰。

②机械通气：严重呼吸困难、发生呼吸衰竭者应行有创或无创机械通气。

③氧气疗法：可避免组织产生难以复原的损害，常用鼻导管低流量（1~2L/min）持续供给，保证患者SpO_2>90%。

④皮质激素：兼有解痉、消炎、抗过敏的作用，可短期应用氢化可的松或地塞米松静脉滴注。

（2）控制感染：严重呼吸道感染常诱发呼吸困难，故控制感染十分重要，应选择适当的抗生素，足量、联合应用。

（3）纠正电解质及酸碱失衡。

（三）监护

心电监护、氧饱和度监测、血压持续监测，能及时反映患者的状态，并且对心律失常有重要的诊断价值，是应急处理的基础。

七、护理措施

（一）吸氧

中、重度呼吸困难者，可根据不同病因采取不同吸氧浓度，如慢性支气管炎、阻塞性肺气肿、肺源性心脏病者，用低浓度（20%~28%）、低流量（1~2L/min）氧气吸入，否则浓度过高，可加重病情，甚至发生肺性脑病。急性左心衰竭时应高流量（4~6L/min）鼻导管给氧或以面罩加压给氧，根据血气测定结果，尽可能将吸入氧浓度控制在最低适宜范围。

（二）调整舒适体位

根据病情使躯干上部抬高，使膈肌活动不受限制，利于肺和呼吸肌的扩张，以减轻呼吸困难，宜采取半卧位或坐位，尤其是对已有心功能不全的呼吸困难患者。一旦患者发生极度呼吸困难，应迅速给予两腿下垂坐位及其他必要措施。大量胸腔积液患者取患侧卧位，严重阻塞性肺气肿患者应静坐，缓慢呼气，注意体位的舒适与安全，用软垫支托臂、肩、骶、膝部，以防受压或滑脱。

（三）保持呼吸道通畅

指导患者做深缓呼吸，协助清醒患者咳嗽、排痰；咳嗽无力或痰不易咳出者予以吸痰，保持呼吸道通畅；痰液多且黏稠者，应根据医嘱予以抗感染、祛痰、解痉或雾化吸入等治疗；意识不清的危重患者应及时建立和维持人工气道，如气管内插管并进行吸痰，做好机械通气的准备；衣服、被褥宜轻软，以减轻憋闷感；遵医嘱行动脉血气分析。

（四）心理护理

多与患者沟通，了解患者的心理状态，及时解释呼吸困难的原因，稳定患者的情绪，解释紧张、焦虑可兴奋呼吸中枢而加重呼吸困难。病室保持安静、清洁，为患者创造一个舒适的环境。

八、健康宣教

（1）吸烟者一定要戒烟。

（2）病室及家里要经常通风换气，保持室内空气新鲜，不去拥挤、空气不流通的公共场所。

（3）适当锻炼身体，增强抵抗力，避免受凉、过度劳累等诱发因素。

（4）摄取高维生素、易消化、不易产气的食物，预防腹部胀气及便秘而影响呼吸。

第三节　休　克

（1）概述：休克是指由感染、失血、失水、心功能不全、过敏、创伤等多种病因引起的机体有效循环血容量减少、组织灌注不足、细胞代谢紊乱和功能受损的病理过程，是一个由多种病因引起的综合征。

（2）病程如下。

①休克代偿期，休克早期，也称为缺血性缺氧期。因机体对有效循环血容量减少的早期有相应的代偿能力，机体可通过中枢神经系统兴奋性的提高、交感-肾上腺髓质系统兴奋、儿茶酚胺大量释放入血等，选择性地收缩外周和内脏的小血管使循环血量重新分布，

以保证心、脑等重要器官的血液灌注为目的，而以其他脏器低灌注及缺血缺氧为代价。此期及时、正确、有效地救治，则休克可纠正；否则，病情继续加重，可进入休克进展期。

②休克进展期，休克中期，也称淤血性缺氧期或休克失代偿期。此期机体有效循环血容量进一步减少，机体灌注不足导致各种酸性代谢产物大量堆积，微循环的血流只进不出，血液浓缩，血黏滞度增高，回心血量减少，心排血量减少，导致心脑灌注不足。此期的特点是微循环广泛扩张，此期如果正确处理，休克仍然是可逆的，否则，病情进一步恶化进入休克难治期。

③休克难治期，休克晚期，也称为不可逆休克期。此期微循环内瘀滞的黏稠血液在酸性环境中处于高凝状态，血液不灌不流，组织细胞缺血缺氧进一步加重，红细胞和血小板容易发生聚集并在血管内形成微血栓，甚至引起弥散性血管内凝血（disseminated intravascular coagulation，DIC）。休克治疗非常困难，甚至不可逆导致死亡。

（3）分类：休克的分类有多种方法，按病因分类，可分为心源性休克、低血容量性休克、过敏性休克、感染性休克及神经源性休克；按临床表现可分为冷休克和暖休克；也有简明实用的分为心源性休克、梗阻性休克、低容量性休克及分布性休克；另外，按照心排血量与外周阻力变化的血流动力学特点可将休克分为低排高阻型休克、低排低阻型休克、高排低阻型休克。本节主要讲述临床常见的低血容量性休克、心源性休克、感染性休克及过敏性休克。

一、低血容量性休克

（一）概述

低血容量性休克是指体内大量丢失血液或体液，引起有效循环血量急剧减少所致的临床综合征。由大血管破裂或脏器出血引起的称为失血性休克，由各种创伤或大手术引起的具有失血和血浆丢失的称为创伤性休克。

（二）病因与发病机制

常见于：骨盆骨折、肝脾破裂引起的创伤性休克，大面积烧伤，严重腹泻、呕吐，宫外孕，消化道出血，大咯血及食管-胃底静脉曲张破裂出血等。发病机制是循环血量的丢失，使机体有效循环血量减少，导致静脉回流不足，心排血量减少，组织灌注不足。肺循环灌注不足造成肺气体交换障碍，导致氧输送不足，从而加重组织细胞缺氧。

（三）临床评估

1.按临床表现分三期

（1）休克早期：患者神志清楚，精神紧张、兴奋或烦躁不安、口渴、面色苍白、四肢温度正常或发冷、心率增快、脉搏100次/分以下、收缩压正常或轻度增高、舒张压增高、脉压缩小、呼吸增快、尿量正常或轻度减少，失血量在20%（800mL）以下。

（2）休克中期：患者表情淡漠、出冷汗、口唇及四肢肢端发绀、四肢厥冷、脉搏细速100~200次/分、收缩压下降至70~90mmHg、脉压小、尿量减少。估计失血量20%~40%（800~1600mL）。

（3）休克晚期：患者意识模糊甚至昏迷，面色显著苍白，四肢肢端青紫，厥冷，脉搏细弱或摸不清，收缩压在70mmHg以下或测不到，尿少甚至无尿。估计失血量在40%（1600mL）以上。

2.失血量估计

（1）休克指数（脉压/收缩压）：正常值是0.5，如休克指数为1，提示失血量为1000mL；如休克指数为2，则失血量为2000mL。

（2）收缩压在80mmHg以下，脉压小，失血量为1500mL以上。

（3）有以下任一情况，提示失血量约1500mL以上：

①面色苍白、口渴；

②颈外静脉塌陷；

③一侧股骨开放性骨折或骨盆骨折；

④快速补液1000mL后血压不回升。

3.辅助检查

临床上根据患者病史，合理选择辅助检查项目，可以明确病因及为后续治疗提供依据。

（1）腹腔穿刺：对疑有腹腔脏器破裂出血的患者，腹腔穿刺是最直接的辅助诊断方法，一旦抽出不凝血，就应该积极准备手术。

（2）超声：创伤引起的低血容量性休克，可通过床边超声检查胸腹部，查看有胸腹部积液，进而估计失血量，同时，还可以查看腹腔脏器、肠系膜动静脉等是否破裂。

（3）CT检查：对腹腔穿刺和超声检查均查不出病因的患者，可以做胸腹部增强CT查找受损的脏器或部位及受损伤的程度。

（四）急诊处理

及时补充血容量、治疗其病因和制止其继续失血、失液是治疗此类型休克的关键。

1.卧位

可采取头和躯干抬高20°~30°、下肢抬高15°~20°的休克卧位，以增加回心血量保证重要脏器的血液供应。

2.保持呼吸道通畅

给予吸氧、持续心电监护监测生命体征。

3.止血与固定

对创伤性休克有外在伤口出血的患者，要立即加压包扎止血，骨盆骨折患者一定要予以三角巾或其他固定措施外固定，四肢损伤威胁生命的大出血，可使用气压止血带。对于肝脾破裂、急性活动性上消化道出血病例，应强调的是在恢复血容量的同时积极进行手术准备，实施紧急手术止血。

4.镇痛

对烧伤、创伤引起的剧烈疼痛患者需适当给予镇痛、镇静剂，因剧烈疼痛刺激可通过神经反射引起周围血管扩张，血压下降，有效循环血量减少而加重休克。可给予哌替啶（杜冷丁）50~100mg或曲马多50~100mg肌内注射。

5.抽血检查

抽血送检相关的血常规、血型、血生化、凝血功能、输血前检查及血交叉等，为患者输血做准备。

6.补充血容量

建立两条以上留置针静脉通路进行补液和使用血管活性药。

（1）以往强调尽早尽快充分扩容，尽可能将血压恢复到正常水平，以保证组织器官的血流灌注。但近年越来越多的临床研究和大量动物实验发现，在活动性出血控制以前，充分的容量复苏可能严重扰乱机体的内环境，加重酸中毒，血栓移位，加重出血。因此，近年来主张限制性容量复苏，也叫低血压性复苏，将血压维持在能维持组织灌注的较低水平。

（2）容量复苏液体选择：晶体液和胶体液二者合理使用。

①常用的有乳酸钠林格液、复方电解质注射液、7.5%氯化钠溶液及平衡液，可在较快时间内补充细胞外液及组织间液，短时间内提升血压，但维持时间短、留存量少，扩容效果没有胶体液好，是常用的复苏液体之一。

②胶体液：常用的有人工胶体液（右旋糖酐、羟乙基淀粉、氟碳代血浆和明胶制品等）和天然胶体液（全血、血浆、新鲜冰冻血浆和白蛋白等）。胶体液可使组织间液回收血管内而不再重新分布，因此比晶体液扩容效果更快更持久。现在主张成分输血，一般维持血红蛋白浓度在100g/L，如果血红蛋白＞100g/L，则不需要输血，低于70g/L可输入浓缩红细胞，如果急性失血量超过30%可输入全血。

③高晶胶体混合液：常用的为7.5%氯化钠+10%羟乙基淀粉和右旋糖酐。可2～4mL／kg输入，能迅速提高血浆渗透压，长时间稳定及迅速增加有效循环血容量，有效预防血栓脱落和再出血，从而降低患者后期的死亡率。

（3）活性药物使用：通过积极的补充血容量仍不能改善血流动力学，平均动脉压低于60mmHg时，可使用血管活性药物（多巴胺、多巴酚丁胺或去甲肾上腺素），根据血流动力学监测情况调节血管活性药物用量。

7.创伤性休克或大手术后继发休克者

可使用抗生素预防感染。

（五）护理措施

（1）监测生命体征：监测患者血压、心率和脉搏搏动情况，每15～30分钟监测并记录一次，血压回升，心率由快减慢且低于100次/分、脉搏搏动有力，表明休克好转；反之，休克仍然存在或加重。

（2）保暖：休克患者应注意保暖，尤其在外出转运过程中。

（3）病情观察：严密观察患者神志、生命体征、皮肤色泽及温度、口渴情况，每30～60分钟记录一次。如果患者表情淡漠，甚至昏迷，则表示患者休克加重；如果患者神志清楚，对外界反应正常、四肢温暖、末梢循环良好则表示有效循环血容量基本足够，休克好转；反之，则休克仍存在或加重。

（4）尿量观察：休克的患者，最好予以留置导尿，并且每小时记录尿量，如尿量＜25mL/h、比重加重则表示肾供血不足，休克未纠正；如尿量＞30mL/h，表示休克已好转。

（5）转运安全：休克患者外出做检查或护送住院时，一定要准确评估病情，合理准备转运时所携带设备及药品，把握转运指征，合理安排护送的医务人员，确保患者转运途中的安全并做好患者交接。

（六）健康宣教

1.预防指导

指导患者及其家属加强自我保护，避免损伤及意外伤害。

2.知识介绍

向患者及其家属讲解各项治疗护理的必要性及疾病的转归过程，讲解意外损伤后的初步处理和自救措施。

3.康复指导

指导患者康复期应加强营养，若发生高热或感染应及时就诊。

二、心源性休克

（一）概述

心源性休克是由于严重的心脏泵功能障碍，在有效循环血容量充足的情况下，心排血量降低导致循环灌注减少不能满足器官和组织代谢的需求，从而导致组织低氧血症的临床综合征。心源性休克预后差，短期院内死亡率在各年龄阶段仍高达50%~60%。因此，早期识别及早期干预治疗尤其重要。

（二）病因与发病机制

不同的心脏异常均能引起心源性休克，急性心肌梗死是最为多见的病因，暴发性心肌炎、心肌病、先天性心脏病（先心病）、严重心律失常或慢性心力衰竭终末期等也可引起，是急性冠脉综合征的并发症。发病机制主要是：左心功能衰竭使心排血量急剧减少，血压降低和心动过速使冠状动脉缺血、缺氧；同时左心室舒张压升高也可降低冠状动脉血供，进一步加剧心肌缺血性损伤；而左心功能衰竭时因应激反应使交感神经兴奋和体液潴留，外周阻力增加，心脏后负荷增加，增加心肌耗氧而加剧心源性休克，周而复始，逐渐形成恶性循环。

（三）临床评估

1.按临床表现将心源性休克分为三期

（1）休克早期：机体处于应激状态，儿茶酚胺大量分泌入血，交感神经兴奋性增高，患者常表现为烦躁不安、精神紧张和恐惧，但神志清楚，面色或皮肤稍苍白或轻度发绀，大汗、心率增快，也可有恶心、呕吐，血压可正常或轻度增高或稍低，脉压变小，尿量减少。

（2）休克中期：休克早期没有及时纠正，休克症状进一步加重进入休克中期；患者表情淡漠，反应迟钝，意识模糊，全身无力，脉搏细速或不能扪及，心率超过120次/分，收缩压<80mmHg，面色苍白发绀，皮肤湿冷、发绀或出现花斑，尿量更少，<17mL/h或无尿。

（3）休克晚期：休克中期进一步发展进入休克晚期，可出现弥散性血管内凝血和多脏器功能衰竭的症状，前者可引起皮肤黏膜和内脏广泛出血，后者可出现急性肾、肝和脑等重要脏器功能障碍或衰竭的相应症状。

2.按休克严重程度大致可分为轻度、中度、重度和极重度休克

（1）轻度休克：患者神志清楚，但烦躁不安，恐惧、精神紧张，面色稍苍白，出

汗，心率＞100次/分，脉速有力，但肢体稍发绀、发冷，收缩压＞80mmHg。

（2）中度休克：面色苍白，神志淡漠，四肢发冷，肢端发绀，收缩压在60~80mmHg，脉压＜20mmHg，尿量明显减少＜20mL/h。

（3）重度休克：意识模糊，反应迟钝，面色苍白、发绀，四肢冰冷甚至出现花斑，心率＞120次/分，脉搏细弱无力，收缩压降至40~60mmHg，尿量明显减少或无尿。

（4）极重度休克：昏迷，呼吸浅而不规则，面色发绀，四肢厥冷，脉搏极弱或摸不到，收缩压＜40mmHg，无尿，可有弥散性血管内凝血及多脏器衰竭症状。

3.鉴别诊断

由于心源性休克病因不同，除上述休克的临床表现外，还有相应病史和临床症状。

（1）有严重的基础心脏病，如广泛心肌梗死、心肌炎、心律失常和心包压塞等。

（2）有休克的典型临床表现，如意识改变、血压低、少尿等。

（3）积极扩容治疗后，患者临床症状及低血压无改善且恶化。

（4）血流动力学指标符合以下典型特征。

①平均动脉压＜60mmHg；

②心排血量极度降低；

③中心静脉压正常或偏高；

④左心室舒张末期容积和压力增高或肺毛细血管楔压升高。

4.辅助检查

（1）心电图：最为方便和普及的检查和诊断手段之一，急性心肌梗死患者心电图有其特征性改变。

（2）血液检查：心肌损伤标志物、心肌酶、BNP及肌钙蛋白T测定。

（3）影像学检查：超声心动图可有助于了解心室壁的运动情况及左心室功能。X线能在早期发现心脏衰竭和心脏扩大的迹象及左心衰竭引起肺水肿时的改变。冠状动脉造影可明确冠状动脉闭塞的部位。

（四）急诊处理

1.绝对卧床休息

保持安静，根据病情采取舒适体位，合并心力衰竭者采取半卧位。

2.吸氧

3~5L/min，有利于提供最大的氧供而改善微循环。

3.镇痛镇静

对伴有疼痛的患者遵医嘱给予吗啡、哌替啶、硝酸甘油及β受体阻滞药，可通过扩张血管、降低心脏负荷、改善心肌缺血、降低氧耗等达到止痛效果。在应用止痛剂的同时，可酌情应用镇静药如地西泮、苯巴比妥等，既可加强止痛剂的疗效，又能减轻患者的紧张和心理负担。

4.心电图

10min内床旁快速做12或18导联心电图。

5.适当补充血容量

20%心源性休克患者存在相对的低血容量，在无急性肺水肿的前提下，应使用等渗溶液扩容，密切观察心率、血压、中心静脉压，听诊肺部，观察疗效。

6.根据医嘱留取血标本

做血常规、血生化、心肌酶、心肌损伤标志物、凝血功能、肝肾功能、血气分析等化验检查。

7.药物治疗

在纠正心源性休克的同时，应积极寻找病因，针对病因进行治疗。药物治疗是心源性休克的关键措施，药物包括正性肌力药和升压药。小剂量多种药物联合使用比大剂量药物单独使用效果更好，正性肌力药和升压药的使用指征：机械性并发症继发休克，如重度急性二尖瓣关闭不全、室间隔穿孔、显著左心功能不全继发休克。

（1）多巴胺：治疗心源性休克的一线药物，根据血流动力学监测情况调整用量，应避免剂量超过15μg/（kg·min），可联合二线药物如去甲肾上腺素。

（2）去甲肾上腺素：治疗心源性休克的二线药物，用于多巴胺剂量＞10μg/（kg·min）仍无效时，可作为一线药物，尤其适用于严重低血压（收缩压＜80mmHg）。应根据血流动力学监测情况调整用量，避免剂量超过3μg/（kg·min）。

（3）多巴酚丁胺：治疗心源性休克的二线药物，尤其适用于外周阻力升高时，根据血流动力学监测情况调整用量，避免剂量超过15μg/min。

（4）血管升压素：用于儿茶酚胺敏感性降低的较长期休克，可提高儿茶酚胺敏感性。根据血流动力学监测情况调整用量，避免超过0.10U/min。

（5）利尿剂：既可降低循环负荷，也能保护肾脏，有心力衰竭时，可静脉注射呋塞米40mg。

8.再灌注治疗

主要用于急性心肌梗死早期，包括溶栓治疗和经皮冠状动脉介入治疗（percutaneous coronary intervention，PCI）。

9.其他治疗

尽早防治并发症和重要脏器功能衰竭，如心律失常的治疗、机械通气（提供充分氧合）、代谢异常（如高血糖的治疗）、代谢性酸中毒的治疗、抗凝治疗与抗血小板治疗等。

（五）护理措施

1.绝对卧床休息

休克卧位，保持安静。

2.迅速给氧，保持呼吸道通畅

患者有恶心、呕吐时，头偏向一侧，避免呕吐窒息，呼吸衰竭时，立即行气管内插管，接呼吸机辅助呼吸。

3.密切观察血压，建立静脉通路

（1）心源性休克患者，血压变化是最重要的指标，应及时（每5～15分钟）进行血压监测并记录。

（2）迅速建立静脉通路，应尽量选择留置针在左侧上肢穿刺，必要时开放两条静脉通路，以便抢救和急诊介入手术中方便用药。

4.给予血管活性药物

根据医嘱给予血管活性药物，如多巴胺、多巴酚丁胺等，根据血压随时调整滴速与浓度。因血管活性药物对外周静脉血管刺激性大，易导致静脉炎的发生，一旦发生药物外渗，未及时发现，严重的可发生组织坏死，因此最好建立中心静脉通路。用药过程中密切观察用药局部皮肤情况，清醒者，重视其主诉，如诉有局部胀痛，应及时更换静脉通路；神志不清者，要经常巡视观察局部皮肤，及时发现药物外渗及静脉炎的发生，尽快处理。

5.持续心电、血氧饱和度监测

持续监测生命体征，并注意电极片的位置，应避开除颤区域和心电图胸前导联位置。持续心电监测注意心率及节律变化，发现异常波形应及时报告并记录，对心律失常给予及时处理，随时做好电除颤的准备，一旦发生室颤要立即予以除颤。

6.留置导尿，观察尿量

行留置导尿观察每小时尿量，保持尿管通畅，如患者每小时尿量<20mL，说明肾小球过滤不足；如每小时尿量>30mL，表示肾功能良好，肾血流灌注良好是休克缓解的可靠指标。如果患者血压回升，而尿量仍然减少，应考虑急性肾衰竭，并及时处理。

7.观察与记录

密切观察患者意识、精神状态、生命体征、面色及有无出冷汗、四肢末梢发凉等情况，应对中心静脉压及肺毛细血管楔压变化做好记录。

8.日常及生活护理，预防并发症

做好口腔、皮肤、尿道口护理，加盖被子避免受凉，禁用热水袋，预防压疮及注意肺部感染的护理。

9.心理护理

医务人员在抢救时保持镇静，熟练操作、忙而不乱，使患者产生信任感与安全感，避免在患者面前讨论病情，减少误解，护士应与患者及家属保持密切接触，提供感情支持，给予心理安慰。

（六）健康宣教

（1）根据不同原因引起的心源性休克患者予以相应的健康指导。如避免各种诱发因素，如紧张、劳累、感染、便秘等。患者情绪保持稳定，合理膳食。

（2）饮食指导：急性期给予低脂、低胆固醇、清淡易消化的半流质饮食，少食多餐，不宜过饱，以免加重心脏负担。

（3）遵医嘱服药，随身准备硝酸甘油等扩张冠状动脉的药物，讲解服药及药物不良反应的观察要点，有异常及时就医，定期随访；指导患者及其家属当病情突然变化时应采取简易应急措施。

（4）休息指导：急性期严格限制活动，绝对卧床休息，其后根据病情进展情况，逐渐增加活动量，体力活动及体育锻炼要循序渐进。

三、感染性休克

（一）概述

感染性休克又称脓毒性休克，是指脓毒症伴有其他所致的低血压，进行液体扩容后仍无法好转，是机体对宿主-微生物应答失衡的表现，是严重脓毒症的一种临床类型。

（二）病因与发病机制

常见病因分为感染性和非感染性。感染性因素是主要病因，常见致病菌如革兰氏阴性菌、金黄色葡萄球菌、肠球菌、真菌等引起的急性腹膜炎、胆管感染及绞窄性肠梗阻等，也称为内毒素性休克。革兰氏阴性菌内毒素与体内补体、抗体或其他成分结合刺激交感神经引起血管痉挛，损伤血管内皮细胞，促进组胺、激肽、前列腺素及溶酶体酶等类症介质释放引起全身炎症反应综合征（systemic inflammatory response syndrome，SIRS），但约有30%感染性休克患者找不到原发的感染灶。少部分患者由非感染性因素引起，如恶性肿瘤、外科大手术、糖尿病、严重创伤及慢性肝肾病变等。近年来，耐药致病微生物所致的感染性休克也在逐步增加。发病机制是血管收缩舒张功能异常，毛细血管通透性增加、液体渗漏等因素导致循环血量减少，但血液分布异常才是导致休克的根本因素。

（三）临床评估

1.按临床表现分三期

（1）休克早期：精神萎靡或烦躁，寒战、高热，心率增快，呼吸加速，血压正常或偏高，脉压变小，通气过度，四肢暖，尿量正常或减少，血氧正常和呼吸性碱中毒，其中过度通气是识别休克早期的重要线索。

（2）休克中期：神志呈嗜睡状，脉搏减弱，呼吸浅快，皮肤湿冷、发绀，血压进行性下降，毛细血管再充盈时间延长大于3s，少尿或无尿，出现低氧血症和代谢性酸中毒。

（3）休克晚期：患者呈昏迷状，持续低心排血量，持续严重低血压或测不出，皮肤黏膜有瘀斑或皮下出血，严重内环境紊乱，对扩容和血管活性药物不起反应。

2.分型

感染性休克根据血流动力学可分为高动力型和低动力型，根据临床表现也可分为暖休克和冷休克。临床上冷休克较多见。

（1）暖休克（高动力型）：患者神志清楚，脉搏慢且搏动清楚，脉压>30mmHg，皮肤较温暖或干燥，皮肤淡红或潮红，毛细血管充盈时间1~2s，尿量<25mL/h。

（2）冷休克（低动力型）：患者神志淡漠、躁动或嗜睡，脉搏细速，脉压<30mmHg，皮肤湿冷或有冷汗，肤色苍白、发绀或有花斑样发绀，毛细血管充盈时间延长，尿量>30mL/h。

3.鉴别诊断

感染性休克是脓毒症伴由其导致的休克，具有以下临床特点。

（1）一般临床特征：发热（$T>38.3$℃），低体温（$T<36$℃），心率>90次/分，呼吸急促>20次/分或过度通气$PaCO_2<4.3kPa$，高血糖（血糖>7.7mmol/L）且无糖尿病病史，明显水肿或液体正平衡。

（2）炎症反应指标：白细胞增多（白细胞计数>$12×10^9$/L），白细胞减少（白细胞计数<$4×10^9$/L），白细胞计数正常但幼稚白细胞总数超过10%，血浆降钙素原大于正常值的2个标准差，血浆C-反应蛋白大于正常值的2个标准差。

（3）血流动力学变化：低血压（成年人收缩压下降超过40mmHg或低于年龄段正常值的2个标准差）。

（4）组织灌注指标：高乳酸血症（>1mmol/L），毛细血管再灌注能力降低或瘀斑形成。

（5）器官功能障碍指标：动脉低氧血症（氧合指数<300mmHg），血肌酐上升>44.2μmol/L，凝血功能异常，血小板减少（血小板计数<$100×10^9$/L），高胆红素血症（血浆总胆红素>70μmol/L），急性少尿。

4.实验室检查

（1）外周血检查：血常规、肝肾功能、血糖、电解质、凝血功能等。

（2）动脉血检查：血气分析、乳酸水平。

（四）急诊处理

治疗原则是早期、积极、持续。首先是在休克未纠正前，应重点治疗休克，同时治疗感染；在休克纠正后，则着重治疗感染。2015年，国际上对感染性休克、脓毒血症提出了集束化治疗的概念，其宗旨是提倡早期应用有效的抗生素，尽快纠正组织的低氧代谢状态，动态评估。

1.紧急处理

（1）给予吸氧、建立2条以上静脉通路及持续心电和生命体征监测。

（2）采集外周静脉血。

（3）动脉血采集。

2.液体复苏

晶体液作为感染性休克的首选复苏液体，如生理盐水、乳酸林格液，也可使用白蛋白，但不推荐使用羟乙基淀粉作为感染性休克的复苏液体。对无组织灌注不足，且无重度低氧血症、无心肌缺血或急性出血的患者，在白蛋白<70g/L时输注红细胞，使血红蛋白目标值在70～90g/L。

3.药物治疗

感染性休克经补充血容量和纠正酸中毒后，休克未见好转，应采用血管活性药物纠正休克。

（1）去甲肾上腺素：作为首选药可通过收缩血管而升高平均动脉压（MAP），与多巴胺相比，去甲肾上腺素对心率和脉搏量的影响较小，但能更有效地改善感染性休克的低血压状态，且并发室性或室上性心律失常的发生率明显低于多巴胺，根据血流动力学监测情况合理调节剂量，初始剂量为 0.01μg/（kg·min），最高剂量不超过 3.0μg/（kg·min）。

（2）肾上腺素：当需要更多的收缩血管药物维持血压时，可加用或替代去甲肾上腺素，两者在使平均动脉压及血流动力学达标和病死率降低方面都无差别，因此建议肾上腺素作为去甲肾上腺素的首选替代药。根据血流动力学监测情况合理调节剂量，初始剂量 0.01μg/（kg·min），最高剂量不超过 1.0μg/（kg·min）。

（3）血管升压素：用于其他升压药治疗无效的感染性休克。

4.抗感染治疗

主要措施是应用抗菌药物和处理原发感染灶，集束化治疗建议抗生素使用时间提前到1h内，说明了早期应用的重要性。

5.机械通气

对出现急性呼吸窘迫综合征的感染性休克患者，可进行机械通气，在进行机械通气的同时可对患者使用程序化镇静。

6.控制血糖

对2次血糖>10mmol/L的感染性休克患者，采用规范化血糖管理方案使血糖<10mmol/L。

7.其他

如使用H_2受体阻滞剂或质子泵抑制剂预防应激性溃疡的发生；在无禁忌证的情况下使用肝素预防深静脉血栓。感染性休克患者常伴有严重的酸中毒，须及早纠正，一般在纠正补充血容量的同时经另一静脉滴注5%碳酸氢钠。

（五）护理措施

1.病情观察

绝对卧床休息，密切观察病情变化，包括患者意识、使用镇静剂的不良反应、皮肤的色泽及温度、穿刺点有无渗血、机械通气时有无人–机对抗，以及心电监护及早发现心律失常的发生等。

2.生命体征的监测及记录

包括体温、脉搏、呼吸、血压及脉搏血氧饱和度，每30分钟记录一次，生命体征不稳定时每15分钟监测一次并记录，当体温>38.3℃或<36℃，心率>90次/分，收缩压<90mmHg，平均动脉压<70mmHg等情况时，说明休克未得到纠正。当呼吸增快或血氧<90%时应警惕呼吸衰竭或呼吸窘迫综合征的发生。

3.保暖

对体温不升的患者要进行保暖。

4.尿量

行留置导尿，监测尿量变化，每小时记录一次，及时发现少尿、无尿等肾灌注不足和肾功能不全的发生。

5.做好基础护理

做好皮肤、口腔、尿道口的护理，休克患者由于卧床时间长，末梢循环差，护理中注意预防压疮，防止新的感染发生，有创面的部位做好局部换药，促进愈合。

6.监测

各种实验室检查。

（六）健康宣教

1.预防指导

指导患者及其家属加强自我保护，避免伤害或意外伤害。

2.知识讲解

向患者及其家属讲解各项治疗护理的必要性及疾病的转归过程，讲解意外损伤后的初步处理和自救措施。

3.康复指导

指导患者康复期应加强营养，若发生高热或感染应及时就诊。

四、过敏性休克

（一）概述

过敏性休克是指外界某些物质进入已致敏的机体后，通过免疫机制在短时间内发生的一种严重全身性过敏性反应。多突然发生，发展迅猛，可因不及时抢救而死于严重的呼吸困难和循环衰竭。

（二）病因与发病机制

虫咬伤、某些食物、使用某些药物（特别是β-内酰胺类抗生素）都可引起严重的过敏性休克。发病机制是：机体接触了某些过敏原性物质后，外界的抗原性物质进入体内能刺激免疫系统产生相应的IgE抗体，其中IgE的产量因个体差异而有较大差异，这些特异性的IgE能与肥大细胞和嗜酸性粒细胞结合。此后，当同一抗原物质再次与已致敏的机体接触时，能激发广泛的Ⅰ型变态反应，导致各种生物活性物质释放，如组胺、激肽、白三烯等，引起毛细血管扩张，血管壁通透性增加，平滑肌收缩和腺体分泌增多。临床上表现为荨麻疹、哮喘、喉头水肿，严重时引起窒息、血压下降或过敏性休克。

（三）临床评估

本病大多数突然发生，约半数以上患者在接触过敏原5min内发生症状，仅10%患者于30min后发病，极少数患者在连续用药过程中出现，过敏症状出现得越早，病情越严重。

1.临床表现

（1）有休克的表现：如意识不清或意识丧失、抽搐、面色苍白、出汗、发绀、脉搏细弱、血压急剧下降到80/50mmHg以下、胸闷、呼吸困难伴濒死感。

（2）休克出现之前，伴有一些过敏相关的症状，如皮肤潮红、瘙痒，继而出现发生荨麻疹和血管神经性水肿，还可出现喷嚏、水样鼻涕、声音嘶哑、恶心、呕吐、腹痛、腹泻等。

2.诊断

本病发生很快，因此必须及时做出诊断以挽救患者生命。凡在接触过敏物质或某种药物或蜂虫类叮咬后（尤其在注射药物后）立即发生全身反应，但又难以用药品本身的药物作用解释的，应马上考虑过敏性休克的可能。

（四）急诊处理

（1）立即停药，并移除可疑的过敏原或药物，协助患者平卧，报告医师，就地抢救。对峰螫引起的过敏性休克，应拔出蜂刺，给予小剂量肾上腺素在伤口周围做皮下注射，并在注射部位的近端使用止血带，阻止静脉血回流。

（2）立即皮下或肌内注射0.1%的肾上腺素1mg，小儿剂量酌减，如症状不缓解，可每隔15～30分钟皮下或静脉注射本药0.5mg，直至脱离危险期。盐酸肾上腺素是抢救过敏性休克的首选药，具有增加外周阻力、提高血压、兴奋心肌、增加心排血量及松弛支气管平滑肌等作用。

（3）给予氧气吸入4～6L/min，改善缺氧，如出现喉头水肿导致窒息时，应尽快实施气管切开术。

（4）根据医嘱使用地塞米松或糖皮质激素类药物及抗组胺类药物，如盐酸异丙嗪25mg，肌内注射。H_1受体阻滞剂盐酸苯海拉明与H_2受体阻滞剂雷尼替丁均具有对抗炎性介质损伤的作用，$β_2$受体激动剂沙丁胺醇以及支气管平滑肌松弛剂氨茶碱均具有支气管解痉的作用。

（5）扩充血容量，静脉滴注平衡溶液，如血压仍不回升，可遵医嘱使用多巴胺或去甲肾上腺素。

（6）若发生呼吸心跳停搏，立即行心肺复苏。

（五）护理措施

（1）密切观察病情，持续心电监护，每15～30分钟记录患者生命体征、神志及面色、皮疹等情况。

（2）保持气道通畅，注意化痰和痰液引流，防止坠积性肺炎。

（3）做好家属沟通及交流工作，患者症状未缓解之前禁止搬动。

（4）至少观察24h，以防晚期过敏反应的发生。约25%的患者存在双相发作，即在初期治疗后8h内再发危及生命的过敏症状。

（六）健康宣教

（1）详细询问患者的用药史、过敏史和家族过敏史，避免接触过敏原。

（2）凡首次用药、停药3d后再用者，以及更换药物批号，均要按常规做过敏试验。

（3）皮试液必须新鲜配制，皮试液浓度与注射剂量要准确，药物应现配现用。

（4）青霉素过敏试验或注射前应做好急救的准备（备好肾上腺素和注射器等）。

（5）严密观察患者，首次注射后须观察30min以防迟缓过敏反应的发生，注意局部和全身反应，注意倾听患者主诉。

（6）试验结果阳性或其他物质过敏者在医嘱单、病历、腕带上醒目地注明并告知患者及其家属。

（7）给予心理疏导，减轻紧张压力。

第四节 窒 息

一、概述

人体的呼吸过程由于某种原因受阻或异常，所产生的全身各器官组织缺氧，二氧化碳潴留而引起的组织细胞代谢障碍、功能紊乱和形态结构损伤的病理状态称。当人体内严重缺氧时，器官和组织会因缺氧而广泛损伤、坏死，尤其是大脑。窒息是危重症最主要的死亡原因之一。

二、病因

引起窒息的原因很多，如气管异物、气管支气管痉挛、喉头水肿、喉梗阻、喉部肿瘤、颈部外伤、大咯血、溺水、自缢等。

三、分类

根据病因将窒息分三类。

（一）中毒性窒息

吸入中毒性气体，如一氧化碳中毒，大量的一氧化碳由呼吸道吸入肺部，进入血液，与血红蛋白结合成碳氧血红蛋白，阻碍了氧与血红蛋白的结合与分离，导致组织缺氧造成的呼吸障碍。

（二）机械性窒息

因机械作用引起呼吸障碍，如绞、缢、扼颈项部，气道异物梗阻，创伤压迫胸部，急性喉头水肿、呼吸道堵塞、气道软组织撕裂错位或骨折移位引起的呼吸障碍。

（三）病理性窒息

如溺水、咯血和肺炎等引起的呼吸面积的丧失；脑循环障碍引起的中枢性呼吸停止；空气中缺氧而引起的呼吸障碍。其症状表现为二氧化碳或其他酸性代谢产物蓄积引起的刺激症状和缺氧引起的中枢神经麻痹症状交织在一起。

四、临床评估及鉴别诊断

临床表现为呼吸极度困难，口唇、颜面青紫，心跳加快而微弱，患者处于昏迷或半昏迷状态，发绀明显者，呼吸逐渐变慢而微弱，继而不规则，到呼吸停止，心跳随之减慢而停止，瞳孔散大，对光反射消失。

（一）气道异物阻塞引起的窒息

患者不能讲话及咳嗽，特殊的"V"手势指向颈部，可出现口唇、颜面青紫，并很快丧失意识，应立即实施海姆利希手法（Heimlich maneuver），以尽快排除异物。

（二）淹溺时引起的窒息

淹溺分干性淹溺和湿性淹溺，干性淹溺是由于过度紧张、恐惧，患者主动屏气，导致喉和支气管痉挛；湿性淹溺是由于吸入大量水和异物，进一步影响肺的通气功能，造成通气/血流比值失调，肺内分流增加，加重低氧血症和高碳酸血症。

（三）自缢造成的机械性窒息

颈部有索痕，是由于喉、气管被压闭，空气不能进入肺内造成的。

（四）中毒性窒息

一般有一氧化碳接触史，轻者头痛、无力；症状加重时口唇呈樱桃红色、恶心、呕吐、意识模糊或昏迷等；重者呈昏迷状，伴有高热、四肢肌张力增强和阵发性或强直性痉挛。

五、急诊处理

（一）气道异物引起的窒息

立即使用海姆利希手法。

（二）保持呼吸道通畅

对舌后坠者，可使用口咽通气导管畅通呼吸道；对炎性喉头水肿、肺水肿者，须勤吸痰、翻身、拍背等；对气管狭窄、下呼吸道梗阻所致窒息，应立即行气管内插管或气管切开术，必要时使用呼吸机辅助呼吸；咯血所致的窒息，应立即将患者置于头低足高俯卧位，并叩击患者背部以清除梗阻血块。

（三）意识丧失患者的处理

立即行心肺复苏，如看见口腔内异物，应立即清除，异物清除困难者，应进一步采取抢救措施（如环甲膜穿刺或切开、Kelly钳）开通气道。气道如开通呼吸未恢复者，应立即予以呼吸机通气及高级生命支持。

六、护理措施

（1）专人护理，注意心理疏导，消除患者的恐惧心理，对有自杀倾向患者采取防患于未然等措施，可适当给予镇静剂。

（2）高流量吸氧，以缓解长时间的缺氧损害。

（3）将患者头偏向一侧，防止分泌物进入气管，定时拍背协助痰液排出。

（4）严密监测患者血氧饱和度、呼吸情况，及时发现胸闷、呼吸不畅、发绀、烦躁等窒息情况并抢救，定时进行血气分析。

（5）床边备好呼吸机、吸引器、气管内插管及气管切开的抢救准备。

七、健康宣教

（1）不要给孩子玩纽扣、硬币等玩具，不要给孩子吃果冻、瓜子等食物，不要在孩子吃饭时逗乐。老年人进食时取坐位或半坐卧位，吞服药片时多饮水，吃饭时细嚼慢咽，有假牙患者睡觉前取出。

（2）告知患者如有呕吐，应弯腰低头或头偏向一侧，及时清理口腔内的呕吐物，保持呼吸道通畅。

（3）对可能产生CO的环境，必须保持良好的通风条件：不要在密闭居室中使用煤炉取暖、做饭；使用燃气热水器时，不要密闭房间，要保持良好通风，洗浴时间切勿过长。

（4）恢复期加强功能锻炼：促进机体功能恢复，防止并发症的发生。

第五节 高 热

一、概述

高热是指发热在39℃以上者。正常人体温一般在36.2～37.2℃，正常体温在不同个体之间稍有差异，且受个体体内、外因素的影响稍有波动，一日内体温波动在1℃左右。发热是指病理性体温升高，是致热源作用于体温调节中枢或体温调节中枢本身功能紊乱，使产热大于散热，体温超出正常范围即为发热。临床将发热的程度（以口腔为例）分为：低热（37.4～38℃）、中等度热（38.1～39℃）、高热（39.1～41℃）、超高热（>41℃）。高热常见于各种急性感染和急性传染病，如肺炎、病毒引起的感冒、流行性感冒、肺脓肿、血行播散型肺结核、渗出性胸膜炎、败血症等。如果体温超过40.0℃须紧急处理。

二、病因

引起高热的病因很多，通常分为感染性发热和非感染性发热两大类，而前者更为常见。

（一）感染性发热

以细菌和病毒感染较为常见，占发热的大多数，包括各种病原体引起的全身性或局灶性感染、传染性疾病等，而各种病原体中以细菌更为常见，其次为病毒。

（二）非感染性发热

1.中枢性发热

如脑外伤、脑出血等，是体温调节中枢直接受损而产生高热。

2.变态反应性发热

如输液、输血等输入致热源所致。

3.内分泌疾病

如甲状腺功能亢进、嗜铬细胞瘤高血压发作。

4.物理因素

如夏季中暑。

三、病程

按病程分为急性发热和长期发热。

（一）急性发热

急性发热是指发热在1～2d至1周左右的短期发热，临床极为常见，多见于各种急性传染病或急性感染等，如流行性感冒、上呼吸道感染、肺炎等。

（二）长期发热

一般指发热在2周以上或数月，经常规检查未能查明病因者，多见于一些慢性疾病，如结核病、慢性肺脓肿、恶性肿瘤等。

四、分型

准确掌握患者的热型，往往能够迅速对病因做出判断。常见热型主要有以下几类。

（一）稽留热

体温持续39～40℃达数天或数周，24h波动范围不超过1℃。多见于大叶性肺炎、伤寒、斑疹伤寒、乙型脑炎、系统性红斑狼疮等疾病。

（二）弛张热

体温在39℃以上，24h体温波动在2℃以上，体温最低时仍高于正常水平。多见于败血症、风湿热、脓毒血症、重症结核及恶性组织细胞病等疾病。

（三）间歇热

高热期与低热期交替出现，体温正常后1～2d再次高热，反复发作。多见于疟疾、急性肾盂肾炎、局限性化脓性感染等疾病。

（四）回归热

体温急剧升高至39℃或39℃以上，持续数天后又骤然下降至正常水平，高热期与无热期各持续若干天。见于霍奇金病等疾病。

（五）波状热

体温逐渐升高至39℃或39℃以上，数天后逐渐下降至正常水平，持续数天后又再次逐渐上升，然后再逐渐下降，呈波浪状，如此反复。常见于结缔组织病、恶性肿瘤、腹膜炎等疾病。

（六）不规则热

发热持续时间不等、体温波动无一定的规律，呈不规则波动。常见于结核病、风湿热、渗出性胸膜炎、支气管肺炎、感染性心内膜炎等疾病。

（七）双峰热

体温曲线在24h内有两次高热波峰，形成双峰，每次升降相差1℃左右。多见于革兰氏阴性杆菌败血症。

（八）消耗热

发热在24h内变动幅度较大，高时可达40℃以上，低时又可降至正常以下。多见于结核病、慢性肺脓肿、恶性肿瘤等疾病。

五、临床评估

（一）病史

通过病史询问，了解发热的特点、伴随症状及体征，寻找高热的可能原因和诱因。

1.发病季节

冬、春季以呼吸道感染、流行性脑脊髓膜炎等多见；夏、秋季以急性肠炎、细菌性痢疾、乙型脑炎、伤寒等较多见。

2.伴随症状

高热伴鼻塞、流涕、咽痛、咳嗽等应考虑流感、肺炎、肺脓肿等呼吸系统疾病；发热伴有咳嗽、咳痰、咯血、胸痛等，见于支气管、肺、胸膜疾病，如肺炎、肺癌及肺结核；高热伴头痛、呕吐、意识障碍应考虑中枢系统感染，如流行性脑膜炎、结核性脑膜炎；高热伴尿频、尿急、尿痛者应考虑尿路感染。

3.热型

败血症、血行播散型肺结核（也称急性粟粒性肺结核）、深部脓肿等呈弛张热；伤寒、副伤寒及肺炎球菌性肺炎为稽留热；间歇热多见于局灶性化脓性感染等。热型在未应用抗生素、皮质激素等特殊药物治疗时，对发热的诊断非常重要。

4.流行病学及个人史

接诊发热患者必须询问TOCC史。TOCC史：

（1）Travel（旅行史）：最近2周内有没有去过传染疫区？

（2）Occupational（职业史）：是否从事与传染病相关的职业？

（3）Contact（接触史）：最近2周内有没有密切接触过类似症状的人？

（4）Cluster（群聚史）：家里、工作单位、学校等和你密切接触的人有没有类似症状？

如患者有上述流行病学史，则立即需要遵循空气传播的隔离与防护。

（二）体征

1.皮肤检查

发热患者皮肤的干、湿度，皮疹，出血点等改变都有重要的意义。如皮疹见于猩红热（口围苍白）、流行性出血热（醉酒貌）、伤寒（伤寒面容）、红斑狼疮（蝶形红斑）等。出血点常提示重症感染或血液病，前者包括败血症、流行性脑脊髓膜炎、感染性心内膜炎、流行性出血热等。发热伴皮肤黄染要注意肝胆管感染、重症肝炎和急性溶血等。

2.淋巴结

局部淋巴结肿大常提示有局限性急性炎症，如口腔和咽部感染常有颌下淋巴结肿大，下肢感染有腹股沟淋巴结肿大，全身性淋巴结肿大可见于全身性感染疾病，如结核病、弓形虫病、HIV感染，亦可见于原发性淋巴组织病变，如急性淋巴细胞白血病、恶性组织细胞病等。

3.其他一般症状

如发热伴呼吸急促，口唇发绀者多见于重症肺炎；发热伴皮肤黏膜出血可见重症感染及急性传染病；发热伴闻及肺部干湿啰音可见于呼吸系统感染，如肺脓肿、肺炎等；心血管系统疾病发热伴栓塞、心脏杂音、心包摩擦音或心包积液体征等；发热伴多器官功能损害可见于全身性疾病或败血症。

（三）辅助检查

经病史和体检不能明确发热原因者，应选择适当的辅助检查。

1.血液学检查

高热患者血液检查常有异常。血红蛋白降低、血小板减少、白细胞减少或形态异常提示血液系统疾病；白细胞增高或出现分类异常提示感染；血培养阳性提示败血症或脓毒血症；各种血清抗体检查可诊断相应病原体的感染。

2.脑脊液检查

腰穿时脑脊液压力、蛋白量及细胞数和病原体检查，有助于诊断流行性脑膜炎和结核性脑膜炎或病毒性脑膜炎。

3.尿液常规

有助于泌尿系统感染等诊断。

4.痰液检查

了解痰的量、色、气味及性质具有诊断价值，如大量脓痰多见于支气管扩张、肺脓肿。同时进一步痰细菌学培养和痰涂片寻找结核杆菌、癌细胞、肺吸虫卵、阿米巴滋养体等具有重要诊断意义。

六、鉴别诊断

（一）高热型中暑

体温可高达41℃以上，该病起病急骤，主要表现为头晕、头痛、恶心、呕吐、烦躁不安和嗜睡、皮肤无汗，呼吸与脉搏加快，血压起初升高、终期降低，瞳孔缩小等，如抢救不及时，可很快转入抽搐、昏迷，是中暑中最严重的一种，死亡率较高。

（二）中毒性菌痢

此型菌痢以毒血症、休克和中毒性脑炎为主要临床表现，而腹泻、呕吐等不一定严重。患者常于发病前一周内有不洁饮食史、接触史，起病急骤，突然高热，可达40℃以上。

（三）甲状腺危象

甲状腺危象是甲状腺功能亢进恶化时的严重表现，见于感染、精神刺激、手术等各种应激。患者出现高热，可达40℃以上，伴极度乏力、心悸、心动过速、多汗、气短、烦躁，可有厌食、恶心、呕吐、腹泻等。病情发展快，病死率较高，应立即进行抢救。

七、急诊处理

（一）一般处理

将患者置于安静、舒适、通气的环境中，绝对卧床休息，危重患者首先予以监护、吸氧等，留置针开放静脉通路等稳定生命体征，降低高热对各脏器的不良影响。

（二）降温

查明病因是治疗发热的关键。对中低度发热，不要急于降温。因降温本身不能导致疾病的康复。但有下列情况者，应及时采取降温措施。

（1）体温超过40℃。

（2）高热伴惊厥或谵妄。

（3）高热伴休克或心功能不全。

（4）高温中暑。

（5）有严重心、脑、肝、肾疾病的高热患者。

针对这些患者，迅速有效地将其体温降至38.5℃左右，是治疗的关键。

①首选物理降温，作用迅速、安全，适用于高热而循环良好的患者，尤其适用于儿童和体质较差或老年的高热患者，应遵循热者冷降，冷者温降的原则。当高热开始、皮肤血管强烈收缩甚至发生寒战时，不予退热处理，且应注意保暖。寒战后体温迅速上升，此时可行物理降温，具体方法如下。

a.温水擦浴：水温37～38℃，历时15～30min，擦拭完毕后擦干全身，适用于四肢循环不良者，如面色苍白、四肢发凉患者。

b.冷湿敷法：用冷水浸湿毛巾后敷于前额、后颈、双侧腹股沟、双侧腋下及腘窝处，每3～5分钟更换一次。

c.乙醇擦浴：用30%～50%乙醇重点擦拭前额、大血管处及四肢，但禁止擦拭胸腹部及足底。

d.将患者置于空调房中。

e.冷盐水灌肠：冷盐水20℃左右、150～500mL给予灌肠，适用于高温中暑或超高热者。物理降温后要每20～30分钟，量一次体温，并注意患者面色、呼吸、脉搏及血压，注意不宜在短时间内将体温降得过低。

②药物降温：应谨慎使用，宜用于物理降温后体温再次上升或物理降温效果不理想时或不宜使用物理降温者。

a.阿司匹林：1g口服，每日3次；小儿可口服布洛芬10mg/kg，必要时应每小时一次。

b.阿尼利定：每次2mL肌内注射，适用于上呼吸道感染及一般高热的对症处理。

c.对于持续高温不退者，可适当使用糖皮质激素治疗，对于超高热伴反复惊厥者，可采用亚冬眠疗法，静脉滴注氯丙嗪、异丙嗪各2mg/（kg·次）。

（三）病因治疗

诊断明确者应针对病因采取有效治疗措施，即从根本上消除引起发热的根源。

（四）对症支持治疗

注意补充营养和水分，保持水电解质平衡，保护心、脑、肾功能及防治并发症，如出现惊厥、颅内压增高等症状，应及时对症处理。

八、护理措施

（一）一般护理

（1）高热患者，应严格卧床休息，注意变换体位，使患者有舒适感。病室保持环境清洁，空气清新，室温维持在20～22℃，湿度55％～60％为宜，经常通风换气。患者宜穿透气、棉质衣服，避免衣物过厚而阻碍散热，有寒战的患者应保暖。

（2）口腔、皮肤护理：高热患者易发生口腔炎，可用生理盐水于餐前、餐后、睡前漱口。病情重者，协助口腔护理。患者大量出汗后给予温水擦拭，及时更换衣裤及被服，保持皮肤清洁、干燥、舒适，防止感染。

（3）补充营养及液体：患者应摄取足够的液体与热量，如无心、肾功能损害，每天至少摄入足量的水分以防脱水。能进食者，以清淡为宜，给予细软、易消化、高热量、高维生素、高蛋白、营养丰富的流质或半流质饮食，维持水和电解质平衡，改善机体的抵抗力。必要时遵医嘱静脉输液，不仅可补充水分和热量，且能迅速降温。

（二）临床观察

1.监测体温变化

根据病种和病情决定测量体温的时间间隔。注意热型、发热持续时间、伴随症状、身心反应，结合实验室检查，以综合评估患者病情的动态变化。

2.降温及观察病情变化

必要时物理降温与药物降温联合应用，注意在短时间内不宜将体温降得过低，注意观察病情，包括患者生命体征、意识状态、末梢循环情况、出入量、体重、发热引起的身心反应、治疗及护理效果等。

3.高热惊厥的护理

注意保护，防止坠床和碰伤，床边备开口器与拉舌钳，防止舌咬破，及时吸出鼻咽腔分泌物，保持呼吸道通畅。

（三）药物治疗的护理

病原体感染引起的发热须进行病原治疗，护士应了解病原治疗药物的作用、用法、剂量、用药间隔时间和药物的不良反应等。严格按规定用药，以保证药物疗效。如应用激素时，注意有无恶心、呕吐、心律失常、电解质紊乱等不良反应；在应用由哌替啶、氯丙嗪、异丙嗪组成的冬眠合剂时，应注意观察有无呼吸抑制、血压下降及休克等情况。

（四）预见性观察

密切观察患者有无伴随症状，如寒战、大汗、呕吐、腹泻、皮疹、出血、颅内压增高、惊厥等，以协助诊断，防止并发症。

九、健康宣教

（一）讲解发热的相关知识

多数情况下，发热是机体与侵入体内的病原体斗争的表现，一般不必积极降温，但持续性高热对患者不利，特别是小儿，高热可能引起抽搐，应采取降温措施。

（1）当患者发热不超过38.5℃时，可采取以下方法降温，如降低环境温度、脱去部分衣服、多喝温水、多排尿、应用温水擦浴等物理降温的方法。

（2）当患者发热超过38.5℃时，用一般方法不能降温，就应服用退热药。如高热不退，应尽早到医院就诊，同时注意解开患者颈部衣扣，将患者头偏向一侧，保持呼吸道通畅。

（二）休息与活动

休息可减少能量消耗，有利于机体康复，告知高热患者应绝对卧床休息，同时保持休息环境的安静、整洁，室温适宜，每天至少通风一次，减少病菌在空气中滞留，且尽量减少亲友探视，避免去人多拥挤、空气不流通的场所，防止交叉感染。

（三）饮食指导

鼓励患者多饮水，每日2500～3000mL，以补充高热消耗的大量水分，并促进毒素和代谢产物的排出，防止脱水。

（四）药物指导

避免大量应用退热药物，尤其对于老年患者，以免脱水，引起循环衰竭，抗生素应在明确病因或有证据支持的前提下应用，防止滥用。

（五）出院后要加强锻炼

增强机体抵抗力，天气变化时及时增减衣物，预防感冒。

第三章 常用诊疗技术及护理

第一节 支气管镜检查术

支气管镜检查术是呼吸系统疾病诊断和治疗的重要手段。支气管镜分为可弯曲支气管镜（包括纤维支气管镜和电子支气管镜）及硬质支气管镜。目前临床应用较多的为可弯曲支气管镜，本部分主要介绍可弯曲支气管镜（以下简称"支气管镜"）检查。

支气管镜是利用光学纤维内镜或电子内镜从口腔、鼻腔、气管导管或气管切开套管进入气管及支气管管腔，在直视下进行检查及治疗的手段。通过支气管镜可对气管及支气管病变进行活检或刷检，钳取异物，吸引或清除阻塞物，支气管及肺泡灌洗，行细胞学或液性成分检查，气管内注入药物，切除气管腔内的良性肿瘤等。

随着支气管镜诊疗技术的发展，支气管镜检查及治疗的范围不断扩大。支气管腔内超声（endobronchial ultrasound，EBUS）检查、经支气管镜针吸活检术（transbronchial needle aspiration，TBNA）以及超声引导下经支气管镜针吸活检术（EBUS–TBNA）可以透过管壁对气管支气管以外的病变、肺门及纵隔淋巴结进行穿刺活检；电磁导航支气管镜（electromagnetic navigation bronchoscopy，EBN）可对常规支气管镜无法到达的肺外周病变、纵隔及支气管肺门淋巴结进行定位及活检；自体荧光支气管镜通过利用异常组织和周围正常组织自体荧光特性的不同，进而识别异常组织的存在，可早期发现支气管黏膜的原位癌及癌前病变，提高了早期肺癌诊断的敏感度。

一、适应证

（1）原因不明的咯血或痰中带血，持续1周及1周以上，尤其是年龄>40岁者。

（2）原因不明的慢性咳嗽，怀疑气管支气管肿瘤、异物或其他病变者。

（3）原因不明的突发喘息、喘鸣，尤其是局限性哮鸣，需排除大气道狭窄或梗阻时。

（4）原因不明的声音嘶哑，可能因喉返神经麻痹或气道新生物引起时。

（5）任何原因引起的单侧肺、肺叶或肺段不张，不明原因的弥漫性肺实质疾病，临床影像学怀疑各种支气管、气管瘘，需协助明确诊断者。

（6）疑诊气管、支气管、肺部肿瘤或肿瘤性病变需要确定病理分型分期者。

（7）不能明确诊断、进展迅速、抗生素治疗效果欠佳的下呼吸道感染或伴有免疫功能受损者。

（8）器官或骨髓移植后新发肺部病变，或疑诊移植肺免疫排斥、移植物抗宿主病。

（9）气道异物、外伤、烧伤，气道狭窄等的评估及治疗。

（10）原因不明的纵隔淋巴结肿大、纵隔异物。

（11）其他：清除黏稠的气道分泌物、黏液栓；行支气管、肺泡灌洗及用药；引导气管插管等。

二、禁忌证

支气管镜检查目前无绝对禁忌证，相对禁忌证的范围也逐渐缩小。但下列情况下行支气管镜检查及治疗的风险高于一般人群，术前应慎重评估，权衡利弊，若必须进行时，需要做好抢救的准备。

（1）活动性大咯血。

（2）急性心肌梗死。

（3）血小板计数$<20 \times 10^9$/L。血小板计数$<60 \times 10^9$/L时不建议进行活检。

（4）妊娠期。

（5）恶性心律失常、高血压危象、不稳定型心绞痛、严重心肺功能不全、严重肺动脉高压、颅内高压、主动脉瘤、主动脉夹层、严重精神疾病及全身极度衰竭等。

三、方法

患者常取仰卧位，根据病情也可取半卧位或坐位。支气管镜一般经鼻或口插入，直视下有序地全面窥视可见范围的鼻、咽、气管、隆突及支气管，重点观察可疑部位，必要时对病变部位进行活检和（或）治疗。

四、护理

（一）术前护理

1.患者准备

向患者及其家属说明检查目的、操作过程及配合注意事项，以消除紧张情绪，取得配合。局部麻醉时术前禁食4h、禁水2h；全身麻醉时术前禁食8h、禁水2h。提前取下活动性义齿。使用抗凝药的患者根据检查的要求及病情遵医嘱提前停用抗凝药。术前常规建立静脉通路，并保留至术后恢复期结束。

2.术前检查

术前完善胸部X片或CT，凝血功能及心电图等检查。

3.物品准备

备好吸引器和复苏设备，以防术中出现喉痉挛和呼吸窘迫，或因麻醉药物的作用抑制患者的咳嗽和呕吐反射，使分泌物不易咳出。

（二）术中配合

（1）观察患者的生命体征、SpO_2和反应，必要时遵医嘱给予氧疗。

（2）遵医嘱用药，并做好吸引、灌洗、活检、治疗等操作的配合。

（三）术后护理

1.病情观察

观察患者生命体征，有无发热、胸痛、呼吸困难及咯血等。向患者说明术后数小时内，特别是活检后会有少量咯血及痰中带血，缓解患者紧张情绪。有咯血者应通知医师，并观察咯血的性质及量。行经支气管镜肺活检的患者注意观察有无气胸的发生。

2.避免误吸

局部麻醉术后2h或全身麻醉术后6h方可饮水、进食。进食前试验小口喝水，无呛咳再进食。

3.减少咽喉部刺激

术后数小时内避免谈话和咳嗽，使声带得以休息，以免声音嘶哑和咽喉部疼痛。

第二节 胃酸分泌功能检查

胃酸分泌功能检查是收集患者空腹及应用刺激剂后的胃液标本，测定胃液中有关成分的含量及在单位时间内的排出量的一种检查方式。检查项目包括基础胃酸排泌量（basic acid output，BAO）、最大胃酸排泌量（maximal acid output，MAO）和高峰胃酸排泌量（peak acid output，PAO）。

一、适应证

（1）辅助诊断高胃酸分泌的疾病，如胃泌素瘤。

（2）辅助诊断低胃酸或无胃酸分泌的疾病，如恶性贫血。

（3）胃大部切除术和迷走神经切除术前，估计手术的预期效果，或术后判定迷走神经切除是否完全。

（4）评价抑酸药等药物的疗效。

二、禁忌证

（1）食管肿瘤、狭窄或重度静脉曲张者。

（2）急性上消化道出血止血不足2周者。

（3）心肺功能不全、哮喘发作者。

（4）鼻咽部有急性感染者。

三、方法

（一）胃管插入

（1）患者取坐位或半卧位，取下义齿；胸前铺一次性治疗巾；嘱患者放松。

（2）术者戴无菌手套，检查胃管是否通畅，测量插入长度并做标记。胃管涂液体石蜡，左手垫无菌纱布持胃管，右手（或以镊子）夹胃管前端送入口腔内（或一侧鼻腔），当插至14~16cm处时，嘱患者做吞咽动作，随即将胃管插入食管。如果通过咽峡处有恶心感，嘱其深呼吸，可减轻。

（3）当胃管插至50cm（经口腔插入）或56cm（经鼻腔插入）标记处时，管末端接注射器进行抽吸，以确定胃管是否在胃内。若未能抽出胃液，可通过改变胃管深度或患者体位后再予抽吸。如能抽出，将胃管用胶布固定于患者面部。

（二）胃液留取

（1）将空腹胃液全部抽出，记录总量，取10mL送检，以测定总酸度。

（2）继续抽吸1h胃液量，每15分钟收集1次胃液，共计4份，测定基础胃酸排泌量。

（3）给予五肽促胃液素6μg/kg肌内注射，注射后每15分钟收集1次胃液，共4次。测定4次收集的胃酸排泌总量，称为最大胃酸排泌量，以及4次标本中连续2次15min最高的胃酸排泌量之和的2倍，即高峰胃酸排泌量。

四、护理

（一）术前护理

（1）向患者说明检查目的、方法及意义，减少其顾虑和不安，取得其配合。

（2）检查前需停用抗酸药1d，停用胃肠道动力药和H_2受体拮抗剂3d，停用质子泵抑制剂和钾离子竞争性酸阻滞剂7d。

（3）检查前禁食12h。有胃潴留的患者应待潴留解除后再进行胃酸测定。

（二）术后护理

（1）抽胃液完毕后协助患者漱口、洗脸，并嘱患者卧床休息，不适缓解后可进食。

（2）观察患者有无恶心、呕吐、呕血、黑便等现象，如发现异常及时协助医师进行对症处理。

第三节　上消化道内镜检查术

上消化道内镜检查包括食管、胃、十二指肠的检查，亦称胃镜检查。通过此检查可直接观察食管、胃、十二指肠黏膜炎症、溃疡或肿瘤等病变的性质、大小、部位及范围，并可进行组织取材，行组织学或细胞学的病理学检查。

一、适应证

上消化道内镜检查适应证广泛，主要适应证如下。

（1）有明显消化道症状，但原因不明者。

（2）上消化道出血需查明原因者。

（3）疑有上消化道肿瘤，但X线胃肠钡餐造影不能确诊者。

（4）需要随访观察的病变，如消化性溃疡、萎缩性胃炎、胃手术后及药物治疗前后对比观察等。

（5）拟行内镜下治疗疾病者，如消化道息肉切除、取异物、急性上消化道出血内镜下止血、食管静脉曲张内镜治疗、消化道狭窄经内镜扩张或支架置入治疗等。

二、禁忌证

（1）严重心、肺疾病，如严重心律失常、心力衰竭、严重呼吸衰竭及哮喘发作等。

（2）各种原因所致休克、昏迷等危重状态。

（3）急性消化道穿孔、肠梗阻、腐蚀性食管炎的急性期。

（4）严重咽喉部疾病、主动脉瘤及严重的颈胸段脊柱畸形等。

（5）相对禁忌证为智力障碍、神志不清、精神失常不能配合检查者。

三、方法

（1）检查前5～10min口服咽部局麻药及消泡剂，取下义齿、眼镜等。

（2）协助患者取左侧卧位，双腿屈曲，头垫低枕，使颈部松弛，松开领口及腰带。患者口边铺一次性防渗透治疗单或弯盘，嘱其咬紧口垫。

（3）胃镜插入时，术者左手持操作部，右手执镜端约20cm处，将镜端插入患者口腔，缓缓沿舌背、咽后壁向下推进至环状软骨水平时，可见食管上口，并将胃镜轻轻插入。当胃镜进入胃腔内时，要适量注气，使胃腔张开至视野清晰为止。

（4）检查中护士应协助医生将内镜从患者口腔缓缓插入。插镜过程中，应密切观察患者的反应，保持患者头部位置不动，当胃镜插入15cm到达咽喉部时，嘱患者做吞咽动作，但不可咽下唾液以免呛咳，让唾液流入弯盘。如患者出现恶心不适，护士应嘱患者深呼吸，肌肉放松。检查过程中应随时观察患者面色、脉搏、呼吸等变化，当由于插镜刺激迷走神经及患者憋气引发低氧血症时，患者可能发生心搏骤停、心肌梗死等，一旦发生应立即停止检查并积极抢救。

（5）配合医生处理插镜中可能遇到的问题。

①如将镜头送入气管，术者可看到环形气管壁，患者有明显呛咳，应立即将内镜退出，重新进镜。

②如镜头在咽喉部打弯，患者会出现明显疼痛不适，术者应还原内镜角度，慢慢将内镜退出重新插入。

③插镜困难，其原因可能是未对准食管入口或食管入口处的环咽肌痉挛、有器质性病变，应查明原因，切不可暴力操作，必要时在全身麻醉辅助下再次插镜。

④当镜面被黏液、血迹、食物遮挡时，应注水冲洗。

（6）检查完毕退出内镜时尽量抽气，防止患者腹胀。

四、护理

（一）术前护理

（1）向患者详细介绍检查的目的、方法，如何配合及可能出现的不适，使患者消除紧张情绪，检查时放松并主动配合。

（2）仔细询问病史，如有无青光眼、高血压，是否装有心脏起搏器、有无胃肠道传染病等，以排除检查禁忌证。

（3）检查前禁食6~8h，胃排空延迟者应延长禁食时间。伴有幽门梗阻者，在检查前2~3d进食流质饮食，必要时行经胃管负压引流术。有X线胃肠钡餐造影检查史者，3~5d不宜做胃镜检查。

（4）如患者紧张过度，可遵医嘱给予地西泮5~10mg肌内注射或静脉注射；为减少胃蠕动和胃液分泌，可于术前半小时遵医嘱给予山莨菪碱10mg，或阿托品0.5mg静脉注射。

（二）术后护理

（1）术后因患者咽喉部麻醉作用尚未消退，嘱其不要吞咽唾液，以免呛咳。麻醉作用消失后，可先少量饮水，如无呛咳可进饮食。当天饮食以流质、半流质为宜，行活检的患者应禁食4h后，进食温凉饮食。

（2）检查后少数患者出现咽痛、咽喉部异物感，嘱患者不要用力咳嗽，以免损伤咽喉部黏膜。若患者出现腹痛、腹胀，可进行按摩，促进排气。检查后数天内应密切观察患者有无消化道穿孔、出血、感染等并发症，一旦发现及时协助医生进行对症处理。

第四节　小肠镜检查术

小肠镜指经口或肛门插入，循腔进镜，进行全小肠的直视检查，同时可进行组织标本取样、黏膜染色、内镜下治疗等处理。小肠镜包括单气囊小肠镜（single-balloon enteroscope，SBE）和双气囊小肠镜（double-balloon enteroscope，DBE），以下介绍双气囊小肠镜检查术。

一、适应证

（1）原因不明的消化道出血、缺铁性贫血。

（2）疑似克罗恩病。

（3）原因不明的腹泻或蛋白质丢失。

（4）疑似吸收不良综合征，如乳糜泻等。

（5）疑似小肠肿瘤或增殖性病变。

（6）原因不明的小肠梗阻。

（7）外科肠道手术后异常情况，如出血、梗阻等。

（8）相关检查提示小肠存在器质性病变可能。

（9）小肠疾病的治疗，如小肠息肉切除术、肠异物（如胶囊内镜等）取出术、小肠血管病变治疗术、小肠狭窄扩张术等，以及治疗后复查。

二、禁忌证

（1）严重心肺等器官功能障碍者。

（2）无法耐受或配合内镜检查者。

（3）小肠梗阻无法完成肠道准备者。

（4）有急性腹膜炎、多次腹部手术史或腹腔广泛粘连者。

（5）有其他高风险状态或病变者，如中度以上食管胃底静脉曲张、大量腹腔积液等。

三、方法

小肠镜检查可经口进镜，也可经肛门进镜，这主要取决于病灶位置。对于怀疑空肠病变者可经口进镜，对于回肠病变者可经肛门进镜。

（一）经口途径法

患者经麻醉后取左侧卧位，固定好外套管，操作者左手操镜，右手持镜插入，当内镜镜身全部插进外套管时，内镜气囊充气，外套管气囊放气，固定内镜，将外套管沿镜身滑进155～160cm刻度处，到位后外套管气囊充气，内镜气囊放气，外套管被固定后，继续插入镜身。如此借助外套管和双气囊的固定作用反复进镜直至到达检查部位。

（二）经肛门途径法

（1）患者取左侧卧位，操作者左手操镜，右手持镜插入肛门，当进镜至乙状结肠交界时镜身前端气囊充气并固定，外套管滑进镜身155~160cm刻度处，外套管气囊充气、固定，术者旋拉镜身和外套管，将乙状结肠拉直，将患者改为仰卧位。

（2）固定外套管及镜身，内镜气囊放气，进镜于结肠脾曲，内镜前端气囊充气并固定。外套管气囊放气后，将其滑进脾曲处，外套管前端气囊充气并固定，将镜身前端气囊放气，进镜至结肠肝曲，镜身气囊充气后固定，再将外套管气囊放气、滑至肝曲，充气后固定。

（3）外套管气囊充气并固定的状态下，将镜身气囊放气并进镜至回肠末端，镜身前端气囊充气并固定，外套管气囊放气，滑进至回肠末端、充气、固定。进入回肠后，按镜身气囊放气、进镜。如此重复以上操作，进镜直至检查部位。

四、护理

（一）术前护理

（1）向患者详细讲解检查目的、方法、注意事项，解除其顾虑，取得配合。

（2）术前准备：经口腔进镜者，准备基本同上消化道内镜检查术；经肛门进镜者，准备同结肠镜检查术。

（3）建立静脉通路，以备术中用药。

（4）经口腔进镜者取左侧卧位，松开领扣及腰带，放松身躯；经肛门进镜者同结肠镜检查的体位。

（5）术前适量应用镇静药及解痉药，经口进镜者，行气管插管呼吸机辅助呼吸更安全。

（二）术后护理

（1）观察患者生命体征和意识状态，患者清醒后，详细询问患者有无不适，住院者由专人护送至病房。

（2）观察患者胸腹部体征，腹胀明显者，可行内镜下排气；如发现剧烈腹痛、腹胀、面色苍白、心率增快、血压下降、大便次数增多呈黯红色或黑色，提示并发肠出血、肠穿孔，应及时告知医师，协助处理。

（3）检查结束后，嘱咐患者注意卧床休息，做好肛门清洁。术后3d内进少渣饮食。如行息肉摘除、止血治疗者，应给予抗生素治疗、半流质饮食和适当休息3~4d，避免剧烈运动。

第五节 胶囊内镜检查术

胶囊内镜全称"智能胶囊消化道内镜系统",又称"医用无线内镜"。受检者通过口服内置摄像与信号传输装置的智能胶囊,借助消化道蠕动使之在消化道内运动并拍摄图像,医师利用体外的图像记录仪和影像工作站,了解受检者的整个消化道情况,从而对其病情做出诊断。

一、适应证

(1)原因不明的消化道出血。

(2)其他检查提示的小肠影像学异常。

(3)原因不明的腹痛、腹泻,疑有小肠器质性病变者。

(4)各种炎症性肠病,不含肠梗阻者及肠狭窄者。

(5)疑有小肠肿瘤、多发性息肉及克罗恩病者。

(6)原因不明的缺铁性贫血。

(7)小肠吸收不良综合征。

二、禁忌证

(1)经检查证实或怀疑患有消化道畸形,胃肠道梗阻,消化道穿孔、狭窄或瘘管者。

(2)体内植入心脏起搏器或其他电子医学仪器者。

(3)严重胃肠动力障碍者,包括未经治疗的贲门失弛缓症和胃轻瘫。

(4)有严重吞咽困难者。

(5)妊娠期女性。

三、方法

(1)受检者穿戴背心记录仪,检查和调整天线单元位置,确定胶囊工作正常后,用50~100mL水送服胶囊。已做过胃镜检查的受检者,可遵医嘱在吞服胶囊后立即给予甲氧氯普胺10mg肌内注射,有助于胶囊尽快通过幽门,争取有更充分的时间进入小肠内。

(2)在吞服胶囊内镜2h后可进少量水(100mL以下),待实时监视中胶囊进入小肠

2h后，受检者可少量进食简餐，如面包、蛋糕等。

（3）检查期间，受检者可日常活动，但避免剧烈运动、屈体、弯腰及可造成图像记录仪天线移动的活动，切勿撞击图像记录仪。避免受外力的干扰。不能接近任何强磁场区域。受检者如出现腹痛、恶心、呕吐或低血糖等情况，应及时予以对症处理。

（4）检查期间，每15分钟确认1次记录仪上指示灯是否闪烁或进行实时监视，如指示灯闪烁变慢或停止，则立即通知医师，并记录当时的时间，同时需记录进食、饮水及感觉异常的时间，检查结束后交给医师。

四、护理

（一）术前护理

（1）向受检者讲解胶囊内镜的构造和应用原理、检查步骤、安全可靠性、检查目的和配合方法，以消除受检者紧张、焦虑、恐惧的心理。

（2）嘱受检者检查前2d勿做钡餐或钡剂灌肠造影，以免钡剂残留影响检查结果。检查前8h禁食禁饮，检查前1d进无渣饮食。检查前1天按照结肠镜检查要求进行肠道准备。

（3）体毛较多时需备皮，检查当天着宽松的衣物，有利于穿戴背心记录仪。

（二）术后护理

嘱受检者观察胶囊内镜排出情况。一般胶囊内镜在胃肠道内8～72h后随粪便排出体外，若受检者出现难以解释的腹痛、呕吐等肠道梗阻症状或检查后72h仍不能确定胶囊内镜是否还在体内，应及时告知医师，必要时行X线检查。

第六节　结肠镜检查术

结肠镜是经肛门插入内镜，进行肠道黏膜的直视检查，不仅可以直视肠道病变，还可以进行组织取材用于病理学检查，或行内镜下治疗术，是诊断和治疗结直肠疾病安全有效的方法之一。随着内镜设备和内镜技术水平的提升，结肠镜检查对于结直肠早期癌症和癌前病变的诊断和治疗有着重大意义。

一、适应证

（1）原因不明的慢性腹泻、下消化道出血。

（2）结肠息肉和结直肠早期癌症的内镜治疗。

（3）钡剂灌肠有可疑病变者需进一步明确诊断。

（4）不能排除结肠和回肠末端疾病的腹部肿块。

（5）原因不明的低位肠梗阻。

（6）结直肠癌术前诊断、术后随访，内镜治疗的术后随访。

（7）结直肠肿瘤的筛查。

二、禁忌证

（1）严重心肺功能不全、休克及精神病患者或不能配合检查者。

（2）肛门、直肠严重狭窄者。

（3）急性重度结肠炎，如急性细菌性痢疾、急性重度溃疡性结肠炎及憩室炎等。

（4）急性弥漫性腹膜炎、腹腔脏器穿孔、多次腹腔手术、腹内广泛粘连及大量腹腔积液者。

（5）妊娠期女性、月经期女性。

（6）极度虚弱，不能配合术前肠道准备者。

三、方法

（1）协助患者穿上检查裤后取左侧卧位，双腿屈曲，腹部放松，嘱患者尽量在检查中保持身体不要摆动。

（2）术者先做直肠指检，了解有无肿瘤、狭窄、痔疮、肛裂等。将镜前端涂上润滑剂（一般用硅油，不可用液体石蜡）后，嘱患者深呼吸，放松肛门括约肌，术者以右手执镜端，使镜端滑入肛门，此后术者遵照循腔进镜原则，配合滑镜、适量注气、取短取直、防祥解祥等插镜技巧逐渐缓慢插入肠镜，必要时助手按压患者腹部配合术者进镜，完成结肠镜检查。

（3）检查过程中，护士应密切观察患者反应，如患者出现腹胀不适，可嘱其做缓慢深呼吸。对于高度紧张或高度肠痉挛的受检者，酌情使用镇静药或解痉药。如出现面色、呼吸、脉搏改变时应停止进镜，同时配合医师采取相应急救措施。

（4）必要时可行组织取样进行病理学检查，或行内镜下治疗。

（5）检查结束退镜时，应尽量抽气以减轻腹胀。

四、护理

（一）术前护理

（1）向患者详细讲解检查目的、方法、注意事项，缓解患者紧张情绪，取得其配合。完善相关术前检查。

（2）嘱患者检查前3d进食无渣或少渣饮食，检查前1天进无渣流质饮食。

（3）肠道准备：目前临床多采用药物导泻的方法，常用容积性泻药是复方聚乙二醇电解质散剂（polyethylene glycol-electrolyte lavage solution，PEG-ELS）。聚乙二醇不被消化道吸收，可在消化道产生高渗透压，刺激肠蠕动引发渗透性腹泻。将PEG-ELS溶于2000mL温水中，分次服用，直至排泄物为淡黄色清亮无渣水样物，完成肠道清洁准备。

（4）遵医嘱术前半小时给予阿托品0.5mg或山莨菪碱10mg肌内注射。由于药物会使患者对疼痛的反应性降低，发生肠穿孔等并发症时腹部症状可不明显，术中应密切观察患者。

（二）术后护理

（1）检查结束后，患者适当休息，观察15~30min再离去。检查后若无明显不适，未取活检者半小时后可正常饮食。取活检者或术后腹胀明显者，宜在2h后进食温凉流食，必要时在腹部症状缓解后进食。如行息肉摘除、止血治疗者，应给予抗生素治疗，禁食48h，卧床休息3~4d，避免剧烈运动。

（2）注意观察患者腹胀、腹痛及排便情况。腹胀明显者，可行内镜下排气或膝胸体位排气。观察粪便颜色，必要时行粪便隐血试验。腹痛明显无法缓解或排血便者应留院观察。如发现剧烈腹痛、腹胀、面色苍白、心率增快、血压下降、大便次数增加呈柏油样色，提示并发肠出血、肠穿孔，应及时报告医师，协助处理。

第四章　水、电解质代谢紊乱和酸碱平衡失调患者的护理

体液平衡是维持机体正常代谢、内环境稳定和各器官生理功能的基本保证。创伤、感染、手术及其他外科疾病常可导致水、电解质代谢紊乱及酸碱平衡失调。若体液平衡失调的程度超出了人体的代偿能力，即可产生严重后果，甚至危及生命。体液平衡失调分为容量失调、浓度失调和成分失调3种。容量失调是指细胞外液量等渗性减少或增加，细胞外液的渗透压无明显改变，如等渗性脱水；浓度失调是指细胞外液量减少或增加，导致细胞外液的渗透压也发生改变，如低渗或高渗性脱水；成分失调是指细胞外液中钠以外离子的浓度发生改变，如低钾血症或高钾血症、酸中毒或碱中毒等。

第一节　水和钠代谢紊乱

细胞外液中水和钠的关系极为密切，水、钠代谢紊乱往往同时或相继发生，并相互影响。根据细胞外液容量和渗透压的改变，水、钠代谢紊乱分为脱水和水中毒两类。

一、脱水

脱水是指人体由于饮水不足或病变消耗大量水分而未能及时补充，导致细胞外液减少而引起代谢障碍的一组临床综合征。根据脱水时伴有的血钠和血浆渗透压的变化，分为等渗性脱水、低渗性脱水、高渗性脱水3种形式。

（一）等渗性脱水

等渗性脱水又称急性脱水或混合性脱水，是指水和钠呈比例丧失，细胞外液量（包括循环血量）迅速减少，但血清钠浓度和血浆渗透压仍维持在正常范围，是外科患者最常见的脱水类型。

1.临床表现

（1）症状：患者出现恶心、厌食、乏力、少尿等症状，但不口渴。

（2）体征：常见的有口唇干燥、眼窝凹陷、皮肤弹性降低等。若短时间内体液丧失达到体重的5%，可出现心率加快、脉搏细速、血压不稳或降低、肢端湿冷等血容量不足的表现。当体液继续丧失达体重的6%～7%时，休克表现明显，常伴有代谢性酸中毒。但大量胃液丧失所致的等渗性脱水，因有H^+的大量丢失，可并发代谢性碱中毒。

2.辅助检查

（1）血常规：红细胞计数、血红蛋白和血细胞比容均明显增高。

（2）血清电解质测定：血清Na^+、Cl^-一般均无明显改变。

（3）尿液检查：尿量减少，尿比重增高。

（4）动脉血气分析：可帮助判断是否有酸、碱平衡失调。

3.处理原则

（1）积极治疗原发疾病。

（2）静脉补液：可选用平衡盐溶液或等渗盐水。目前，临床常用的平衡盐溶液有乳酸钠与复方氯化钠混合液，碳酸氢钠与等渗盐水混合液2种。

4.护理评估

（1）健康史。

①一般情况。A.年龄：老年人及婴幼儿体液调节功能较差，易受到各种不良因素的影响而出现体液平衡失调；B.体重：如体重在短期内明显减轻，往往提示有水钠缺失；C.生活习惯：了解患者日常的饮食、饮水、运动等情况，分析体液失调的原因。

②既往史：评估是否存在易引起等渗性脱水的常见疾病，如呕吐、腹泻、消化道梗阻、消化道瘘、严重感染或大面积烧伤等。

（2）身体状况。

①症状与体征。A.生命体征：评估有无心率加快、脉搏细速、血压不稳或降低、肢端湿冷等血容量不足的表现；B.神经系统症状：评估患者的意识状况、有无乏力表现；C.皮肤弹性：轻捏手背或前臂皮肤后再松开，若持续20～30s后才恢复原状，常提示严重体液不足；D.口腔黏膜与吞咽：口腔内颊黏膜或牙龈线区出现干燥、患者做吞咽动作困难，提示体液不足；E.静脉充盈程度：颈静脉在去枕平卧时若不充盈，提示细胞外液量不足；手

背静脉在手下垂5s内不见充盈，提示细胞外液量明显减少。

②辅助检查。A.血常规：若红细胞计数、血红蛋白、血细胞比容均增高，提示有血液浓缩现象；B.血清电解质：了解血清K^+、Na^+、Cl^-等电解质成分及渗透压是否正常；C.中心静脉压（central venous pressure，CVP）：正常值为$5 \sim 12cmH_2O$，低于正常值则提示血容量不足；D.尿比重：尿少而尿比重高提示患者肾脏无严重损害，尿少系因体液不足所致。

（3）心理—社会状况：评估患者和家属的经济状况，对疾病及其伴随症状的认知程度和心理反应，对疾病的承受能力及对治疗和护理的配合程度等。

5.护理措施

（1）维持充足的体液量。

①去除病因：采取有效预防或治疗措施，积极处理原发疾病。

②补充液体：对已出现体液不足的患者，应根据其生理状况和各项实验室检查结果，遵医嘱并及时补充液体。补液时应严格遵循定量、定性、定时的原则。

A.定量：包括生理需要量、已经损失量和继续损失量3部分。a.生理需要量。每日生理需要量的简易计算方法为：体重的第1个$10kg \times 100mL/（kg \cdot d）$＋体重的第2个$10kg \times 50mL/（kg \cdot d）$＋其余体重$\times 20mL/（kg \cdot d）$。65岁以上的老年人或心脏病患者，实际补液量应少于计算所得量。小儿每日生理需要量平均为$100mL/（kg \cdot d）$，可根据年龄、体重进行适当增加或减少。b.已经损失量。又称累积损失量，指在制定补液计划前已经丢失的体液量，按脱水程度补充。轻度脱水需补充的液体量为体重的$2\% \sim 4\%$，中度为$4\% \sim 6\%$，重度为6%以上，可按每丧失体重的1%补液$400 \sim 500mL$计算。由于机体自身具有一定的调节能力，故通常第1个24h只需补充1/2的量，第2个24h再根据病情及辅助检查结果补充其余的1/2。c.继续损失量。又称额外损失量，指在补液过程中继续丧失的体液量，包括外在性失液和内在性失液。外在性失液按所丢失液体的不同特点，尽可能等量、等质地补充。内在性失液，如腹（胸）腔内积液、胃肠道积液等需根据病情变化来估计补液量。此外，体温每升高1℃，应按$3 \sim 5mL/kg$体重增补；中度出汗者，丢失的体液量可估算为$500 \sim 1000mL$（含钠$1.25 \sim 2.5g$）；大量出汗，估计丢失体液$1000 \sim 1500mL$；湿透1套衬衣裤，按丢失$1000mL$体液计算；气管切开者从呼吸道蒸发的水分24h可达$800 \sim 1200mL$。

B.定性：原则是缺什么，补什么。a.生理需要量。成人对盐、糖的日需要量为：氯化钠$4 \sim 6g$，相当于生理盐水$500mL$；氯化钾$3 \sim 4g$，相当于10%氯化钾$30 \sim 40mL$；$5\% \sim 10\%$葡萄糖溶液$1500 \sim 2000mL$；b.已经损失量。等渗性脱水以补充平衡盐溶液为主；c.继续损失量。根据实际丧失体液的成分进行补充。

C.定时：根据体液丧失的量、速度及重要脏器的功能状态合理安排补液的速度。若各重要脏器功能良好，应遵循"先快后慢"的原则进行分配，即第1个8h补充总量的1/2，剩余1/2在后16h内均匀输入。

③准确记录24h出入量：入水量包括经胃肠道和非胃肠道摄入的液体，如饮食、饮水、管饲和静脉输液量等；出水量包括大小便量、呕吐物、汗液、引流液以及从呼吸道、创面蒸发的液体量等。

④疗效观察：补液过程中严密观察补液效果，注意不良反应。A.生命体征，如血压、脉搏、体温的改善情况；B.精神状态，如萎靡、嗜睡等症状的改善情况；C.脱水征象，如皮肤弹性下降、眼窝内陷等表现的恢复程度；D.辅助检查，如尿常规、血常规、血清电解质及中心静脉压等指标的变化趋势。

（2）减少受伤的危险。

①监测血压：定时监测血压，告知血压偏低或不稳定者在改变体位时动作宜慢，以免因直立性低血压或眩晕而跌倒受伤。

②建立安全的活动模式：与患者及其家属共同制定活动的时间、活动量及形式。患者除在床上主动活动外，也可由他人协助在床上做被动运动。根据患者肌张力的改善程度，逐步调整活动内容、时间、形式和幅度，以免长期卧床导致失用性肌肉萎缩。

③加强安全防护：A.移去环境中的危险物品，减少意外受伤的可能；B.建立安全保护措施，对定向力差及意识障碍者，加床栏保护、适当约束及加强监护，以免发生意外。

（3）并发症的护理：密切观察有无休克、酸碱平衡失调以及低钾血症的表现。等渗盐水中Cl⁻含量高于血清Cl⁻含量，大量补充时应注意有导致高氯性酸中毒的危险。补充水分的同时应注意补钾，以预防低钾血症的发生。一旦发现，及时与医师沟通，予以处理。

（4）健康教育：指导患者在日常生活中应注意均衡饮食，每日保证足够饮水。有高热、呕吐、腹泻等情况时应及早就医治疗。

（二）低渗性脱水

低渗性脱水又称慢性或继发性脱水，是水和钠同时丢失，但失钠多于失水，血清钠浓度<135mmol/L，细胞外液呈低渗状态，伴有细胞外液量的减少。

1.临床表现

细胞外液减少所致的血容量下降是其主要特点，具体临床表现依据缺钠程度而异，一般均无口渴感。

（1）轻度缺钠：血清Na^+<135mmol/L。患者自觉疲乏、头晕、软弱无力；尿量增多。

（2）中度缺钠：血清Na^+<130mmol/L。患者除上述表现外，还伴有恶心、呕吐、脉搏细速、血压不稳或下降、脉压变小、浅静脉瘪陷、站立性晕倒等外周循环衰竭表现；尿

量减少。

（3）重度缺钠：血清Na$^+$<120mmol/L。患者神志不清、四肢发凉、腱反射减弱或消失，常发生低血钠容量性休克。

2.辅助检查

（1）血清钠测定：血清Na$^+$<135mmol/L。

（2）血液检查：红细胞计数，血红蛋白、血细胞比容及血尿素氮值增高。

（3）尿液检查：尿比重<1.010，尿Na$^+$、尿Cl$^-$含量明显减少，中度或重度缺钠者尿中几乎不含Na$^+$和Cl$^-$。

3.处理原则

（1）积极治疗原发疾病，去除病因。

（2）静脉补液：静脉输注含盐溶液或高渗盐水以纠正细胞外液的低渗状态及血容量不足。如已出现休克，按休克的处理原则积极救治。

4.护理措施

（1）静脉补液：以维持体液量，纠正细胞外液的低渗状态及血容量不足。

①输液种类：A.轻、中度缺钠者，一般补充5%葡萄糖盐溶液或等渗盐水；B.缺钠较重者，为迅速提高细胞外液的渗透压并避免输入过多液体，可静脉输注浓氯化钠（3%～5%NaCl）溶液；C.重度缺钠并出现休克者，可先输晶体溶液（如复方乳酸氯化钠溶液、等渗盐水等），再输胶体溶液（如右旋糖酐、血浆等）以补足血容量，最后输注高渗盐水以恢复细胞外液的渗透压。

②输液速度：输注高渗盐水时应严格控制滴速，不超过100～150mL/h。

③补钠量：低渗性脱水的补钠量可按下列公式计算：需补钠量（mmol）=[正常血钠值（mmol/L）－测得血钠值（mmol/L）]×体重（kg）×0.6（女性为0.5），17mmol Na$^+$相当于1g钠盐。此公式仅作为补钠安全剂量的估算，一般当日先补充缺钠量的1/2以解除急性症状，其余1/2在第2d补充。如将计算的补钠总量全部快速输入，可能会造成血容量过多，这对心功能不全者非常危险。此外，仍需补给每日氯化钠正常需要量4.5g。

（2）其他护理：减少受伤的危险和并发症的护理等，参见本节等渗性脱水的护理。

（三）高渗性脱水

高渗性脱水又称原发性脱水，是水和钠同时丢失，但失水多于失钠，血清钠浓度>150mmol/L，细胞外液呈高渗状态。

1.临床表现

高渗性脱水一般分为三度，临床表现随脱水程度而异。

（1）轻度脱水：脱水量占体重的2%～4%。患者除口渴外，无其他临床表现。

（2）中度脱水：脱水量占体重的4%～6%。患者极度口渴、乏力、烦躁、口舌干燥、皮肤弹性差、眼窝凹陷、尿量减少。

（3）重度脱水：脱水量大于体重的6%。患者除上述症状外，还出现脑功能障碍的表现，如躁狂、幻觉、谵妄、昏迷甚至死亡。

2.辅助检查

（1）血清钠测定：血清Na^+＞150mmol/L。

（2）血常规检查：红细胞计数、血红蛋白、血细胞比容均轻度升高。

（3）尿液检查：尿比重和尿渗透压增高。

3.处理原则

尽早去除原发疾病，防止体液继续丢失，鼓励患者饮水或经静脉补液。

4.护理措施

（1）一般护理：鼓励患者多饮水。对不能饮水者，鼓励患者漱口，做好口腔护理。

（2）静脉补液：遵医嘱静脉滴注5%葡萄糖溶液或0.45%氯化钠溶液。补液量的估算方法有2种。

①根据临床表现估计失水量占体重的百分比，按每丧失体重的1%，补液量为400～500mL计算；

②根据血清Na^+浓度计算，补水量（mL）=[血清Na^+测定值（mmol/L）－血清Na^+正常值（mmol/L）]×体重（kg）×4。计算所得的补液量不宜在当日全部输入，一般可分2d内补完。此外，还需补充每日正常需要量2000mL。应注意高渗性脱水患者体内实际的总钠量是减少的，因此在补液过程中，应注意监测血清Na^+浓度的动态变化，必要时适量补钠。

（3）其他护理：减少受伤的危险和并发症的护理等，参见本节等渗性脱水的护理。

二、水中毒

水中毒又称高容量性低钠血症，是由于机体水分摄入量超过排出量，水分潴留体内，血清钠浓度和血浆渗透压下降，循环血量增多。临床较为少见。

（一）临床表现

按起病急缓，水中毒分为急性和慢性两类。

1.急性水中毒

发病急骤，因脑细胞肿胀和脑组织水肿而引起一系列神经、精神症状，如头痛、躁动、谵妄、惊厥甚至昏迷。严重者可发生脑疝。

2.慢性水中毒

发病缓慢，其临床表现常被原发疾病所掩盖。主要表现为逐渐出现的体重增加、软弱无力、恶心呕吐、嗜睡、泪液和唾液增多等现象，一般无凹陷性水肿。

（二）辅助检查

1.血液检查

血红细胞计数、血红蛋白、血细胞比容、血浆蛋白量均降低；红细胞平均容积增加，红细胞平均血红蛋白浓度降低。

2.血清钠测定

血清Na^+<135mmol/L。

（三）处理原则

1.防治原发病

急性肾衰竭、心力衰竭的患者应严格限制水分摄入。疼痛、失血、休克、创伤及大手术等因素均可引起ADH分泌过多，对这类患者进行治疗时应注意避免输液过量。

2.脱水治疗

病情严重者可酌情使用渗透性利尿剂；肾衰竭所引起的水中毒，可应用透析治疗。

（四）护理措施

1.去除病因及诱因

（1）停止可能继续增加体液量的各种治疗，如应用大量低渗液或清水洗胃、灌肠等。

（2）对易引起ADH分泌过多的高危患者，应严格按照治疗计划补充液体，切忌过量、过快。

（3）肾衰竭者应严格控制入液量，量出为入。轻度水中毒者只要停止或限制水分摄入，在机体排出多余水分后，水中毒病症即可解除。

2.纠正体液过多

（1）严格控制水的摄入量。

（2）对重症水中毒者，遵医嘱给予高渗溶液和利尿剂，如快速（20min内）静脉滴注20%甘露醇250mL，或静脉注射袢利尿剂，如呋塞米。治疗期间应动态观察患者的病情变化和尿量。

3.病情观察

注意观察患者有无肺水肿或脑水肿的表现，及时评估其病情进展程度。

第二节 其他电解质代谢紊乱

一、钾代谢紊乱

钾是机体最重要的电解质之一。正常人体内绝大部分的钾存储于细胞内，仅约1.4%的钾存在于细胞外液中。钾具有维持细胞新陈代谢、保持细胞静息膜电位、调节细胞内外渗透压及酸碱平衡等重要生理功能。正常血清钾浓度为3.5 ~ 5.5mmol/L。钾代谢异常包括低钾血症和高钾血症，以前者较为多见。

（一）低钾血症

血清钾浓度<3.5mmol/L。

1.临床表现

（1）肌无力：是低钾血症最早的临床表现。一般先出现四肢软弱无力，后累及躯干和呼吸肌，造成呼吸困难甚至窒息。病情严重者可有腱反射减弱或消失、软瘫等症状。

（2）消化道功能障碍：出现厌食、恶心、呕吐、腹胀、肠蠕动消失等肠麻痹表现。

（3）心脏功能异常：主要表现为窦性心动过速、传导阻滞和节律异常。严重者可导致心脏收缩期停搏。

（4）代谢性碱中毒：血清钾过低时，K^+从细胞内移出，与Na^+和H^+交换（每移出3个K^+，即有2个Na^+和1个H^+移入细胞），使细胞外液的H^+浓度下降；另外，肾远曲小管Na^+-K^+交换减少，Na^+-H^+交换增加，排H^+增多，尿液呈酸性（反常性酸性尿）。以上两方面的共同作用均导致患者发生低钾性碱中毒，患者可出现头晕、躁动、口周及手足麻木、面部及四肢抽动、手足抽搐等表现。

2.辅助检查

（1）血清钾测定：血清K^+<3.5mmol/L。

（2）心电图检查：可作为辅助性诊断手段。典型的心电图改变为T波降低、增宽、双相或倒置，随后出现ST段降低、Q-T间期延长。如出现U波则更有诊断价值。

3.处理原则

（1）病因治疗：寻找和去除引起低钾血症的原因，如术后鼓励患者及早恢复饮食，积极治疗造成呕吐、腹泻的原发疾病，食用含钾丰富的饮食等。

（2）合理补钾：对严重低钾血症或出现明显并发症者，及时补钾。常用的补钾药物为10%氯化钾。

4.护理评估

（1）健康史。

①一般情况：包括年龄、性别、精神状态、饮食习惯等。

②既往史：了解有无饮食改变、排泄异常或应用排钾利尿剂等可导致低钾血症的原因，有无手术史、创伤史等。

③家族史：了解家族中有无低钾性周期性瘫痪病史者。

（2）身体状况。

①症状与体征：评估有无神经、肌肉兴奋性降低和肌力改变，如四肢软弱无力、呼吸困难等；有无消化道功能障碍和心脏功能异常。

②辅助检查：了解血清钾浓度和心电图改变。

（3）心理-社会状况：评估患者及其家属对疾病的认知程度和心理反应。

5.护理措施

（1）恢复血清钾浓度。

①减少钾丢失：遵医嘱给予止吐、止泻等治疗，以减少钾的继续丢失。

②遵医嘱补钾：细胞内缺钾恢复较慢，纠正低钾血症时不宜操之过急，通常采用分次补钾、边治疗边观察的方法。补钾时应注意遵循以下原则：A.尽量口服补钾。常选用10%氯化钾或枸橼酸钾溶液口服。同时鼓励患者多进食含钾丰富的食物，如肉类、牛奶、香蕉、新鲜蔬菜等。不能口服（如昏迷或术后禁食者）或病情较重者，则考虑10%氯化钾溶液稀释后静脉补充。严禁直接静脉注射10%氯化钾溶液，以免血钾突然升高导致心搏骤停。B.补钾不宜过早。尿量>40mL/h或>500mL/d时方可补钾，以免钾蓄积在体内而引起高钾血症。C.浓度不宜过高。静脉补钾时通常浓度不超过0.3%，即1000mL溶液中最多加入10%氯化钾30mL（相当于氯化钾3g）。D.速度不宜过快。成人静脉补钾的速度一般不宜超过60滴/分钟。对少数病情严重、危及生命的低血钾患者，可在通过中心静脉并且应用输液泵的条件下，进行更高浓度和速度的补钾，一旦危情纠正，应立即减慢补钾速度。E.总量不宜过多。可依据血清钾降低程度，每日补钾40~80mmol（以每克氯化钾相等于13.4mmol钾计算，每日需补充氯化钾3~6g）。

③病情观察：补钾过程中需密切观察患者精神状态、肌张力、腱反射、胃肠道功能等变化，动态监测血清钾浓度。快速补钾或补钾量大时应进行持续心电监护，以保证患者的安全。

（2）减少受伤的危险：参见本章等渗性脱水的护理。

（3）健康教育：长时间禁食或进食不足者以及近期有呕吐、腹泻、胃肠道引流者，应注意定期监测其血清钾浓度并及时补钾，避免发生低钾血症。

（二）高钾血症

血清钾浓度>5.5mmol/L。

1.临床表现

（1）神经–肌肉系统应激性改变：急性轻度高钾血症时，可有感觉异常、刺痛等症状，但常被原发病症状所掩盖。急性重度高钾血症（血清K^+浓度7.0~9.0mmol/L）时，表现为神志淡漠、肌肉软弱无力甚至弛缓性麻痹。慢性高钾血症较少出现神经–肌肉系统方面的症状。

（2）微循环障碍：常见于病情较重者，表现为皮肤苍白、湿冷、青紫，低血压等。

（3）心血管系统症状：表现为窦性心动过缓、房室传导阻滞或快速性心律失常，严重时可引起致死性的心室颤动或心搏骤停。

2.辅助检查

（1）血清钾测定：血清K^+>5.5mmol/L。

（2）心电图检查：血清K^+>7mmol/L者，几乎都有异常心电图的表现，有辅助诊断价值。典型的心电图改变为早期T波高而尖，Q–T间期缩短，随后出现QRS波增宽。

3.处理原则

高钾血症有导致心搏骤停的危险，故一经诊断应立即处理。

（1）病因治疗：积极治疗原发疾病，改善肾功能。

（2）禁钾：立即停用所有含钾盐的药物，避免进食含钾量高的食物。

（3）降低血清钾浓度。

①促使K^+转入细胞内。A.碱化细胞外液：静脉给予5%碳酸氢钠溶液，促使K^+移入细胞内或由尿排出；B.促进糖原合成：给予25%葡萄糖溶液100~200mL，以每5g糖加入胰岛素1U静脉滴注，必要时每3~4小时重复给予。

②促使K^+排泄：A.呋塞米40mg静脉推注；B.阳离子交换树脂口服或保留灌肠；C.肾功能不全或上述治疗无效时，可采取腹膜透析或血液透析。

（4）对抗心律失常：钙与钾有对抗作用，能缓解K^+对心肌的毒性作用。如心电图显示情况严重、出现心律失常时，可用10%葡萄糖酸钙20mL加等量25%葡萄糖溶液缓慢静脉推注，必要时可重复。

4.护理措施

（1）恢复血清钾浓度。

①指导患者停用含钾的药物，避免进食含钾量高的食物。

②遵医嘱用药以对抗心律失常及降低血钾水平。

（2）并发症的护理。

①严密监测患者的生命体征、血清钾及心电图改变。

②一旦发生心律失常应立即通知医师，积极协助治疗。如发生心搏骤停，应立即实施心肺复苏。

（3）健康教育：告知肾功能减退或长期使用保钾利尿剂的患者，限制含钾食物或药物的摄入，定期监测血清钾浓度，以免发生高钾血症。

二、钙代谢紊乱

人体内的钙均由食物供给，在肠道进行消化和吸收，多余的钙大部分随粪便排出，少部分经肾排泄。人体内99%的钙以羟磷灰石的形式存在于骨骼和牙齿中，其余部分以溶解状态分布于体液和软组织中。血清钙浓度正常值为2.25～2.75mmol/L，主要以2种形式存在。

（1）非扩散钙（40%），指与血浆蛋白（主要为白蛋白）结合的钙。

（2）可扩散钙：主要为游离钙（45%）及少量与枸橼酸、碳酸根等形成的不解离钙（15%）。其中，发挥生理作用的主要为游离钙，具有维持神经肌肉稳定性的作用。钙代谢异常分为低钙血症和高钙血症，以前者多见。

（一）低钙血症

血清钙浓度<2.25mmol/L。

1.临床表现

（1）神经、肌肉兴奋性增强：表现为情绪易激动、口周及指/趾尖麻木及针刺感、肌肉抽动、手足抽搐、腱反射亢进及面神经叩击征（Chvostek征）阳性。严重时可导致喉、气管痉挛，癫痫发作甚至呼吸暂停。

（2）精神症状表现为烦躁不安、抑郁及认知能力减退。

（3）心血管症状主要表现为传导阻滞等心律失常，严重时可出现室颤、心力衰竭。

（4）其他如骨骼疼痛、畸形或病理性骨折。

2.辅助检查

（1）血清钙测定：血清钙<2.25mmol/L有诊断价值。

（2）血清甲状旁腺素测定：部分患者可伴血清甲状旁腺素水平低于正常。

（3）心电图检查：典型的心电图表现为Q-T间期和ST段明显延长。

3.处理原则

处理原发疾病，补充钙剂。

（1）静脉补钙：低钙血症出现手足抽搐、喉头痉挛等表现时应立即处理。常先用

10%葡萄糖酸钙10～20mL稀释后缓慢静脉注射以控制症状,后再用10%葡萄糖酸钙稀释于5%葡萄糖溶液中静脉滴注,调整滴速直至血清钙浓度达到正常值下限。

(2)口服补钙:需长期治疗者,可口服钙剂和维生素D制剂。骨化三醇加碳酸钙或葡萄糖酸钙等钙剂的方法目前临床最为常用。

4.护理措施

(1)监测血清钙:了解血清钙浓度的动态变化,发现异常,及时通知医师。

(2)遵医嘱补钙:静脉注射钙剂时避免局部渗漏,速度宜慢,以免引起低血压或心律失常。需长期口服补钙者,医师应指导其正确用药。鼓励患者进食含钙丰富的食物,如牛奶、豆制品、绿色蔬菜、水果等。

(3)防止窒息:严重低钙血症可累及呼吸肌,注意观察患者呼吸频率及节律,做好气管切开的准备。

(二)高钙血症

血清钙浓度>2.75mmol/L。

1.临床表现

早期表现无特异性,可出现疲乏、食欲减退、恶心呕吐、体重下降等表现。随血清钙浓度进一步升高,可出现头痛、背部和四肢疼痛、口渴、多尿、便秘等表现。血清钙>4.5mmol/L可发生高钙血症危象,患者出现严重脱水、高热、心律失常、意识不清等症状,易死于心搏骤停、肾衰竭等。

2.辅助检查

(1)血清钙测定:血清钙>2.75mmol/L。

(2)血清甲状旁腺素测定:部分患者血清甲状旁腺素水平明显升高。

(3)心电图检查:表现为Q-T间期缩短及房室传导阻滞。

3.处理原则

(1)处理原发疾病:如甲状旁腺功能亢进者在切除甲状旁腺腺瘤或增生后可彻底治愈。

(2)降低血钙:

①补液、利尿以促进尿钙排出。

②降钙素可抑制骨吸收;双膦酸盐类药物近年来已成为恶性肿瘤骨转移的基础治疗手段。

③应用糖皮质激素或口服磷制剂可降低肠道对钙的吸收。

④透析治疗,尤其适用于肾功能不全或心功能不全的高钙患者。

4.护理措施

动态监测血清钙浓度变化；遵医嘱补液及用药；指导患者采取低钙饮食，多饮水，多食粗纤维食物利于排便；便秘严重者，给予导泻或灌肠。

三、磷代谢紊乱

人体内的磷86%存在于骨骼和牙齿中，细胞外液中含量很少。血液中的磷以有机磷和无机磷两种形式存在，血磷通常是指血浆中的无机磷，正常浓度成人为1.1～1.3mmol/L。磷是构成核酸及磷脂的基本成分，参与高能磷酸键的合成、蛋白质的磷酸化、细胞膜的组成及维持酸碱平衡等。磷代谢异常分为低磷血症和高磷血症。

（一）低磷血症

血清磷浓度<0.8mmol/L。

1.临床表现

轻度低磷血症临床表现缺乏特异性。神经肌肉症状的主要表现为肌无力，甚至可因呼吸肌无力而导致死亡。低磷血症可引起代谢性脑病，表现为易激动、神志障碍、昏迷等。胃肠道症状为食欲下降、恶心呕吐、腹泻、便秘等。重度低磷血症还可出现心律失常、急性心力衰竭、低血压、休克、心搏骤停等表现。

2.辅助检查

血清磷<0.8mmol/L，常伴血清钙浓度升高。

3.处理原则

（1）积极治疗原发疾病：如对因甲状旁腺功能亢进引起者，可考虑行手术治疗。

（2）适当补磷：根据低磷血症的严重程度选择口服或静脉补充磷。

4.护理措施

了解血清磷浓度的动态变化，发现其低于正常值时应及时通知医师并遵医嘱补磷。鼓励患者进食含磷丰富的食物，如紫菜、蛋黄、香菇、牛奶、豆类等。

（二）高磷血症

血清磷浓度>1.6mmol/L。

1.临床表现

表现不典型，伴有低钙血症时可出现低钙血症的临床表现。

2.辅助检查

血清磷>1.6mmol/L，常伴有血清钙浓度降低。

3.处理原则

（1）积极处理原发疾病。

（2）促进磷的排出：如利尿以加快磷通过肾排出，急性肾衰竭者必要时行透析治疗。

（3）应用磷结合剂：氢氧化铝凝胶或新型磷结合剂，如碳酸镧、碳酸司维拉姆等。

4.护理措施

限制饮食中磷的摄入。指导患者磷结合剂应与食物同服，不宜空腹服用，注意观察其药物的不良反应。

四、镁代谢紊乱

人体内的镁60%存在于骨骼中，其余大部分在骨骼肌及其他组织器官细胞内，仅1%～2%存在于细胞外液。正常血清镁浓度为0.75～1.25mmol/L。镁在控制神经活动、维持神经肌肉的兴奋性、细胞代谢等方面均有重要作用。镁代谢异常分为低镁血症和高镁血症。

（一）低镁血症

血清镁浓度<0.75mmol/L。

1.临床表现

与低钙血症相似。患者表现为神经系统和肌肉兴奋性增加，如精神紧张、情绪激动、手足搐搦、眼球震颤、腱反射亢进等，并伴有血压升高、心律失常等。在排除或纠正缺钙之后以上症状仍未改善者，应考虑是否存在镁缺乏。

2.辅助检查

（1）血清电解质测定：血清镁<0.75mmol/L，常伴有低血钾和低血钙。

（2）心电图检查：主要表现为Q-T间期延长和QRS波增宽。

（3）镁负荷试验：正常人在静脉输注氯化镁或硫酸镁后，镁注入量的90%很快从尿中排出，而镁缺乏者尿镁很少。对低镁血症有诊断价值。

3.处理原则

（1）处理原发疾病。

（2）适当补镁：轻症者可口服或肌内注射镁剂。严重者应静脉补充，临床常用25%硫酸镁5～10mL加入5%葡萄糖溶液缓慢滴注。完全纠正镁缺乏需要较长时间，故应在血清镁浓度恢复正常后仍继续补充镁剂1～2d。同时注意适量补充钾和钙。

4.护理措施

（1）监测血清镁：了解血清镁浓度的动态变化，发现异常，及时通知医师。

（2）遵医嘱补镁：肌内注射时应做深部注射，并经常更换注射部位，以防局部形成硬结而影响疗效。静脉输注时应避免过量、过速，以防急性镁中毒和心搏骤停。

（3）健康教育：告知患者完全纠正镁缺乏需较长时间，鼓励和安慰患者，帮助患者调整情绪，配合治疗。

（二）高镁血症

血清镁浓度＞1.25mmol/L。

1.临床表现

血清镁浓度急性升高时，可抑制中枢神经系统和外周神经肌肉的兴奋性。患者表现为疲乏、软弱无力、血压下降、肌肉软瘫、腱反射减退或消失。严重者可出现呼吸肌麻痹、昏迷。对心血管的影响表现为抑制房室和心室内传导，降低心肌兴奋性，严重时出现血压下降甚至心搏骤停。

2.辅助检查

（1）血清电解质测定：血清镁＞1.25mmol/L。常伴有血清钾升高。

（2）心电图检查：表现为P-R间期延长，QRS波增宽和T波增高。

3.处理原则

（1）防治原发病：立即停用镁剂，改善肾功能。

（2）促进镁排出：补充血容量的同时应用利尿剂以促进镁的排出，必要时行透析治疗。

（3）保护心肌：有明显心血管症状的患者应立即静脉注射钙剂，常用10%葡萄糖酸钙或氯化钙溶液10～20mL缓慢静脉注射，以对抗镁对心脏的抑制作用。

4.护理措施

（1）监测血清镁：了解血清镁浓度的动态变化，发现异常，及时通知医师。

（2）遵医嘱用药：缓慢静脉推注钙剂。

（3）健康教育：告知肾功能不全者应定期监测血清镁浓度，以免发生高镁血症。

第三节　酸碱平衡失调

人体主要依靠体内各种缓冲系统以及肺、肾的调节来实现体液环境pH的相对稳定。若因酸碱负荷过度和（或）调节机制障碍导致体液酸碱度稳态被破坏，别称为酸碱平衡失调。pH、HCO_3^-、$PaCO_2$是反映酸碱平衡的基本因素，其中，HCO_3^-反映代谢性因素，

HCO_3^-原发性减少或增加，可引起代谢性酸中毒或碱中毒；$PaCO_2$反映呼吸性因素，$PaCO_2$原发性增高或降低，可引起呼吸性酸中毒或碱中毒。在疾病的发展过程中，往往因出现多种混合型的酸碱平衡失调而使病情变得更加复杂。

一、代谢性酸中毒

代谢性酸中毒是指细胞外液H^+增加和（或）HCO_3^-丢失引起的pH值下降，以血浆HCO_3^-原发性减少为特征，是外科临床中最常见的酸碱平衡失调类型。

（一）临床表现

轻者症状常被原发疾病所掩盖，重者症状明显。

1.呼吸代偿表现

典型的症状为代偿性呼吸加深加快（Kussmaul呼吸），呼吸频率可高达40～50次/分。酮症酸中毒时呼出的气体有酮味。

2.中枢神经系统表现

中枢神经系统呈抑制状态，表现为疲乏、嗜睡、感觉迟钝或烦躁不安。严重者可神志不清、昏迷，伴对称性肌张力减弱、腱反射减弱或消失。

3.心血管系统表现

患者面色潮红、心率加快、血压偏低。由于代谢性酸中毒可影响心肌收缩力和周围血管对儿茶酚胺的敏感性，患者易发生休克、心律失常和急性肾功能不全等症状，一旦发生很难纠正。

（二）辅助检查

1.动脉血气分析

（1）代偿期：血液pH值在正常范围，HCO_3^-、剩余碱（BE）有一定程度降低。

（2）失代偿期：血液pH值<7.35，HCO_3^-明显下降，BE负值加大、$PaCO_2$代偿性降低。

2.血清电解质测定

血清钾浓度升高。

（三）处理原则

1.防治原发病

针对原发病采取相应措施去除病因，是治疗代谢性酸中毒的基本原则和主要措施。

2.逐步纠正代谢性酸中毒

（1）轻症代谢性酸中毒（血浆HCO_3^-为16～18mmol/L）：经消除病因和适当补液后常可自行纠正，无须碱剂治疗。

（2）重症代谢性酸中毒（血浆HCO_3^-＜15mmol/L）：在补液的同时可应用碱剂治疗。

3.维持Ca^{2+}、K^+平衡

在纠正酸中毒的过程中，容易导致低钾血症和低钙血症，应及时注意防治。

（四）护理评估

1.健康史

了解是否有引起代谢性酸中毒的疾病或诱因存在。

2.身体状况

（1）症状与体征。

①呼吸：有无加深加快，呼气时是否有酮味。

②神经系统表现：有无疲乏、眩晕、嗜睡、感觉迟钝、意识模糊或昏迷等。

③心血管系统表现：有无心率加快、血压降低、心律失常等。

（2）辅助检查：了解动脉血气分析结果及血清电解质水平等。

3.心理–社会状况

评估患者及其家属对疾病的认知程度和心理反应。

（五）护理措施

1.病情观察

加强对患者生命体征、动脉血气分析、血清电解质等指标的监测，及时发现高钾血症、代谢性碱中毒等并发症，并配合医师治疗。

2.用药护理

（1）补充碱剂

①种类：常用5%碳酸氢钠溶液。乳酸钠也可用于治疗代谢性酸中毒，但肝功能不良或乳酸酸中毒时不宜使用。

②用量：一般主张在动脉血气分析监测下根据患者的HCO_3^-分次补碱，补碱量宜小不宜大，首次剂量100～250mL。

③速度：5%碳酸氢钠溶液为高渗性液体，静脉滴注速度不宜过快，以免导致高钠血症和血浆渗透压升高。

④防止药液渗漏：周围静脉滴注时若局部出现疼痛、肿胀，立即更换注射部位，局部

用50%硫酸镁溶液进行湿热敷，以免引起局部软组织坏死。

（2）维持钙钾平衡

①代谢性酸中毒时血Ca^{2+}增多，酸中毒纠正后Ca^{2+}减少，可因低钙血症引起手足抽搐、惊厥和神志改变，应及时静脉补充葡萄糖酸钙。

②过快纠正酸中毒时大量K^+从细胞外又移回至细胞内，易引起低钾血症，应注意适当补钾。

3.口腔护理

指导患者养成良好的卫生习惯，用漱口液清洁口腔，避免口腔黏膜干燥、损伤。

二、代谢性碱中毒

代谢性碱中毒是指细胞外液HCO_3^-增加和（或）H^+丢失引起的pH值升高，以血浆HCO_3^-原发性增多为特征。

（一）临床表现

轻者常无明显表现，有时可有呼吸变浅、变慢或精神方面的异常，如谵妄、精神错乱或嗜睡等。严重者可因脑代谢障碍而发生昏迷，可伴有低钾血症和脱水的表现。

（二）辅助检查

1.动脉血气分析

（1）代偿期：血液pH值在正常范围，HCO_3^-、BE均有一定程度增高。

（2）失代偿期：血液pH值>7.45，HCO_3^-明显增高，BE正值加大，$PaCO_2$代偿性增高。

2.血清电解质

可伴血清钾、血清氯降低。

（三）处理原则

1.治疗原发病

代谢性碱中毒的治疗关键在于处理原发疾病，解除病因。对胃液丢失所造成的代谢性碱中毒，可输入等渗盐水或葡萄糖盐水。

2.纠正低钾血症

代谢性碱中毒几乎都伴有低钾血症，故需同时补钾，但应在患者尿量大于40mL/h后开始。

3.应用酸性药物

严重代谢性碱中毒者（pH值＞7.65，血浆HCO_3^-为45～50mmol/L），应用稀释的盐酸溶液（0.1～0.2mol/L）尽快中和细胞外液中过多的HCO_3^-。

（四）护理措施

1.病情观察

定期监测患者的生命体征、意识状况、动脉血气分析及血清电解质等。及时发现低钾血症、低钙血症等并发症，遵医嘱正确补充钾或钙。

2.用药护理

（1）配制方法：将1mol/L盐酸150mL溶入1000mL生理盐水或5%葡萄糖溶液中，配制成稀释盐酸溶液（浓度为0.15mol/L）。

（2）输注途径：稀释盐酸溶液应经中心静脉导管输注，严禁经外周静脉输入，以防渗漏导致皮下组织坏死。

（3）输注速度：应注意缓慢滴入（25～50mL/h），每4～6小时重复监测动脉血气分析及血清电解质，根据监测结果调节输注速度，以逐步纠正碱中毒。

三、呼吸性酸中毒

呼吸性酸中毒是指因CO_2排出障碍或吸入过多引起的pH值下降，以血浆H_2CO_3浓度原发性升高为特征。

（一）临床表现

患者表现为胸闷、气促、呼吸困难、发绀等。严重者可伴血压下降、谵妄、昏迷等。因CO_2潴留引起脑血管扩张、颅内压增高，患者可出现持续性头痛。严重脑缺氧可致脑水肿、脑疝，甚至呼吸骤停。严重呼吸性酸中毒所致的高钾血症可导致心搏骤停。慢性呼吸性酸中毒的临床表现常被原发疾病所掩盖，只有严重的CO_2潴留时才出现上述症状。

（二）辅助检查

动脉血气分析显示血液pH值降低、$PaCO_2$明显增高、HCO_3^-正常或代偿性增高。

（三）处理原则

1.治疗原发病，改善通气功能

如去除呼吸道梗阻或解痉，使用呼吸中枢兴奋药，对慢性肺部疾病采取控制感染、扩张小气管、促进排痰等措施。必要时行气管插管或气管切开并使用呼吸机辅助呼吸。

2.碱性药物的使用

在通气功能未改善前谨慎使用碳酸氢钠等可产生CO_2的碱性药物，以免增加CO_2潴留。必要时可使用不含钠的有机碱，如三羟甲基氨基甲烷。

（四）护理措施

1.病情观察

持续监测呼吸频率、深度和呼吸肌运动情况以评估呼吸困难的程度，定期监测生命体征、动脉血气分析、血清电解质等。

2.改善通气

解除呼吸道梗阻，促进排痰，控制感染，扩张小支气管；协助医师进行气管插管或气管切开，并做好相应护理；呼吸机辅助通气者，注意调节呼吸机的各项参数，严格执行呼吸机使用的护理常规。

3.持续给氧

给予低流量持续给氧，注意浓度不宜过高，以免减弱呼吸中枢对缺氧的敏感性而导致呼吸抑制。

4.用药护理

静脉输注三羟甲基氨基甲烷时，速度不宜过快，否则可引起低血压及呼吸中枢抑制。

四、呼吸性碱中毒

呼吸性碱中毒是指因肺泡通气过度引起的$PaCO_2$降低、pH值升高，以血浆H_2CO_3浓度原发性减少为特征。

（一）临床表现

多数患者有呼吸急促、心率加快的表现。还可出现眩晕、神志淡漠、意识障碍等神经系统功能障碍表现，以及手足和口周麻木及针刺感、肌肉震颤、手足搐搦等神经肌肉兴奋性增高表现。危重患者发生急性呼吸性碱中毒，常提示愈后不良。

（二）辅助检查

动脉血气分析结果显示血液pH值增高、$PaCO_2$降低、HCO_3^-正常或代偿性降低。

（三）处理原则

1.治疗原发病

去除引起过度通气的原因，如调节呼吸机参数、对癔症患者适当给予镇静药物等。

2.吸入含CO_2的气体

急性呼吸性碱中毒时吸入含5%CO_2的混合气体或嘱患者反复屏气，或用纸袋罩住口鼻呼吸，使其反复吸回呼出的CO_2以维持血浆H_2CO_3的浓度，症状即可迅速得到控制。

3.纠正低血钙

有手足抽搐者，可静脉注射10%葡萄糖酸钙进行治疗。

（四）护理措施

1.病情观察

定期监测生命体征、意识状况、动脉血气分析、血清电解质等。若出现手足抽搐，应遵医嘱及时补钙。

2.维持正常的气体交换形态

指导患者深呼吸，教会患者使用纸袋呼吸的方法。如呼吸机使用不当，应立即调整呼吸机参数。

第五章　休克患者的护理

第一节　低血容量性休克

低血容量性休克是由各种原因引起的短时间内大量出血、体液丢失或体液积聚在第三间隙，使有效循环量降低所致。它包括大血管破裂或脏器（肝、脾）破裂出血引起的失血性休克和各种损伤（骨折、挤压综合征）或大手术引起血液、体液丢失的创伤性休克。

一、失血性休克

（一）处理原则

在补充血容量的同时积极处理原发疾病。

1.补充血容量

根据血压和脉率变化估计失血量。可先经静脉快速输注平衡盐溶液和人工胶体液（如羟乙基淀粉）。

2.止血

如存在活动性出血，应迅速查明原因并采取措施控制出血。临时的止血措施包括止血带止血、包扎止血、纤维内镜止血、三腔二囊管压迫止血等，可为手术争取时间。实质性脏器破裂或大血管破裂等导致的大出血，应在快速补充血容量的同时做好术前准备，及早进行手术止血。

（二）护理措施

（1）迅速建立2条以上静脉通路：对静脉穿刺困难者如外周血管萎陷或肥胖患者，应立即进行中心静脉穿刺置管，并同时监测CVP。

（2）合理安排补液的种类、量及速度：若患者血压恢复正常并能保持稳定，表明失血量较小且已不再继续出血；若患者血红蛋白浓度>100g/L、血细胞比容>30%，不必输血；低于以上标准，则可根据患者血压、脉率、中心静脉压及血细胞比容等指标考虑输注血液制品。近来有研究发现，对未有效控制的活动性出血引起的失血性休克，采用限制性液体复苏，既可减少血液流失、避免血液稀释太多，又可减轻供氧不足造成的体内酸过多，减少早期其他病症的出现，改善预后。

（3）严密观察患者的生命体征。

（4）手术前准备：需要手术者协助医师做好术前准备。

（5）其他护理措施：如改善组织灌注、维持有效气体交换、维持正常体温和预防并发症等。

二、创伤性休克

（一）处理原则

应遵循"抢救生命第一，保护功能第二，先重后轻，先急后缓"的原则进行急救、补充血容量及对症处理。

1.急救处理

对危及生命的创伤，如胸部损伤所致的连枷胸、开放性或张力性气胸，应做必要的紧急处理。骨折处妥善固定并制动，以免加重损伤。

2.补充血容量

积极补液仍是创伤性休克的首要措施，补液量及种类应根据患者的临床表现、血流动力学指标、创伤情况等综合考虑。

3.镇静镇痛

创伤后剧烈的疼痛可加重应激反应，应酌情使用镇静镇痛药。

4.手术治疗

一般在血压稳定或初步回升后进行。

5.预防感染

应尽早使用抗生素，及时控制全身炎症反应的进展恶化。

（二）护理措施

1.急救护理

轻重缓急，优先处理危及生命的问题，注意保持呼吸道通畅，迅速控制明显的外出血，妥善固定受伤肢体，采取休克体位以增加回心血量。需急诊手术者，积极做好术前准备。

2.心理护理

创伤性休克发生突然，患者及其家属缺乏心理准备，大多处于极度恐慌、焦虑的状态，甚至可能出现情绪休克。护士应理解并鼓励患者表达情绪，做好安慰及解释工作，使患者及其家属情绪稳定，能配合各项治疗护理措施。

3.疼痛护理

疼痛剧烈者应及时予以镇痛。存在呼吸障碍者禁用吗啡，以免呼吸抑制。

4.其他护理

补充血容量、改善组织灌注、维持有效气体交换、维持正常体温和预防并发症等。

第二节 感染性休克

感染性休克也称为内毒素性休克，是由于病原体（如细菌、真菌或病毒等）侵入人体，向血液内释放内毒素，导致循环障碍、组织灌注不足而引起的休克，是机体对宿主-微生物应答失衡的表现。

一、临床表现

两种类型的感染性休克，其临床表现不同（表5-1）。

表5-1 感染性休克的临床表现

临床表现	低动力型（冷休克）	高动力型（暖休克）
神志	烦躁不安或淡漠、嗜睡	清醒
皮肤色泽	苍白或发绀	淡红或潮红
皮肤温度	湿冷	温暖、干燥
毛细血管充盈时间	延长	1～2s
脉搏	细速	慢、搏动清楚
脉压	<30mmHg	>30mmHg
尿量	<25mL/h	>30mL/h

二、处理原则

在休克纠正前，着重纠正休克，同时控制感染；在休克纠正后，着重控制感染。

（一）补充血容量

快速输入平衡盐溶液，再补充适量的胶体液、血浆或全血，恢复足够的循环血量。补液期间密切监测CVP，以调节输液的种类、量及速度，防止输液过多导致不良后果。

（二）控制感染

1.早期、足量、联合应用有效抗生素进行治疗

未获得细菌培养和药敏试验结果前，可先根据临床规律及经验选用抗生素，以后再依据药敏试验结果进行调整。

2.处理原发病灶

凡有手术指征者，及时引流脓液或清除感染病灶和坏死组织，抗生素治疗不能替代手术治疗。

3.纠正酸碱平衡失调

感染性休克常伴有严重酸中毒，应予以纠正，一般在纠正补充血容量的同时，经另一静脉通路遵医嘱滴注5%碳酸氢钠，根据动脉血气分析结果调整碳酸氢钠剂量。

4.应用心血管活性药物

经补充血容量、纠正酸中毒后，如休克仍未见好转，应考虑使用血管扩张药物。心功能受损者，可给予强心药物。注意观察用药期间的血压变化。

5.应用糖皮质激素

一般主张早期、大剂量、短程治疗。使用剂量可达正常剂量的10～20倍，但连续使用时间不宜超过48h。否则有发生急性胃黏膜损伤和免疫抑制等严重并发症的危险。

6.其他

如营养支持，对并发的DIC、重要脏器功能障碍的处理等。

三、护理措施

（一）正确采集标本

在抗生素使用前进行细菌学标本的采集，并及时送检。已知局部感染病灶者，可采集局部分泌物或穿刺抽取脓液进行细菌培养。全身脓毒血症者，在寒战、高热发作时采集血标本检出率更高。

（二）给氧

给氧是救护感染性休克患者的重要措施，可减轻酸中毒，改善组织缺氧。注意监测血氧饱和度、末梢血液循环情况等，维持血氧饱和度≥95%。

（三）其他护理

补充血容量、改善组织灌注、维持有效气体交换、维持正常体温和预防并发症等。

第六章　营养支持患者的护理

第一节　营养筛查

营养筛查是应用营养筛查工具判断患者营养相关风险的过程。营养筛查包括营养风险筛查和营养不良筛查两类，后者可发现个体有无营养不良或营养不良风险。

一、营养风险

营养风险是指因营养有关因素对患者临床结局产生不利影响的风险。可从两个方面理解。

（1）有营养风险的患者由营养因素导致不良临床结局的可能性更大。

（2）有营养风险的患者从营养支持中受益的机会更多。值得注意的是营养风险的概念内涵与临床结局紧密相关，强调因营养因素出现临床并发症的风险，而并非出现营养不良的风险。

二、营养筛查工具

临床上使用的多种营养筛查工具分为营养风险筛查工具和营养不良筛查工具两类，各种方法均有其特点和不足。在临床营养筛查时，应根据被筛查对象的特点和筛查人员情况选择适当的筛查工具。

（一）营养风险筛查工具（nutritional risk screening tool 2002，NRS2002）

适用于成年住院患者（18～90岁）的营养风险筛查。由欧洲肠外肠内营养学会（European society for parenteral and enteral nutrition，ESPEN）推出，从疾病评分、营养状态和年龄三个方面进行评分（表6-1）。入院24～48h进行，总评分≥3分时有营养风险，有进一步制订营养支持计划或进行营养评定的指征。对于总评分＜3分者，每周复评1次。2006年，中华医学会肠外肠内营养学会（Chinese society for parenteral and enteral nutrition，

CSPEN）即推荐采用其进行营养风险筛查，并已经在中国取得了前瞻性临床有效性验证。

表6-1　NRS2002营养风险筛查工具

疾病评分	1.评分1分：□髋骨骨折□慢性疾病急性发作或有并发症者□COPD□血液透析□肝硬化□一般恶性肿瘤患者□糖尿病	
	2.评分2分：□腹部大手术□脑卒中□重度肺炎□血液恶性肿瘤	
	3.评分3分：□颅脑损伤□骨髓移植□APACHEⅡ评分＞10分的ICU患者	
营养状态	1.BMI（kg/m²）□小于18.5（3分）	
	2.体重下降＞5%是在□3个月内（1分）□2个月内（2分）□1个月内（3分）	
	3.一周内进食量较从前减少□25%～50%（1分）□51%～75%（2分）□76%～100%（3分）	
年龄	年龄≥70岁（1分）	
	年龄＜70岁（0分）	

对于表中没有明确列出诊断的疾病参考以下标准，依照调查者的理解进行评分。

1分：慢性疾病患者因出现并发症而住院治疗。患者虚弱但不需要卧床。蛋白质需要量略有增加，但可通过口服补充来弥补。

2分：患者需要卧床，如腹部大手术后。蛋白质需要量相应增加，但大多数人仍可以通过肠外或肠内营养支持得到恢复。

3分：患者在加强病房中靠机械通气支持。蛋白质需要量增加而且不能被肠外或肠内营养支持所弥补，但是通过肠外或肠内营养支持可使蛋白质分解和氮丢失明显减少。

（二）营养不良通用筛查工具（malnutrition universal screening tool, MUST）

适用于社区人群的营养不良风险筛查，主要通过体重指数（body mass index, BMI）、体重改变及急性疾病影响三部分来筛查。

（三）微型营养评定简表（mini-nutritional assessment short-form, MNA-SF）

主要用于社区老年患者的营养不良风险筛查。

第二节　营养评定

营养评定又称为"营养不良评定"或"营养不足评定"，是对有营养风险的住院患者进一步了解其营养状况的过程。其目的在于开具营养用药处方、评定（诊断）营养不良及实施后监测。由营养支持小组（nutrition support team，NST）成员独立或合作完成。营养评定包括血液生化检查、人体测量和人体组成测定、复合型营养评定工具等多项内容，使用时需要根据评定目的和患者特点选择。

一、临床检查

通过病史和膳食调查，了解有无慢性消耗性疾病、手术创伤、感染等应激状态，注意摄食量、体重变化，评估是否有呕吐、腹泻等消化道症状；通过体格检查及时发现肌肉萎缩、毛发脱落、皮肤损害、水肿等营养素缺乏的体征；通过实验室血液生化检查了解患者脏器功能中的肝肾功能、血糖、血脂、血清电解质及酸碱平衡指标等。

二、人体测量和人体组成测定

（一）体重

体重综合反映蛋白质或能量的摄入、利用和储备情况。短期内出现的体重变化可受水钠潴留或脱水影响，故应根据患病前3~6个月的体重变化来判断。无主观意识控制体重情况下，体重丢失>10%（无时间限定）或3个月内体重丢失>5%，即存在营养不良。

（二）体重指数（BMI）

体重指数是评定营养不良的重要指标之一。中国肥胖问题工作组提出中国成人BMI正常参考值为$18.5kg/m^2 \leq BMI < 24kg/m^2$，$< 18.5kg/m^2$为低体重，$\geq 24kg/m^2$为超重。用于营养不良评定（诊断）的标准是$BMI < 18.5kg/m^2$，合并一般情况差。

（三）握力测定

握力测定是反映肌肉功能的有效指标，与机体营养状况及手术后恢复程度相关，可在整个病程中重复测定、随访其变化。正常男性握力≥35kg，女性握力≥23kg。

（四）人体组成测定

人体组成测定可准确地测定体脂、瘦组织群和体细胞群等各组成含量，了解疾病状况下机体各种成分的改变情况和营养状况。临床上常采用生物电阻抗分析法进行人体成分分析。

三、复合型营养评定工具

营养评定的量表化评定工具在实践中应用比较广泛，通过量化的方法，综合评价患者的营养状态。如果以评定（诊断）营养不良为目标，按2018年9月全球（营养）领导人发起的营养不良（global leader-ship initiative on malnutrition，GLIM）评定标准共识进行评定（诊断）。

（一）主观全面评定（subjective global assessment，SGA）

主观全面评定是通用营养状况评定工具，广泛适用于门诊及住院、不同疾病及不同年龄患者。通过近期内体重变化、饮食改变、胃肠道症状、活动能力改变、应激反应、肌肉消耗、三头肌皮褶厚度和踝部水肿来评估营养不良的严重程度。

（二）患者参与的主观全面评定（patient-generated subjective global assessment，PG-SGA）

患者参与的主观全面评定是在SGA基础上发展起来的，有患者自我评定和医务人员评定两部分。适用于住院患者，是肿瘤患者优选的营养评定工具。

（三）微型营养评定（mini-nutritional assessment，MNA）

微型营养评定适用于65岁以上老人，主要用于社区居民，也适用于住院患者及家庭照护患者。

第三节 营养支持

一、肠内营养

（一）肠内营养的条件与时机

临床上，肠内营养的可行性取决于患者胃肠道是否具有吸收各种营养素的能力及是否耐受肠内营养制剂，只要具备上述2个条件，在患者因原发疾病或治疗需要而不能或不愿经口摄食，或摄食量不足以满足机体合成代谢需要时，均可采用肠内营养；在胃肠功能严重障碍时，肠外营养是营养支持的主要途径，有时兼用这2种方式，达到互补作用，此时肠内营养所提供的药理作用和保护黏膜屏障的治疗作用可能大于其营养支持作用。

对于术后肠内营养的开始时机，强调尽早开始，早期肠内营养能降低应激性高代谢，提高免疫功能，改善内脏血液循环，在水电解质平衡、循环和呼吸功能稳定的状态下，一般在术后24~48h开始肠内营养支持较稳妥。近年来，在加速康复外科理念倡导下，早期肠内营养、早期进食得以进一步推广应用。

（二）肠内营养制剂

根据其组成，肠内营养制剂分为非要素型和要素型两类，有粉剂及溶液2种。选择时应考虑患者的年龄、疾病种类、消化吸收功能、喂养途径及耐受力等，必要时调整配方。

1.非要素型制剂

非要素型制剂以整蛋白为主，溶液的渗透压接近等渗（约320mmol/L），口感较好，口服或管饲均可，适用于胃肠道功能较好的患者。某些配方中还含有谷氨酰胺、膳食纤维等以维持肠道黏膜正常结构和功能。

2.要素型制剂

要素型制剂以蛋白水解产物（或氨基酸）为主，溶液的渗透压较高（470~850mmol/L），不含乳糖和膳食纤维，不需要消化即可直接或接近直接吸收，但其口感较差，适用于胃肠道消化、吸收功能部分受损者。

此外，以某种或某类营养素为主，对完全型肠内营养制剂进行补充或强化称为组件型制剂，如蛋白质组件、脂肪组件、糖类组件等，以适应患者的特殊需要。或根据不同疾病特征设计特殊治疗用制剂，如糖尿病、肝病、肾病、肿瘤、创伤患者等疾病专用制剂，以满足个性化营养支持的需要。

（三）肠内营养液的输注

1.输注途径

肠内营养支持方式包括口服营养补充（oral nutritional supplements，ONS）和管饲2种。ONS是以增加口服营养摄入为目的，将能够提供多种宏量营养素和微量营养素的营养液体、半固体或粉剂的制剂加入饮品和食物中经口使用。一般情况下，消化道功能正常或具有部分消化道功能患者如果普通饮食无法满足热量需求时应优先选择ONS；对于患者因经口摄入受限或不足应采用管饲，有经鼻置管和造瘘管2种输注途径。具体途径的选择取决于患者疾病情况、喂养时间长短和胃肠道功能等。

（1）鼻胃管或鼻肠管：经鼻置喂养管进行肠内营养简单易行，是临床上使用最多的方法，适用于短期（<2~3周）营养支持的患者。

（2）胃及空肠造瘘管：经造瘘途径进行肠内营养适用于需要较长时间营养支持的患者，可采用手术或经皮内镜辅助放置胃/空肠造瘘管。

经胃喂养的优点是容量大，对营养液的渗透压不敏感，适合于各种完全型制剂配方。若患者存在胃功能不良、排空障碍或其他病因，会增加反流、误吸风险，宜选择经肠途径的喂养。

2.输注方式

（1）按时分次给予：适用于喂养管尖端位于胃内和胃肠功能良好者。将配好的肠内营养液用注射器分次缓慢注入，每次200mL左右，在10~20min完成，每次间隔2~3h，每日6~8次。常用于需长期家庭肠内营养的胃造瘘患者，但易引起胃肠道反应如腹胀、腹泻、恶心等。

（2）间隙重力滴注：将营养液置于吊瓶或专用营养液输注袋中，经输注管与喂养管相连，借助重力缓慢滴注。每次250~500mL，在2~3h完成，两次间隔2~3h，每日4~6次，此方式患者有较多自由活动时间。多数患者可耐受。

（3）持续经泵输注：在间隙重力滴注基础上，使用肠内营养泵持续12~24h输注。可保持预设置的速度，便于监控管理，尤其适用于病情危重、胃肠道功能和耐受性较差、经十二指肠或空肠造瘘管管饲的患者。

（四）护理评估

1.健康史

（1）疾病和相关因素：了解年龄、意识、近期饮食情况，如饮食习惯和食欲有无改变，有无厌食，饮食种类和进食量；是否因检查或治疗而需禁食，禁食天数。有无额外体液丢失；是否存在消化道梗阻、出血、严重腹泻或因腹部手术等而不能经胃肠道摄食的疾病或因素。

（2）既往史：了解近期或既往有无消化系统手术史、较大的创伤、灼伤、严重感染或慢性消耗性疾病，如结核、癌症等。

2.身体状况

（1）症状与体征。

①局部：评估有无腹部胀痛、恶心、呕吐、腹泻，有无压痛、反跳痛和肌紧张等腹膜炎体征，了解肠鸣音、胃肠蠕动等胃肠道功能情况。

②全身：评估生命体征是否平稳，有无呛咳、呼吸急促，有无休克、脱水或水肿征象。

（2）辅助检查：了解体重、血浆白蛋白、细胞免疫功能等检查结果，以评估患者的营养状况及对营养支持的耐受性。

3.心理—社会状况

了解患者及其家属对营养支持重要性和必要性的认识程度，对营养支持的接受程度和对营养支持费用的承受能力。

（五）护理措施

1.预防误吸

（1）管道护理。

①选择管径适宜的喂养管：管径越粗，对食管下端括约肌的扩张作用越大，发生胃内容物反流的机会也越大。

②妥善固定喂养管：经鼻置管者妥善固定于鼻翼及面颊部，置造瘘管者采用缝线固定于腹壁。

③输注前确定喂养管尖端位置是否恰当：首次借助X线检查确定管端位置；输注前观察管道在体外的标记有无变化，判断管道是否移位。

（2）安置合适体位：无特殊体位禁忌，进行肠内营养时，抬高床头30°～45°取半卧位，有助于防止营养液反流和误吸，喂养结束后宜保持半卧位30～60min。

（3）评估胃残留量：经胃进行肠内营养时，分次推注或间歇重力滴注，每次喂养前应检查胃残留量；重症患者持续经泵输注时，应每隔4～6h检查胃残留量，若超过200mL，应减慢或暂停输注，适当调整喂养量，必要时遵医嘱使用促胃肠动力药物，或更换喂养途径，以防胃潴留引起反流和误吸。

（4）加强观察：若患者突然出现呛咳、呼吸急促或咳出类似营养液的痰液时，疑有误吸可能。鼓励和刺激患者咳嗽，排出吸入物和分泌物，必要时经鼻导管或气管镜清除误吸物。

2.提高胃肠道耐受性

（1）输注环节的调控：输注时应循序渐进，开始时采用低浓度、低剂量、低速度，根据个体耐受情况逐渐增加。

①经胃管给予：开始即可用全浓度，速度约50mL/h，每日给予500~1000mL，3~4d逐渐增加速度至100mL/h，达到目标摄入量。

②经肠管给予：先用1/4~1/2全浓度（等渗液），速度宜慢（20~50mL/h），从500~1000mL/d开始，逐日增加速度、浓度，5~7d达到目标摄入量。用肠内营养专用输注泵控制输注速度为佳。输注时保持营养液温度接近体温，室温较低时可使用恒温加热器。

（2）防止营养液污染：营养液应现配现用，配制过程中应避免污染；配制的肠内营养制剂常温保存不宜超过4h，暂不用时置于4℃冰箱保存，24h内用完；每日更换输注管或专用泵管。

（3）加强观察：应每4~6h评估患者肠内营养耐受性情况，注意有无腹痛、腹胀、腹泻、恶心、呕吐等胃肠道不耐受症状。若患者出现上述不适，应查明原因，针对性采取措施，如减慢速度、降低浓度或遵医嘱应用促胃肠动力药物。若对乳糖不耐受，应改用无乳糖配方营养制剂。

（4）支持治疗：伴有低蛋白血症者，遵医嘱输注白蛋白或血浆等，以减轻肠黏膜组织水肿导致的腹泻。

3.避免黏膜和皮肤损伤

经鼻置管常引起患者鼻咽部不适，可采用细软材质的喂养管，用油膏涂拭鼻腔黏膜起润滑作用，防止鼻咽部黏膜长期受压而产生溃疡；经肠造瘘者，保持造瘘口周围皮肤干燥、清洁，防止造瘘口周围皮肤损伤。

4.感染性并发症的护理

（1）吸入性肺炎：是肠内营养最严重的并发症，多见于幼儿、老年患者及意识障碍患者经胃内喂养途径行肠内营养发生误吸者。防止胃内容物潴留及反流是预防吸入性肺炎的重要措施。

（2）急性腹膜炎：多见于经空肠造瘘置管进行肠内营养者，与导管移位有关。

①观察：若患者突然出现腹痛、造瘘管周围渗出或腹腔引流管引流出类似营养液的液体，应怀疑喂养管移位致营养液进入游离腹腔。

②处理：立即停止输注并报告医师，尽可能协助清除或引流出渗漏的营养液。遵医嘱合理应用抗生素，避免继发性感染或腹腔脓肿。

5.其他

（1）保持喂养管通畅

①患者翻身、床上活动时防止压迫、折叠、扭曲、拉扯喂养管。

②每次输注前后、连续输注过程中每间隔4h、特殊注药前后，均以温开水20～30mL脉冲式冲洗管道，防止营养液残留堵塞管腔。

③喂养管通常只用于营养液的输注，如需注入药物，务必参考药物说明书，药物经研碎、溶解后再注入，避免与营养液混合而凝结成块附着在管壁或堵塞管腔。

④一旦发生堵管，立即用温开水反复脉冲式冲管并回抽，必要时更换喂养管。

（2）代谢及效果监测

①注意监测血糖或尿糖，以及时发现高血糖和高渗性非酮症昏迷。

②记录液体出入量，监测电解质变化，防止水、电解质及糖代谢紊乱。

③定期监测肝、肾功能，进行人体测量和氮平衡试验，动态评价肠内营养支持效果和安全性，必要时调整营养支持方案。

6.健康教育

（1）提高依从性：告知患者肠内营养的重要性和必要性。

（2）饮食指导：告知患者术后恢复经口饮食是循序渐进的过程，指导患者和其家属饮食护理的内容，保持均衡饮食。

（3）家庭肠内营养护理：指导携带喂养管出院的患者及其家属掌握居家喂养和自我护理方法，包括营养液的输注技术、营养状况的自我监测、导管的护理、效果监测等。

（4）定期随访：多数患者出院后营养摄入量不足，应重视出院后的随访和营养监测。

二、肠外营养

肠外营养是通过胃肠外（静脉）途径为人体代谢需要提供基本营养素的营养支持疗法。患者需要的基本营养素均经静脉途径输入、不经胃肠道摄入的营养支持方法称为全肠外营养（total parenteral nutrition，TPN）。

（一）肠外营养制剂

1.葡萄糖

葡萄糖是肠外营养的最主要能源物质，供给量3～3.5g/（kg·d），供能约占总热量的50%。临床应用时注意以下三点。

（1）高浓度葡萄糖因渗透压高，对静脉壁刺激大，不宜从周围静脉输入。

（2）人体利用葡萄糖的能力有限，应激状态下其利用率降低，过量或过快输入可导致糖代谢紊乱，甚至引起脂肪沉积，造成肝脂肪浸润，故强调糖和脂肪双能量来源。

（3）葡萄糖代谢依赖胰岛素，对糖尿病和手术创伤致应激性高血糖的患者须补充外源性胰岛素，并按血糖监测结果调整使用剂量。

2.脂肪乳剂

脂肪乳剂是肠外营养的另一种重要能源物质，还可提供必需脂肪酸维持细胞膜结构，甘油三酯剂量为0.7～1.3g/（kg·d），供给机体总热量的30%～40%。因其渗透压与血液相似，可经外周静脉输入，但输注速度不宜过快，应先从1mL/min开始（<0.2g/min）。临床常用的脂肪乳剂有两类。

（1）由长链甘油三酯（long chain triglyceride，LCT）构成。

（2）由等量物理混合的长链及中链甘油三酯（medium chain triglyceride，MCT）构成。临床上危重患者、肝功能异常者常选用中/长链脂肪乳剂（MCT/LCT）。

3.复方氨基酸

复方氨基酸是肠外营养的唯一氮源物质，供给机体合成蛋白质及其他生物活性物质的氮源。氨基酸摄入量为1.2～1.5g/（kg·d），严重应激、创伤时可增至1.5～2.0g/（kg·d）。输注时应同时提供足量非蛋白热量以保证氨基酸能被机体有效利用。复方氨基酸溶液有两类。

（1）平衡氨基酸溶液：含有8种必需氨基酸及8～12种非必需氨基酸，组成比例符合正常机体代谢需要，适用于大多数患者。

（2）特殊氨基酸溶液：针对某一疾病的代谢特点设计配方，兼有营养和治疗双重作用。在严重感染、手术、创伤等应激状态下，人体对条件必需氨基酸谷氨酰胺（glutamine，Gln）的需求远远超过了内源性合成的能力，严重缺乏时可影响多脏器的代谢功能。目前已有谷氨酰胺双肽制剂用于肠外营养，适用于严重分解代谢状况。

4.电解质

可补充钾、钠、氯、钙、镁及磷，以维持水电解质酸碱平衡，保持人体内环境稳定，维护各种酶的活性和神经、肌肉的应激性。

5.维生素

（1）水溶性维生素：在体内无储备，肠外营养时应每日给予。

（2）脂溶性维生素：在体内有一定储备，禁食时间超过2～3周才需补充。

6.微量元素

复方微量元素静脉用制剂，含人体所需锌、铜、锰、铁、铬、钼、硒、氟、碘9种微量元素。短期禁食者可不予补充，全肠外营养超过2周时需给予补充。

（二）肠外营养液的输注

1.输注途径

可经周围静脉或中心静脉2种途径给予。临床上选择肠外营养途径时，须考虑营养液渗透压、预计输注时间的长短、既往静脉置管史、拟定穿刺部位的血管条件、患者疾病及凝血功能等因素。

（1）经周围静脉肠外营养支持（peripheral parenteral nutrition，PPN）：指经浅表静脉，大多数是上肢末梢静脉，技术操作较简单、应用方便、并发症较少，适用于肠外营养时间<2周、部分补充营养素的患者。

（2）经中心静脉肠外营养支持（central parenteral nutrition，CPN）：包括经锁骨下静脉或颈内静脉穿刺置管入上腔静脉途径，以及经外周置入中心静脉导管（peripherally inserted central catheter，PICC）途径，需有严格的技术与物质条件。适用于肠外营养时间>10d、营养素需要量较多及营养液的渗透压较高（超过900mOsm/L）的患者。

2.输注方式

（1）全营养液混合（total nutrients admixture，TNA）输注系将各种营养制剂配制混合于3L塑料袋中，又称全合一（all in one，AIO）营养液。其优点如下。

①多种营养成分搭配更合理，降低代谢并发症的发生率。

②混合后降低了高浓度葡萄糖的渗透压和刺激性，可经周围静脉输注。

③单位时间内脂肪乳剂输入量少于单瓶输注，可避免因脂肪乳剂输注过快引起的不良反应。

④使用过程中无须排气及更换输液瓶，简化了输注步骤。

⑤全封闭的输注系统减少了污染和空气栓塞的机会。临床已有标准化、工业化生产的多腔肠外营养袋，这种营养袋中有分隔腔，分装氨基酸、葡萄糖和脂肪乳剂，有隔膜将各成分分开，临用前用手加压即可撕开隔膜，使各成分立即混合，节省了配制所需的设备，简化了步骤，常温下可保存较长时间。

（2）单瓶输注：不具备全营养液混合输注条件时，可采用单瓶输注。但由于各营养素非同步输入，不利于所供营养素的有效利用。

（三）护理措施

1.合理输注

合理安排输液顺序和控制输注速度。

（1）对已有脱水者，先补充部分平衡盐溶液；已有电解质紊乱者，先予以纠正。

（2）输注速度不超过200mL/h，常连续匀速输注，不可突然大幅改变输液速度。

（3）根据患者24h出入量，合理补液，维持水电解质、酸碱平衡。

2.定期监测和评价

最初3d每日监测血清电解质、血糖水平，3d后视情况每周测1～2次。每1～2周测定人血清白蛋白、转铁蛋白、前白蛋白等营养指标及肝肾功能1次，每周称体重，有条件时进行氮平衡实验，以动态评价营养支持的效果和安全性。

3.并发症的护理

（1）静脉导管相关并发症：分为非感染性并发症及感染性并发症两类。

①置管相关并发症：为非感染性并发症。

A.原因：与静脉穿刺或留置有关。

B.表现：患者出现气胸、血管损伤，胸导管损伤、空气栓塞、导管移位或堵塞等，其中以空气栓塞最为严重。

C.护理：置管相关并发症重在预防，因此必须做好静脉导管护理：a.掌握静脉导管留置技术，遵循静脉治疗临床实践指南规范；b.妥善固定静脉导管，防止导管扭曲、移位，每班查看体外导管长度，确保输注装置、接头紧密连接；c.在静脉穿刺置管、输液、更换输液瓶（袋）、冲管以及导管拔出过程中，应严格遵守操作流程，防止空气进入血液，引发空气栓塞；d.在应用不相溶的药物或液体前、后采用脉冲式冲管，确保导管畅通，如果导管堵塞不能再通，不可强行推注通管，应拔出或更换导管；e.停止输注时采用脉冲式正压封管技术，防止回血凝固致导管堵塞。

②中心静脉导管相关感染。A.原因：与输入液污染、置管处皮肤感染或其他部位感染的病原菌经血行种植于留置的中心静脉导管有关。B.表现：患者发热、寒战，局部穿刺部位红肿、渗出等。C.护理：a.管道维护，穿刺24h后消毒置管口皮肤，更换透明敷贴并注明时间，以后每周至少更换1次，局部有异常时及时消毒和更换敷贴。每日更换输液管道，遵守无菌操作原则。b.规范配制和使用全肠外营养混合液，配制过程由专人负责，在层流环境按无菌操作技术要求进行；配制过程符合规定的程序，遵医嘱将各种营养素均匀混合，添加电解质、微量元素等时注意联合应用的禁忌，保证混合液中营养素的理化性质保持在正常状态；营养液现配现用，不得加入抗生素、激素、升压药等；全肠外营养混合液在24h内输完，暂时不用者保存于4℃冰箱内，输注前0.5～1h取出置室温下复温后再输。c.处理，怀疑出现导管性脓毒症者，应做营养液的细菌培养及患者的血培养；更换输液袋及输液管，观察8h后仍不退热者，拔出静脉导管，导管尖端送培养；24h后仍不退热者，遵医嘱应用抗生素。

③血栓性静脉炎：多发生于经周围静脉肠外营养支持。

A.原因：a.化学性损伤，静脉管径细小时，血流缓慢，输入的高渗营养液不能得到有效稀释，导致血管内皮受损；b.机械性损伤，静脉穿刺针或留置的导管对血管壁的摩擦刺激引起损伤。

B.表现：局部红肿、疼痛，可触及痛性条索状硬条或串珠样结节等。

C.护理：一般经局部湿热敷、更换输液部位或外涂经皮吸收的抗凝消炎软膏后可逐渐消退。

（2）代谢性并发症：如糖代谢紊乱、氨基酸代谢紊乱、高血脂、电解质及酸碱代谢失衡、必需脂肪酸缺乏、再喂养综合征、维生素及微量元素缺乏症等。

①高血糖和高渗性非酮症性昏迷：较常见。当血糖浓度超过40mmol/L可致高渗性非酮性昏迷。

A.原因：与外科应激患者对葡萄糖的耐受力及利用率降低、输入葡萄糖浓度过高、速度过快有关。

B.表现：患者出现血糖异常升高、渗透性利尿、脱水、电解质紊乱和神志改变等。

C.护理：a.预防，葡萄糖的输注速度应小于5mg/（kg·min）。b.处理，一旦血糖异常升高，立即报告医师，停止输注葡萄糖液或含大量糖的营养液；静脉输注低渗或等渗盐水以纠正高渗环境，内加适量胰岛素以降低血糖，但应避免血浆渗透压下降过快引发急性脑水肿。

②低血糖：因很少单独输注高浓度葡萄糖溶液，此类并发症已少见。

A.原因：外源性胰岛素用量过大，或高浓度葡萄糖输入促使机体持续释放胰岛素，若突然停止输注葡萄糖后可出现低血糖。

B.表现：患者出现脉搏加速、面色苍白、四肢湿冷和低血糖性休克。

C.护理：一旦发生应协助医师处理，推注或输注葡萄糖溶液。

（3）脏器功能损害：

①肝功能异常，A.原因：主要是葡萄糖超负荷引起肝脂肪变性，其他相关因素包括必需脂肪酸缺乏、长期全肠外营养时肠道缺少食物刺激、体内谷氨酰胺大量消耗，以及肠黏膜屏障功能降低、内毒素移位等。B.表现：患者出现转氨酶升高、碱性磷酸酶升高、高胆红素血症等。C.护理：肠内营养是预防和治疗肝脏损伤最有效的措施，一旦出现肝功能异常和淤胆，应设法改用肠内营养。

②肠源性感染，与长期全肠外营养时肠道缺少食物刺激而影响胃肠激素分泌、体内谷氨酰胺缺乏等引起肠黏膜萎缩、肠屏障功能减退、肠内细菌和内毒素移位有关。因此，当患者胃肠功能恢复，应尽早开始肠内营养。

（4）代谢性骨病。部分长期肠外营养患者骨钙丢失、骨质疏松、血碱性磷酸酶增高、高钙血症、尿钙排出增加、四肢关节疼痛甚至出现骨折等表现，称为代谢性骨病。

4.健康教育

（1）相关知识：告知患者及其家属合理输注营养液及控制输注速度的重要性，不能自行调节速度；告知患者保护静脉导管的方法，避免翻身、活动、更衣时将导管脱出。

（2）尽早经口摄食或肠内营养：当患者胃肠功能恢复或允许摄食情况下，鼓励患者经口摄食或行肠内营养，以降低和防治肠外营养相关并发症。

（3）出院指导：制订饮食计划，指导均衡营养，定期到医院复诊。

第七章　饮食护理

第一节　饮食护理的基本概念

饮食和营养与机体的健康关系非常密切。人体每日必须摄取不同类别的食物，获得不同的营养素，来满足机体对营养物质的需要，从而维持机体正常生长发育，促进组织修复，提高机体免疫力等各种生命活动。而不科学的饮食有可能导致机体营养失衡，甚至出现疾病。所以，护理人员应掌握科学的饮食与营养知识，能正确评估患者的饮食与营养状况，对患者的饮食与营养能进行科学的指导，满足患者的营养需求，促进患者尽快康复。

人体每日要从食物中获取足够的热能及营养素，来维持生命、促进健康、保证机体生长发育和活动能力。营养素是指食物中具有一定的生理功能并能被人体消化、吸收和利用的成分。人体所需的营养素包括七大类：蛋白质、脂肪、糖类、矿物质、微量元素或维生素、水、膳食纤维。

一、热能

热能是人体进行生命活动所消耗的能量，是生命能量的来源。人体的热能主要来自三大产热营养素（糖类、蛋白质、脂肪）在体内进行生物氧化所释放出来的能量。它们的产热量分别是：糖类16.7kJ/g（4kcal/g）、脂肪37.6kJ/g（9kcal/g）、蛋白质16.7kJ/g（4kcal/g）。年龄、性别、生理特点、环境及劳动强度等影响人体对热能的需要量。根据中国营养学会的推荐标准，我国成年男子的热能供给量为10.0 ~ 17.5MJ/d，成年女子为9.2 ~ 14.2MJ/d。

人体所需的七大营养素中，蛋白质、脂肪、糖类主要为机体提供热能，又称为"产热营养素"。各种营养素的生理功能、主要来源及每日供给量见表7-1所示。

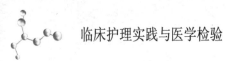

表7-1 各种营养素的生理功能、主要来源及每日供给量

营养素	生理功能	主要来源	每日供给量
热能			
蛋白质	构成、更新及修复人体组织；构成人体内的酶、激素、抗体、血红蛋白、肌肉蛋白等，以调节生理功能；维持血浆渗透压；提供热能	瘦肉、蛋、乳类、水产品、豆类及坚果类等	男性：90g，女性：80g；占总热能的10%~14%
脂肪	提供及储存热能；构成身体组织；供给必需脂肪酸；促进脂溶性维生素的吸收；维持体温；保护脏器；增加饱腹感	动物脂肪、动植物油、坚果类等	50g，占总热能的20%~25%
糖类	提供热能；构成机体组织；维持神经细胞的功能，保肝解毒；抗生酮作用	谷物类、根茎类食品、各种食糖、水果和豆类等	占总热能的60%~70%
矿物质			
钙	构成骨骼与牙齿的重要成分；调节心脏和神经的正常活动；维持肌肉的紧张度；参与凝血过程；激活多种酶；降低毛细血管和细胞膜的通透性	奶类、海带、虾皮、芝麻酱、骨粉、蛋壳粉、豆类、绿色蔬菜	800mg
磷	构成骨骼、牙齿、软组织的重要成分；促进物质活化；参与多种酶、辅酶的合成；调节能量释放；调节酸碱平衡	广泛存在于各种动植物食品中	520~1200mg
铁	组成血红蛋白与肌红蛋白，参与氧的运输；构成某些呼吸酶的重要成分，参与组织呼吸、促进生物氧化还原反应	动物肝脏、动物全血、肉类、蛋类、豆类、绿色蔬菜	男性：12mg 女性：18mg
锌	促进组织再生和机体发育；参与构成多种酶；促进食欲；促进维生素A的正常代谢和生理功能；促进性器官与性功能的正常发育；参与免疫过程	动物食品、海产品、奶类、蛋类、坚果类等	15mg
碘	参与甲状腺素的合成	海产品（如海带、紫菜等）、海盐	150μg
脂溶性维生素			
维生素A	维持正常夜视功能；促进生长发育；保持皮肤与黏膜的健康；增强机体免疫力	动物肝脏、鱼肝油、奶制品、禽蛋类、有色蔬菜及水果	800μg视黄醇当量（RE）

续表

营养素	生理功能	主要来源	每日供给量
维生素D	调节钙磷代谢；促进钙磷吸收	鱼肝油、海鱼、动物肝脏、蛋黄、奶油	
维生素E	参与DNA、辅酶Q合成；抗氧化作用，保持红细胞的完整性，改善微循环	植物油、坚果类、谷类、绿叶蔬菜等	10mg
维生素K	合成凝血因子，促进血液凝固	肠内细菌合成；绿色蔬菜、动物肝脏	$20\sim100\mu g$
水溶性维生素			
维生素B_1	构成辅酶TPP；影响某些氨基酸与脂肪酸的代谢；参与糖代谢过程；调节神经系统功能	动物内脏、肉类、花生、豆类、未过分精细加工的谷类	男性：1.5mg 女性：1.4mg
维生素B_2	构成体内多种辅酶，参加人体内多种氧化过程；保持皮肤和黏膜完整性；促进生长、维持健康	动物内脏、禽蛋类、奶类、花生、豆类、新鲜绿叶蔬菜等	男性：1.5mg 女性：1.4mg
维生素B_6	构成多种辅酶，参与物质代谢	畜禽肉类及动物内脏、鱼类等	代谢1g蛋白质需维生素$B_6$0.02mg
维生素B_{12}及叶酸	为核酸和核蛋白合成代谢过程中所必需的物质；促进红细胞发育与成熟	动物内脏、发酵豆制品、新鲜绿叶蔬菜	维生素B_{12}1μg 叶酸3.1μg/kg
维生素C	促进铁吸收和利用；保护细胞膜，防治坏血病；促进胶原、神经递质、抗体合成；参与胆固醇代谢	新鲜蔬菜和水果	60mg
水	构成人体组织；溶解并运送营养素和代谢产物；调节体温；润滑作用；维持消化吸收功能；直接参加体内氧化还原反应	饮用水、食物中水、体内代谢水	$2\sim3L$
膳食纤维	促进肠道蠕动排泄毒素；帮助消化、消除体内废物；降低胆固醇吸收率；产生饱腹感，有助于控制体重	粗粮、韭菜、竹笋、芹菜、菠菜、香蕉等	$20\sim35g$

注：表中营养素供给量采用中国营养学会正式发布的《中国居民膳食营养素参考摄入量》中成年人中度劳动强度的标准。

二、影响饮食与营养的因素

（一）生理因素

1.年龄

不同年龄的人每日所需食物的量、种类及质地都不相同，对各种营养素的需求也不同。如婴幼儿、青少年处于生长发育的关键时期，需要高蛋白、高维生素、高热能及高矿物质的饮食；幼儿及学龄前儿童大脑和神经的发育比较旺盛，应保证摄入足够的脂肪酸；母乳喂养的婴儿要及时补充维生素。中老年机体新陈代谢慢，自身所需能量减少，但要注意补充钙剂。婴幼儿咀嚼和消化功能还未发育成熟，老年人的咀嚼及消化功能减退，都应吃质软、易消化的食物。

2.活动量

同年龄阶段体力劳动者的活动量一般比脑力劳动者大，对热量和营养素的需求也较多。

3.特殊生理时期

女性在妊娠期体内激素发生变化，自身合成代谢加快，应给予高蛋白、高热量、高维生素的均衡饮食；哺乳期女性所摄入的营养素既要满足自身需要，还要满足分泌乳汁的需要，故在原来每日饮食的基础上应再加上2090kJ（500kcal）的热能，同时要合理补充蛋白质、维生素；月经期女性，不宜食辛辣刺激性和寒凉性食物。

（二）心理因素

不良情绪如焦虑、恐惧、悲伤、忧郁等可引起交感神经兴奋，抑制消化液分泌和胃肠道蠕动，降低食欲；而愉快的情绪可引起副交感神经兴奋，增进食欲。

（三）病理因素

1.疾病因素

疾病所带来的疼痛、焦虑等会降低食欲；高代谢性疾病、慢性消耗性疾病、发热、外伤等会致机体代谢增加，所需营养高于平时。

2.药物因素

药物对饮食的影响是多方面的。有些药物可以增进食欲，如类固醇类、胰岛素等药物；有些药物可以降低食欲，如非肠溶性红霉素、阿司匹林等；有些药物影响营养的吸收，如苯妥英钠可干扰维生素D的吸收和代谢，引起钙吸收不良。

3.食物过敏

有的人食用牛奶、虾、蟹等海产品易出现过敏反应，如发生腹泻、哮喘、荨麻疹等，从而影响机体对营养素的摄入和吸收。

（四）社会文化因素

1.经济状况

经济状况好者，对食物的购买力强，能满足人们对各种食物的需求，但有可能发生营养过剩和营养不均衡；而经济状况较差者，对食物的购买力较低，易出现营养不良等问题。

2.健康意识

健康意识是决定机体营养摄入合理与否的关键因素。随着现代社会的经济发展，人们获取营养知识的途径越来越便捷，其健康意识也越来越强。

3.饮食习惯

不同文化背景、宗教信仰，不同民族的人，其饮食习惯、对食物的选择及烹饪方法等都不尽相同。

三、饮食、营养与健康的关系

食物是人类赖以生存的物质基础，合理的饮食及平衡的营养对维持机体的健康是有利的，不合理的饮食对维持机体的健康则是不利的。

（一）合理饮食与健康

合理的饮食及营养有利于促进和维持机体的健康。

1.促进生长发育

人体的生长发育离不开合理的饮食与营养，营养素对维持和促进机体的生命活动起着非常重要的作用。缺乏某些营养素可影响机体的身心健康。

2.构成机体组织

蛋白质是构成机体的重要成分；脂类参与构成细胞膜；碳水化合物参与构成神经组织；钙、磷是构成骨骼的主要成分；维生素参与合成酶和辅酶。

3.提供能量

碳水化合物、蛋白质及脂肪在体内氧化分解可提供机体进行生命活动所需的能量。

4.调节机体功能

由各种营养素构成的人体调节系统，如神经系统、内分泌系统及各种酶类共同调节人体的生命活动。另外，适量的蛋白质及矿物质中的各种离子对维持机体内环境的稳定也具有重要的调节作用。

（二）不合理饮食与健康

过多或过少地摄入某些营养素，或饮食不当都可能损害机体健康，并可导致某些疾病的发生与发展。

1.营养不足

营养素摄入过少或短缺，可造成营养缺乏性疾病，如缺铁性贫血、佝偻病等。

2.营养过剩

营养素摄入过多，可造成某些营养失调性疾病，如肥胖、心脑血管疾病、恶性肿瘤等。

3.饮食不当

食品加工保存不当、食品放置过久、生熟食品交叉污染、暴饮暴食等多种因素均可引起一些食源性疾病，如胃肠炎等。食入不卫生的食品或有毒的食物时可引起食物中毒。

（三）合理的日常膳食

合理摄入营养物质，平衡膳食可减少与饮食有关疾病的发生。在日常生活中最好做到：饮食要多样，饥饱要适当，三餐要合理，粗细要搭配，油脂要适量，食盐要限量，甜食要少吃，饮酒要节制，活动与饮食要平衡。为帮助人们能合理搭配日常膳食，1992年美国最早设计了一个"食物指导金字塔"，我国也结合中国居民的膳食情况，提出了符合中国居民膳食特点的"平衡膳食宝塔"。

第二节　医院饮食

医院饮食分为三类：基本饮食、治疗饮食和试验饮食。

一、基本饮食

基本饮食适用于一般患者，是对饮食的营养素种类和摄入量不做限定性调整的一种饮食。根据食物加工后质地的不同，将基本饮食分为普通饮食、软质饮食、半流质饮食、流质饮食4种，如表7-2所示。

表7-2　基本饮食

饮食种类	适用范围	饮食原则	用法
普通饮食	病情较轻或疾病恢复期患者、体温正常、消化功能正常、不需要限制饮食者	营养均衡、易消化、美观可口、无刺激性的一般食物；少吃油炸、易胀气的食物，与健康人的饮食相似	每日3餐，各餐按比例分配，总热量9.5~11MJ/d、蛋白质70~90g/d、碳水化合物450g/d，脂肪60~70g/d、水2500mL/d
软质饮食	老年人、幼儿等咀嚼功能不便者，消化吸收功能差、低热、口腔疾病及消化道手术术后恢复期者	在普通饮食基础上，碎、烂、软、易消化、易咀嚼、无刺激、少粗纤维，如软饭、面条、熟碎菜、碎肉等	每日3~4餐，总热能为8.5~9.5MJ/d，蛋白质60~80g/d
半流质饮食	中等发热、咀嚼不便、口腔疾病、体弱、消化功能不良及术后患者	食物呈半流质、易咀嚼、易吞咽、无刺激、膳食纤维少、营养丰富的食物，少食多餐，如鸡蛋羹、米粥、面条、肉末、菜末、馄饨、豆腐等	每日5~6餐，总热量为6.5~8.5MJ/d，蛋白质50~70g/d
流质饮食	高热、病情危重、大手术后、吞咽困难、口腔疾病、急性消化道疾病等患者	所有食物呈液状，易消化、易吞咽、无刺激性，如米汤、果汁、豆浆、牛奶、稀藕粉、菜汤、肉汤等。因所含热量与营养素不足，只能短期食用，通常辅以肠外营养以补充热量和营养素	每日6~7餐，总热能为3.5~5.0MJ/d，每次200~300mL、每2~3h1次，蛋白质40~50g/d

二、治疗饮食

治疗饮食是指在基本饮食的基础上，根据患者的不同病情需要，适当调整食物中热能和营养素的提供，以适应患者病情需要，达到治疗或辅助治疗目的的一类饮食，如表7-3所示。

表7-3　治疗饮食

饮食种类	适用范围	饮食原则及用法
高热能饮食	用于热能消耗较高者，如大面积烧伤、甲状腺功能亢进、高热、结核、胆道疾病、产妇及体重不足者等	在基本饮食的基础上加餐2次，可进食牛奶、豆浆、蛋糕、甜点、巧克力、鸡蛋等。总热能约为12.5MJ/d（3000kcal/d）

续表

饮食种类	适用范围	饮食原则及用法
高蛋白质饮食	用于高代谢性疾病患者，如大面积烧伤、结核、甲状腺功能亢进、恶性肿瘤、严重贫血、营养不良、大手术后；肾病综合征；低蛋白血症；孕妇、乳母等	在基本饮食的基础上增加富含蛋白质的食物，尤其是优质蛋白质，如瘦肉、鱼、蛋、奶类、豆类等。蛋白质供给量为1.5～2.0g/（kg·d），总量不超过120g/d。总热能为10.5～12.5MJ/d（2500～3000kcal/d）
低蛋白质饮食	用于限制蛋白质摄入的患者，如尿毒症、肝性脑病、急性肾炎等	为满足机体热能供给，应为患者多补充蔬菜和含糖高的食物。成人每日饮食中的蛋白质不超过40g，视病情可酌情减少至20～30g/d。肝性脑病患者应以植物性蛋白质为主；肾功能不全者应摄入动物性蛋白质，忌用豆制品
低脂肪饮食	用于有肝、胆、胰疾病的患者，动脉粥样硬化、高脂血症、冠心病、肥胖、腹泻及消化功能不良者	饮食清淡、少油，限制脂肪摄入，禁食肥肉、蛋黄、动物脑等。动脉粥样硬化和高脂血症者不必限制植物油（椰子油除外）脂肪含量少于50g/d，肝胆胰病患者少于40g/d，应限制动物脂肪的摄入
低胆固醇饮食	用于高胆固醇血症、高脂血症、高血压、冠心病、动脉粥样硬化等患者	胆固醇摄入量每日少于300mg，禁食或少食含胆固醇高的食物，如肥肉、动物内脏和脑、鱼子、蛋黄、动物油等
低盐饮食	用于心脏病、肝硬化腹腔积液、急（慢）性肾炎、重度高血压但水肿较轻的患者	成人每日食盐量不超过2g（含钠0.8g），不包括食物内自然存在的氯化钠。禁食腌制食品，如咸菜、火腿、皮蛋、香肠、咸肉、虾米、豆瓣酱等
无盐低钠饮食	同低盐饮食，但用于水肿较重的患者	①无盐饮食，除食物中自然存在的钠盐外，烹调时不再放食盐，食物中含钠量<0.7g/d，禁食腌制食品②低钠饮食，需控制摄入食物中自然存在的含钠量（<0.5g/d），禁食腌制食品③均需禁食含钠多的食物和药物，如挂面、油条、碳酸饮料和碳酸氢钠等
高膳食纤维饮食	用于便秘、肥胖、糖尿病、高脂血症等患者	饮食中适当多选择富含膳食纤维的食物，如芹菜、韭菜、香蕉、菠菜、竹笋、卷心菜、粗粮、豆类等，成人食物纤维量大于30g/d
少渣饮食	用于伤寒、肛门疾病、痢疾、肠炎、腹泻、食管胃底静脉曲张、咽喉部及消化道手术的患者	食物应细软，如鸡蛋羹、嫩豆腐等，少用富含膳食纤维的食物，不用刺激性强的调味品及坚硬带刺、骨的食物，肠道疾病少用油脂

三、试验饮食

试验饮食又称诊断饮食,是指在临床诊断或治疗过程中,通过对饮食内容进行特殊调整,以达到协助临床诊断和提高实验室检查结果准确性的一种饮食,如表7-4所示。

表7-4 试验饮食

饮食种类	适用范围	饮食原则及用法
隐血试验饮食	用于大便隐血试验的准备,以协助诊断有无消化道出血	试验前3d让患者禁食肉类、动物血、肝类、含铁丰富的药物和食物及绿色蔬菜等,以免产生假阳性。可进食面条、馒头、米饭、牛奶、豆制品、土豆、白菜、粉丝、山药等;第4d开始留取粪便做隐血试验
胆囊造影饮食	适用于胆囊造影检查,以诊断有无胆囊、胆管、肝胆管疾病	检查前1d中午进食高脂肪餐(脂肪含量不少于50g),以刺激胆囊收缩和排空;晚餐进食无脂肪、低蛋白、高碳水化合物的少渣饮食;晚餐后服造影剂,服药后禁食、禁水、禁烟至次日上午;检查当日禁食早餐;第一次摄X线片后,如胆囊显影良好,再进食高脂肪餐(如油煎荷包蛋2只或奶油巧克力40～50g,脂肪量为25～50g);30min后第二次摄X线片观察胆囊收缩情况
肌酐试验饮食	用于协助检查、测定肾小球的滤过功能	试验期为3d,试验期内进食低蛋白质食物,蛋白质低于40g/d,以排除外源性肌酐的影响,禁食肉类、鱼类、禽类,忌饮茶和咖啡,全日主食在300g以内;蔬菜、水果、植物油不限,能量不足可添加含糖的点心或藕粉等;第3日测尿肌酐清除率及血肌酐含量
尿浓缩功能试验饮食(干饮食)	适用于检查肾小管的浓缩功能	试验期为1d,控制全日饮食中的水分总量在500～600ml。可进食含水分少的食物,如馒头、米饭、炒鸡蛋、面包、土豆、豆腐干等,烹调时尽量不加水或少加水;避免食用过甜或过咸和含水量高的食物,如糖类、粥、水果、白菜、冬瓜等;蛋白质供给量为1g/(kg·d)
甲状腺摄碘-131试验饮食	用于协助检查患者的甲状腺功能	检查或治疗前7～60d禁食含碘量高的食物。需禁食60d的食物:紫菜、海蜇、海带、淡菜、苔菜等;需禁食14d的食物:加碘食盐、毛蚶、海蜒、干贝等;需禁食7d的食物:黄鱼、带鱼、目鱼、鲳鱼、虾等;禁用碘做局部消毒

第三节　营养状况的评估

营养评估的目的是确定患者是否存在营养失调和导致营养失调的原因。通过对患者的饮食形态、体格检查和实验室检查的评估，有利于护士及时地掌握患者的营养状况、患者现存的或潜在的营养问题，有助于护士及时改善患者的营养状况及促进患者的康复。

一、饮食状况的评估

（一）一般饮食形态评估

护理人员要了解患者每日进餐的时间长短、进餐方式、摄入食物的种类及数量，评估患者有无偏食、食物过敏等情况，评估患者饮食是否有规律、有无特殊喜好及厌恶的食物等。

（二）食欲

食欲有无增减，并注意查找、分析原因。

（三）影响因素

有无其他影响营养与饮食摄入的因素，如口腔疾病、咀嚼不便、恶心、呕吐、吞咽困难等。

二、身体状况的评估

（一）人体测量

通过人体测量可了解个体的生长发育情况及其营养状况。一般可测量患者的身高、体重、胸围、头围、上臂围、小腿围及一些特定部位的皮褶厚度等数值，并与人体正常值做比较，进行患者营养状况的评估。其中最常用的是身高、体重、皮褶厚度和上臂围。

1.身高、体重

两者是反映机体生长发育和营养状况的重要指标，能综合反映营养物质的摄入、利用和存储情况，也能反映机体肌肉和内脏的发育和潜在的能力。根据身高和体重计算的方法进行营养评估简单易行。我国常用的标准体重的计算公式为Broca公式的改良公式：

男性：标准体重（kg）=身高（cm）–105

女性：标准体重（kg）=身高（cm）–105–2.5

实际体重占标准体重的百分数计算公式：

（实际体重–标准体重）÷标准体重×100%

百分数在±10%为正常，增加10%~20%为过重，超过20%为肥胖；减少10%~20%为消瘦，低于20%为明显消瘦。

另一种方法是计算体重指数（BMI），即体重和身高的比例，计算公式为：

体重指数（BMI）=体重（kg）/身高（m^2）

根据WHO的标准，正常值介于18.5~24.9kg/m^2，体重指数≥25kg/m^{2}为超重，≥30kg/m^{2}为肥胖，<18.5kg/m^{2}为消瘦。亚洲的标准：体重指数≥23kg/m^{2}为超重，≥25kg/m^{2}为肥胖。我国的标准为：体重指数≥24kg/m^{2}为超重，≥28kg/m^{2}为肥胖。

2.皮褶厚度

皮褶厚度又称皮下脂肪厚度，可反映体内脂肪的存积情况，对判断消瘦或肥胖有重要意义。常用的测量部位有肱三头肌部和肩胛下部。最常用的为测量肱三头肌部皮褶厚度，具体部位在左上臂背侧中点上2cm处，选用准确的皮褶计，测定3次取平均值，其正常参考值：男性为12.5mm，女性为16.5mm。

3.上臂围

上臂围可反映肌蛋白贮存和消耗程度，也可反映热能代谢的情况，是快速而简便的评价指标。上臂围是测量上臂中点位置的周长。我国男性上臂围的平均值为27.5cm。测量值<标准值60%为严重营养不良，80%~60%为中度营养不良，90%~80%为轻度营养不良，>标准值90%为营养正常。

（二）体格检查

通过对患者的皮肤、毛发、指甲、骨骼肌肉、消化系统、循环系统和神经系统等方面的评估，来了解患者的基本营养状况，如表7-5所示。

表7-5　不同营养状况的身体表现

评价项目	营养良好	营养不良
皮肤	有光泽、健康、湿润、弹性好	干燥、无光泽或粗糙鳞片状、弹性差、暗淡
毛发	浓密、有光泽、不易掉落	干燥稀疏、容易掉落、缺乏光泽
指甲	粉色、坚实	粗糙、无光泽、易断裂、中间线状隆起
外貌	发育良好、精神状态好、有活力	发育不良、精神萎靡、消瘦、疲劳

续表

评价项目	营养良好	营养不良
肌肉和骨骼	肌肉结实、皮下脂肪丰满而有弹性、姿势良好无畸形	肌肉松弛无力、皮下脂肪菲薄、肩胛骨和骨骼突出、能看见肋间隙和锁骨上窝凹陷

三、生化指标及免疫功能的评估

生化指标及免疫功能是评价人体营养状况的客观指标。利用各种生化及实验室检查可测定蛋白质、脂肪、维生素及微量元素的营养状况和机体的免疫功能，能及早发现机体营养素缺乏类型和程度。常用的检查包括血清蛋白质水平、氮平衡试验及免疫功能测定。

（一）血清蛋白质水平

血清蛋白质种类很多，包括血红蛋白、清蛋白、转铁蛋白等。血清蛋白质水平是指对身体脏器内蛋白质存储量的估计。清蛋白是临床上评价蛋白质营养状况的常用指标之一，其变化较慢，正常值为35~55g/L。血红蛋白低为缺铁性贫血的表现。血清转铁蛋白的测定是评价蛋白质营养状况较为敏感的一项指标，可用测量总铁结合力来推算，转铁蛋白=总铁结合力×0.8-43，也可以用放射免疫法直接测定。

（二）氮平衡试验

试验方法是：测定患者24h摄入的氮量与总氮丧失量的差值，负数表示负氮平衡。通过此试验可以观察患者在营养治疗过程中摄入的营养是否能满足机体的需要，还可了解蛋白质分解代谢的情况。

（三）免疫功能测定

免疫功能测定主要包括淋巴细胞总数及细胞免疫状态测定，是反映脏器蛋白质状况的另一指标。淋巴细胞总数即周围血液中淋巴细胞总数（白细胞总数×淋巴细胞百分率）。细胞免疫状态测定的方法是：取抗原如结核菌素、白色假丝酵母菌抗原、链球菌激酶、球菌脱氧核糖核苷酸、腮腺炎病毒、植物血凝素等各0.1mL，分别给患者做皮内注射，24~48h后观察结果，风团＞5mm者为阳性。皮肤试验中有两项阳性反应者，表示细胞免疫有反应性。

第四节 一般饮食护理

在为患者进行营养评估的基础上，护士可针对患者的病情特点，制订合理的饮食计划，并对患者进行有针对性的饮食护理，可帮助患者摄入充足、合理的营养素，促进患者康复。

一、病区的饮食管理

患者入院后，由主管医师根据患者的身体和疾病状况开出饮食医嘱，确定患者所需饮食的种类，护士填写入院饮食通知单，送交营养室，并填写在病区的饮食单上，同时在患者的床头卡或床尾卡注明标记，作为分发食物的依据。

因患者的病情变化，需要更改饮食时，如流质饮食改为半流质饮食，手术前需要禁食或病愈出院需要停止饮食等，需由医师开出饮食医嘱，护士遵医嘱填写饮食更改通知单或饮食停止通知单，送交营养室，由营养室做出相应处理。

二、患者的饮食护理

（一）进食前的护理

1.饮食指导

护士应根据患者的病情选择合适的饮食种类，并对患者进行解释和指导，明确可选用的和不宜选用的食物及进餐次数、量等，取得患者及其家属的配合。饮食指导应尽量符合患者的日常饮食习惯，根据具体情况指导和帮助患者摄取合理的饮食，尽量用一些患者容易接受的食物代替被限制的食物，使患者尽快适应饮食习惯的改变。良好的饮食指导能使患者理解并愿意自觉遵循饮食计划。

2.进食环境准备

患者的进食环境应以清洁、整齐、空气清新、气氛轻松愉快为原则。舒适的进食环境可以使患者心情愉悦，增进食欲。

（1）整理床单位，进食前30min去除一切不良气味和不良视觉刺激，如移去便器等。

（2）进食前暂停非紧急治疗、检查和护理操作。

（3）同病室内如有危重或呻吟的患者，应用屏风遮挡。

（4）多人进餐可增进患者食欲，如条件允许应鼓励同病室患者共同进餐，或安排在病区餐厅集体进餐。

3.患者准备

进食前，护士应协助患者进行相应的准备工作，让患者感觉舒适，有利于患者进食。

（1）减轻或去除各种引起患者不适的因素：疼痛者给予适当的镇痛措施；高热者给予降温；敷料包扎固定过紧、过松者给予适当调整；因长时间采用固定姿势引起疲劳者，协助患者更换卧位或按摩相应部位。

（2）督促并协助患者洗手、漱口：病情重且有进食能力者，给予特殊口腔护理，保证口气清新，以促进食欲。

（3）协助患者采取舒适的进餐姿势：如病情允许，可协助患者下床进食；不能下床者，可帮助患者取坐位或半坐卧位，床上安放跨床小桌进餐；不能坐起者，协助取侧卧或仰卧位（头偏向一侧）进餐，并给予适当支托。

（4）调整患者的心理状态：心情紧张、焦虑、忧郁不利于患者进餐，应给予患者合理的心理指导；条件允许时，可让家人陪伴患者进餐。

（5）做好进食准备：征得患者同意后，将治疗巾或餐巾围于患者胸前，保护衣服及床单位，让患者做好进食准备。

（二）进食中的护理

1.及时分发食物

护士衣帽整洁、洗手。根据饮食单上的要求，协助配餐员及时将热饭、热菜准确无误地分发给每位患者。

2.鼓励并协助患者进餐

患者进食期间，护士应加强巡视，同时鼓励或协助患者进食。

（1）检查治疗饮食和试验饮食的实施情况，适时给予督促。访客带来的食物，需经护士检查，符合饮食治疗护理原则的方可食用，必要时可协助加热食物。

（2）进食期间，对患者提出的饮食方面的问题，护士要及时、针对性地解答，逐渐帮助患者纠正不良饮食习惯。

（3）鼓励卧床患者自行进食，并将食物、餐具放于患者易取之处，必要时护士应给予帮助。

（4）对于不能自行进食者，护士应根据患者的饮食习惯耐心喂食，每次喂食的量及速度可按患者的情况和要求而定，不催促或强迫患者进食，以便于其咀嚼和吞咽。进食的温度适宜，防止烫伤或引起腹泻。饭和菜、固体和液体食物应合理搭配，轮流喂食。进流质饮食者，可用吸管吸吮。

（5）对于双目失明或双眼被遮盖的患者，除遵循上述喂食要求外，应告诉患者食物名称。若患者要求自己进食，可按时钟平面图放置食物，并告之食物的位置和食品名称，方便患者按顺序取用食物，如一般6点钟位放主食，12点钟位放汤，3点钟位及9点钟位放菜等。

（6）对于禁食或限制饮食的患者，应解释说明，告之原因，取得患者理解和配合，并在床头（尾）卡上标记，做好交接班。

（7）对于需要增加饮水量的患者，应向患者解释大量饮水的原因、目的及重要性，以取得配合。督促患者在白天饮入一日总饮水量的3/4，以免夜间饮水过多，增加排尿次数，影响睡眠。患者不能一次大量饮水时，可少量多次饮水，并注意改变液体的种类，保证液体的摄入。

（8）对于限制饮水的患者，护士应向患者及其家属解释限制饮水的原因、目的及饮水量，取得配合。在患者床边做限水标记。若患者口干，可用湿棉球湿润口唇或漱口湿润口腔黏膜。口渴严重者，在病情允许的情况下，可让患者口含冰块或酸梅以刺激唾液分泌而止渴。

3.特殊问题的处理

在巡视过程中，应及时处理患者在进餐时的特殊问题。

（1）恶心：若患者在进食中出现恶心，应让其深呼吸并暂停进食。

（2）呕吐：若患者发生呕吐，尽快清除呕吐物，及时更换被污染的衣服、床单等；开窗通风，去除室内呕吐后的气味；帮助患者漱口或进行口腔护理，去除口腔异味；征求患者意见，是否愿意继续进餐，对不愿意继续进餐者，可帮其保存好剩余的食物，待其愿意进餐时给予。若为绝对卧床患者，应将患者的头偏向一侧，防止呕吐物进入气管内。同时，注意观察呕吐物的量、气味、颜色和性质等，做好记录。

（3）呛咳：告知患者在进餐时，不要边进食边说话，要细嚼慢咽，以免发生呛咳。若患者已发生呛咳，应帮助患者拍背；若异物进入咽喉，应立即使用海姆立希手法进行急救，使异物排出，防止发生窒息危险。

（三）进食后的护理

（1）及时撤去餐具，清理食物残渣，整理床单位，督促和协助患者饭后洗手、漱口或为患者做口腔护理，帮助患者取合理的体位，以保持餐后的清洁和舒适。

（2）餐后做好相应记录，如进食的量、种类、患者进食时和进食后的反应等，以评价患者的进食是否达到营养需求。

（3）对暂时禁食、禁水或推迟进食的患者应做好交接班。

第五节　特殊饮食护理

对昏迷等病情危重患者、有消化道疾病（如肿瘤、食管狭窄）及颅脑外伤等不能经口进食者，为保证其机体能摄取足够的营养素和热量，保持组织器官的功能，促进组织修复，临床上常根据患者的不同病情需要采用不同的特殊饮食护理，包括胃肠内营养和胃肠外营养。若患者只是不能经口进食，但是其肠道的消化吸收功能良好者，一般选用胃肠内营养；若患者不能经口进食，且肠道的消化吸收功能存在障碍，一般选用胃肠外营养。有时也会将两种方法一起使用来满足患者的营养需要。

一、管饲饮食

管饲饮食是指通过导管将营养制剂灌入胃肠道内，给患者提供必需的食物、营养液、水分及药物，是一种既安全又经济的营养支持方法。根据导管插入的途径可分以下几种。

（1）鼻胃管，导管经鼻腔插入胃内；

（2）口胃管，导管经口腔插入胃内；

（3）鼻肠管，导管经鼻腔插入小肠；

（4）胃造瘘管，导管经胃造瘘口插入胃内；

（5）空肠造瘘管，导管经空肠造瘘口插入空肠内。

本章以鼻胃管为例讲解管饲饮食的相关知识。

（一）鼻饲法

鼻饲法是将胃管经一侧鼻腔插入胃内，并从管内灌入流质食物、营养液、水分和药物的方法。

1.目的

满足不能经口进食者对营养和治疗的需要。常见患者如下。

（1）昏迷患者；

（2）口腔疾病或口腔手术后的患者；

（3）不能张口的患者，如破伤风患者；

（4）其他患者，如早产儿、病情危重者、拒绝进食者。

2.素质要求

仪表端庄，着装整洁，动作轻稳、正确。

3.操作流程

鼻饲法的操作流程见表7-6所示。

表7-6 鼻饲法的操作流程

操作程序	操作步骤	要点提示
评估	①患者的年龄、病情、治疗情况、意识状态和鼻腔状况	·是否能接受插入胃管的刺激 ·鼻腔黏膜有无炎症、肿胀，鼻中隔有无偏曲，有无鼻息肉等
	②对鼻饲法的认知、心理状态及合作程度	·患者是否愿意接受插管，是否了解鼻饲的目的及配合方法
计划		
护士准备	衣帽整洁、修剪指甲、洗手、戴口罩	
用物准备	①治疗车上层：无菌鼻饲包[内备：治疗碗、镊子、压舌板、止血钳、50mL注射器、纱布、治疗巾、胃管（胃管可根据鼻饲时间长短和患者的耐受性进行合理选择，常用胃管有普通胃管、硅胶胃管）]、液状石蜡、胶布、棉签、夹子或橡皮圈、别针、纸巾、弯盘、听诊器、适量温开水、鼻饲饮食、水温计、手电筒、按需准备漱口和口腔护理用物及松节油、手消毒液 ②治疗车下层：生活垃圾桶、医用垃圾桶	·鼻饲液温度为38~40℃
患者准备	①了解管饲饮食的目的、操作过程、注意事项及配合方法 ②鼻腔通畅，鼻腔黏膜状况良好 ③戴眼镜或有义齿者操作前应取下，妥善放置	
环境准备	病室光线充足，安静、整洁、安全，无异味 根据需要用屏风或围帘遮挡	
实施		
核对解释	备齐用物，携至患者床旁，核对患者床号、姓名，解释操作目的、过程及配合方法	·严格执行查对制度，确认患者，避免差错事故发生 ·解除患者恐惧、紧张情绪，取得合作

续表

操作程序	操作步骤	要点提示
安置卧位	取下患者眼镜或义齿，妥善放置 能配合的患者取半坐卧位或坐位，不能坐起的患者取右侧卧位，昏迷患者取去枕仰卧位，头向后仰	·半坐卧位或坐位可减少胃管通过咽喉部时引起呕吐反射，并可使胃管易于插入胃内 ·根据解剖原理，右侧卧位利于胃管插入胃内 ·头后仰利于昏迷患者胃管插入
清洁鼻腔	检查并打开鼻饲包，铺治疗巾于颌下并确认剑突位置，弯盘置于口角旁	
	选择通畅的一侧鼻腔，清洁鼻腔、备好胶布	·鼻腔如有疾病，应选择健侧
检查胃管	戴手套，检查胃管是否通畅	
测长标记	测量插管长度，并做标记	·插管长度应根据患者身高、年龄来确定。一般成人插管长度为45~55cm，测量方法有两种：①前额发际至胸骨剑突处；②由鼻尖经耳垂再至剑突 ·小儿插管长度：眉间至剑突与脐中点的距离
润滑胃管	将少量液状石蜡倒于纱布上，润滑胃管前端	·减少插管时的摩擦阻力，有些患者接触润滑油会引起恶心，可用生理盐水润滑
插管	①左手持纱布托住胃管，右手持镊子夹住胃管前端，沿选定侧鼻孔缓缓插入	·插管动作轻稳，避免损伤鼻腔黏膜
	②插入至咽喉部10~15cm处时，根据患者情况进行插管 a.清醒患者：嘱患者做吞咽动作，并顺势插管至预定长度； b.昏迷患者：当胃管插入14~16cm处，用左手将患者头托起，使下颌尽量靠近胸骨柄，并缓慢插入胃管至预定长度	·吞咽动作可帮助胃管插入食管，减轻不适，必要时可让患者饮少量温开水以助胃管顺利进入食管 ·下颌靠近胸骨柄可增大咽喉部通道的弧度，便于胃管顺利通过

续表

操作程序	操作步骤	要点提示
证实	确认胃管在胃内	·证实胃管在胃内的方法：①在胃管末端连接注射器，回抽，能抽出胃液；②将听诊器胸件置于患者胃区，并用注射器快速经胃管向胃内注入10mL空气，在胃部听到气过水声；③将胃管末端置于盛水的治疗碗内，无气泡溢出
固定	用胶布将胃管固定于鼻翼及面颊部	·防止胃管移动或滑脱
灌入鼻饲液	注入少量温开水	·每次灌注食物前都应先确定胃管是否在胃内及胃管是否通畅 ·温开水可起到润滑管腔的作用，防止鼻饲液黏附于管壁
	缓慢注入鼻饲液或药液	·每次鼻饲量不超过200mL，间隔时间不少于2h ·每次注入鼻饲液后都应抬高并反折胃管末端，避免空气进入，引起腹胀
	鼻饲毕，再次注入少量温开水	·避免食物残留在管腔干结变质，造成胃管阻塞或引起胃肠炎
留置胃管	①将胃管末端反折抬高，用纱布包裹，并用橡皮圈系紧，贴管道标识后用别针固定于患者枕旁或衣领旁	·防止从胃管末端进入空气和食物反流，引起胃部不适
	②撤治疗巾、脱手套	·防止胃管脱落
	③协助患者清洁口腔、鼻腔，整理床单位，嘱患者维持原卧位20~30min，告之注意事项	·防止呕吐
整理并记录	①分类整理操作用物，清洗消毒、洗手、脱口罩	·鼻饲用物每次餐后清洗，每日消毒1次
	②记录插管时间、患者的反应、鼻饲液的种类及量	

续表

操作程序	操作步骤	要点提示
拔出胃管	①备齐用物，携至床旁，核对，解释，洗手，戴口罩	·一般在停止鼻饲或长期鼻饲者需要更换胃管时进行拔管 ·让患者明确操作目的及配合方法
	②将弯盘置于患者颌下，夹紧胃管末端放于弯盘内，轻轻地揭去固定的胶布	·防止拔管时胃管内液体反流
	③戴手套，用纱布将近鼻孔处的胃管包住，嘱患者深呼吸，在患者呼气时拔管，边拔边用纱布擦管，拔至咽喉处时快速拔出	·避免胃内残留液体滴入气管
整理记录	①将胃管连同手套一起放入医疗垃圾袋内；清洁口鼻、面部，擦去胶布痕迹；协助患者漱口，协助患者取舒适卧位	·可用松节油去除胶布痕迹
	②整理床单位，按要求分类处理用物	·记录拔管时间及患者的反应
	③洗手、脱口罩、记录	
评价	①患者获得需要的营养、水分及药物 ②护士操作规范，动作轻稳，未发生黏膜损伤 ③护患沟通有效，患者有安全感，能积极配合	

4.注意事项

（1）插管前要做好解释工作，让患者及其家属理解操作目的、安全性和配合方法，减轻患者的心理压力。

（2）插管动作应轻稳，当胃管通过食管的三个狭窄处时，更应轻、慢，以免损伤食管黏膜。

（3）插管过程中，若患者出现剧烈恶心、呕吐，应暂停插管，并嘱患者做深呼吸；若患者出现咳嗽、呼吸困难、发绀等现象，表明已插入气管，应立即拔出，嘱患者休息后再重新插入；若插入受阻，应检查胃管是否盘曲在口中，或将胃管拔出少许，再缓慢插入。

（4）每次鼻饲前要确定胃管是否在胃内和胃管是否通畅，鼻饲前后都须向胃管内注入少量温开水，以润滑胃管和防止胃管内残留食物干结变质。

（5）鼻饲液温度38～40℃，每次鼻饲量不超过200mL，间隔时间不少于2h；药片应研碎，用温水溶解后再注入，但不要将药液溶解到鼻饲液中，防止引起药物性质改变，降低药效；新鲜果汁和奶类不可同时灌入，以防产生凝块。

（6）长期鼻饲的患者，应每日进行口腔护理，并定期更换胃管，普通胃管每周更换一次，硅胶管每个月更换一次。

（7）更换胃管时，应在晚上最后一次鼻饲后拔管，翌日清晨从另一侧鼻孔插管，以保护鼻腔黏膜。

（8）食管静脉曲张、食管梗阻者禁用鼻饲法。

（二）肠内营养输注泵

肠内营养输注泵是适用于危重患者（如严重创伤患者、大型手术后患者等）肠内营养输注，以满足其机体对营养素的需求。肠内营养输注泵采用微电脑自控系统使滴速控制范围更精确；有自动报警装置，安全可靠。使用时将营养液放于肠内营养泵专用的容器内，其输注管嵌入输注泵内，滴注端接胃管，营养液按设定好的参数滴入患者体内，在输注过程中可根据患者的病情需要随时调整参数。当营养液的温度、流量或流速出现异常时，系统即发出报警信号，方便工作人员及时发现问题，保证患者安全。

二、要素饮食

要素饮食是由人工配制的化学精制食物，含有人体生理需要的各种营养成分，包括游离氨基酸、单糖、主要脂肪酸、维生素、无机盐类和微量元素。要素饮食的主要特点是不需要消化即可被肠道直接吸收，营养价值高，成分全面均衡、明确，不含膳食纤维，无渣，多为干粉制剂，携带方便，易保存。适用于严重烧伤及创伤、消化道瘘、手术前后营养支持、非感染性严重腹泻、消化吸收不良和营养不良等患者。

（一）目的

要素饮食用于临床营养治疗，供给危重患者的能量及氨基酸等营养素，促进伤口愈合，改善营养状况，以达到治疗或辅助治疗的目的。

（二）分类

要素饮食根据治疗用途可分为营养治疗用和特殊治疗用两大类。营养治疗用要素饮食主要包括游离氨基酸、单糖、主要脂肪酸、维生素、无机盐类和微量元素等。特殊治疗用要素饮食是主要针对不同疾病患者，增减相应营养素以达到治疗目的的特殊种类要素饮食；主要有适用于肝功能损害的高支链氨基酸、低芳香族氨基酸要素饮食，适用于苯丙酮尿症的低苯丙氨酸要素饮食，适用于肾衰竭的以必需氨基酸为主的要素饮食等。

（三）用法

根据患者的病情需要，在粉状要素饮食中添加适当比例的水，配制成浓度和剂量均适宜的要素饮食后，可通过口服、鼻饲、经胃或空肠造瘘口滴注的方法供给患者。

1.口服法

口服剂量为每次50mL，逐渐增至每次100mL，可根据病情每日口服6~10次。一般要素饮食的口味欠佳，口服时患者不易耐受，故临床较少应用。必要时，也可以在一些要素饮食中添加适量调味料以改善口感，方便患者口服。

2.胃管滴注法

（1）分次注入：将配制好的要素饮食或现成制品用注射器通过鼻胃管或造瘘口等注入胃内，每次250~400mL，每日4~6次。胃管滴注法分次注入主要适用于非危重患者，经鼻胃管或造瘘管行胃内喂养者。优点是费用低廉、操作方便。缺点是较易引起恶心、呕吐、腹胀、腹泻等胃肠道反应。

（2）间歇滴注：将配制好的要素饮食或现成制品放入有盖吊瓶内，经输注管缓慢滴注，每次400~500mL，每日4~6次，每次持续输注时间为30~60min，适用于大多数患者。

（3）连续滴注：装置与间歇滴注相同，在12~24h持续滴入要素饮食，或用肠内营养输注泵保持恒定滴速，浓度宜以5%开始逐渐增至20%~25%，速度由每分钟40~60滴开始，逐渐增至120mL/h，最高可达150mL/h。多用于经空肠喂养的危重患者。

（四）并发症

在患者应用过程中，可因营养制剂选择不当，配制时浓度、剂量不合理，营养液污染或护理不当等因素引起各种并发症。

1.机械性并发症

与营养管的硬度和插入位置、方法等有关，主要有鼻咽部和食管黏膜损伤、管道阻塞等。

2.感染性并发症

若患者误吸营养液可导致吸入性肺炎，若肠道造瘘患者的营养管滑入腹腔可导致急性腹膜炎。

3.胃肠道并发症

患者可发生恶心、呕吐、腹痛、腹胀、腹泻、便秘等胃肠道反应。

4.代谢性并发症

有的患者可出现高血糖和高钠血症、高氯血症、氮质血症等代谢性并发症，长期使用要素饮食突然停用时易发生低血糖。

（五）注意事项

（1）给患者提供的要素饮食的具体营养成分、浓度、用量、滴注速度，应根据患者的病情，由临床医师、责任护士和营养师共同商议确定。

（2）配制要素饮食时，应严格执行无菌操作的原则，所有配制用具均需消毒灭菌后使用。

（3）应用原则一般是由低、少、慢开始，逐渐增加，并注意观察患者的反应，待患者耐受后，再稳定配制标准、摄入量和速度。

（4）要素饮食最好做到现用现配，若配制好的要素饮食一次没有用完，应在4℃冰箱内保存，防止被细菌污染，并要求在24h内用完，防止因放置过久而变质。

（5）要素饮食不能高温蒸煮，但可适当加温，其鼻饲或经造瘘口注入时的温度为41～42℃，口服温度一般为37℃左右。过冷可引起胃肠道痉挛、腹痛或腹泻，过热可能会烫伤胃肠道黏膜。滴注时可在输液管远端置热水袋保持温度，防止腹胀、腹泻。

（6）滴注过程中要经常巡视患者，若发现患者出现恶心、呕吐、腹胀、腹泻等症状，应及时查明原因，并按需要调整速度、温度；反应严重者暂停滴注。

（7）要素饮食滴注前后应用温开水或生理盐水冲洗管腔，以防食物滞留于管腔内而腐败变质。

（8）使用要素饮食期间需定期给患者测体重，做营养状况评估，如观察大便次数及性状，监测尿量，检查血糖、尿糖、血尿素氮、电解质、肝功能等指标。

（9）临床护士要加强与医师和营养师的联系，能及时发现问题，并对患者饮食状况进行及时调整，处理不良反应或并发症。

（10）停用要素饮食时需逐渐减量，随时观察患者反应，骤停易引起低血糖反应。

（11）要素饮食不能用于幼小婴儿和消化道出血者；糖尿病和胰腺疾病患者应慎用；消化道瘘和短肠综合征患者宜先采用数日全胃肠外营养，后逐渐过渡到要素饮食。

三、胃肠外营养

胃肠外营养（PN）是根据患者的病情需要，通过周围静脉或中心静脉为患者输入其机体所需的全部能量及营养素，包括氨基酸、脂肪、电解质、各种维生素和微量元素的一种营养支持方法。

（一）目的

用于由各种原因引起的不能从胃肠道摄入营养、消化吸收障碍、胃肠道需要充分休息及存在超高代谢等的患者，保证机体热量及营养素的摄入，从而维持机体新陈代谢，促进组织修复，促进患者早日康复。

（二）分类

1.根据补充营养的量不同分类

胃肠外营养可分为部分胃肠外营养（PPN）和全胃肠外营养（TPN）两种。

2.根据输注途径不同分类

胃肠外营养可分为周围静脉营养及中心静脉营养。短期、部分营养支持或中心静脉置管困难时，可采用周围静脉营养；长期、全量补充营养时宜采取中心静脉营养。

（三）用法

胃肠外营养的输注方法主要有全营养混合液输注及单瓶输注两种。

1.全营养混合液输注

即在无菌条件下，将患者每日所需的营养物质按次序混合输入输液袋（由聚合材料制成）或玻璃容器后，再输注到患者体内的方法。这种方法热氮比例平衡，多种营养素同时进入体内而增加节氮效果；同时可减少污染并降低代谢性并发症的发生；另外可简化输液过程，节省时间。

2.单瓶输注

在无条件进行全营养混合液输注时，可单瓶输注。此方法由于各营养素非同步进入机体而易发生代谢性并发症，另外还可能造成营养素的浪费。

（四）禁忌证

（1）胃肠道消化吸收功能正常，能获取足够营养者。

（2）已进入不可逆昏迷、临终期等患者不宜应用胃肠外营养。

（3）患者伴有酸碱平衡失调、严重水电解质紊乱、凝血功能紊乱或休克时应暂缓使用，待内环境稳定后再考虑胃肠外营养。

（五）并发症

1.机械性并发症

（1）与穿刺技术有关的：空气栓塞，是最严重的并发症；气胸、血胸、纵隔血肿、皮下血肿；大血管、心脏壁穿破；臂丛神经、胸导管损伤。

（2）与留置导管有关的：导管栓子形成、扭结和折断；静脉炎、静脉血栓形成及静脉栓塞。

2.感染性并发症

主要是导管性脓毒症，其发生与置管技术、营养液配制及导管护理均有密切关系。表现为寒战、高热，甚至感染性休克。长期胃肠外营养也可发生肠源性感染。

3.代谢性并发症

（1）糖代谢异常：高血糖高渗性非酮症性昏迷和低血糖等。

（2）补充不足所致：水、电解质紊乱及酸碱平衡失调，必需脂肪酸缺乏和微量元素缺乏等。

（3）胃肠外营养本身所致：胆囊结石、胆汁淤积和肝酶谱升高等。

（六）注意事项

（1）在配制营养液及静脉穿刺过程中，严格执行无菌操作原则。

（2）输液袋及输液导管每12～24h更换1次；导管进入静脉处的敷料每24h更换1次。更换时应严格无菌操作，注意观察局部皮肤有无异常征象。

（3）营养液最好现用现配，若有剩余将营养液储存于4℃冰箱内，且在24h内用完。

（4）输液过程中加强巡视，注意液体滴入是否顺畅，调节控制好滴速，一般开始时缓慢，逐渐增加，最后保持输液滴速均匀。一般成年人首日输液速度为60mL/h，次日为80mL/h，第3日为100mL/h，液体浓度也要由低浓度开始，逐渐增加。输液的速度及浓度可根据患者的年龄、病情及耐受情况加以调节。

（5）静脉营养液内严禁加入其他液体、药物及血制品，也不可在静脉导管处采集血标本或监测中心静脉压。

（6）输液过程中要及时换液，应防止液体中断或导管脱落，防止发生空气栓塞。

（7）使用前及使用过程中，每日记录出入液量，定期检查血常规、血糖、电解质、氧分压、血浆蛋白、酮体、尿糖及尿生化等，根据患者体内代谢的动态变化及时调整营养液配方。

（8）停用胃肠外营养时应提前在2～3d逐渐减量，不可骤停。

（9）密切观察有无并发症的发生。若发现异常情况应及时与医师联系，配合处理。

第八章　麻醉患者的护理

第一节　麻醉前准备和麻醉前用药

任何麻醉都可能给患者带来不同程度的损害和风险。为了保障患者在麻醉期间的安全，增强患者对手术和麻醉的耐受力，避免麻醉意外，减少麻醉后并发症，应认真做好麻醉前评估和准备工作。

一、麻醉前评估

麻醉医师在麻醉前访视患者，了解患者的病情，解答患者对麻醉的疑问，使患者对麻醉过程有较全面的了解，消除其对麻醉和手术的恐惧。良好的麻醉前评估可减少住院日和不必要的检查，降低手术取消率。

麻醉医师根据患者的诊断、病史记录及与麻醉有关的检查结果分析具体病例特点。在病史采集中，对可能增加麻醉风险的因素应仔细询问，采取措施防止并发症。在体格检查中，应进行充分的气道评估，对合并内科疾病的患者，应进行针对性的相关系统体格检查，尽可能充分了解患者的全身状况。同时与手术医师沟通，了解手术的方式、范围、危险性、可能的出血量、是否需要特殊的麻醉处理等，以制定最佳麻醉方案。

综合分析麻醉前访视所得信息，可对患者全身情况和麻醉耐受力作出较全面的评估。目前临床常用美国麻醉医师协会（American Society of Anesthesiologists，ASA）颁布的患者全身健康状况分级来判断患者对手术和麻醉的耐受力。

一般认为，Ⅰ级、Ⅱ级患者麻醉和手术耐受力良好，风险较小；Ⅲ级患者麻醉和手术耐受力减弱，风险较大，麻醉前准备要充分，对麻醉期间可能发生的并发症要采取有效措施，积极预防；Ⅳ级患者麻醉风险极大，即使术前准备充分，围手术期死亡率仍很高；Ⅴ级为濒死患者，麻醉和手术都异常危险，不宜行择期手术。对于存在心血管系统、呼吸系统、消化系统、泌尿系统、神经系统或内分泌系统等合并症的患者，麻醉前应根据手术风险的大小进行充分评估，及时纠正可逆因素，使患者以最佳状态应对手术。

二、麻醉前准备

（一）患者准备

1.心理准备

对于麻醉和手术，患者常感到紧张、焦虑甚至恐惧。这些心理反应对其生理功能有不同程度的干扰，并可能对整个围手术期产生不良影响。术前应有针对性地消除其思想顾虑和焦虑情绪，耐心听取并解答其疑问。过度紧张者，可给予药物辅助治疗；有心理障碍者，应请心理医师协助处理。

2.身体准备

麻醉前应尽量改善患者营养不良状况，纠正脱水、电解质紊乱和酸碱平衡失调，治疗合并的内科疾病尤其是冠心病、糖尿病和高血压等，使患者各脏器功能处于较好状态。常规做好胃肠道准备，以免手术过程中发生胃内容物反流、呕吐或误吸以及由此导致的窒息或吸入性肺炎。一般择期手术的患者，无论选择何种麻醉方法，术前对于易消化固体食物或非母乳至少要求禁食6h，而对于油炸食物、富含脂肪或肉类食物至少要求禁食8h。如果摄入量过多，胃排空时间可延长，应适当延长禁食时间。新生儿、婴幼儿禁食（奶）至少4h，易消化的固体食物、非母乳或婴儿配方奶至少6h。所有患者术前2h可饮少量清水，包括饮用水、果汁（无果肉）、苏打饮料、清茶或纯咖啡，但不包括酒精饮料。急症手术患者也应充分考虑胃排空问题。饱食而又需立即手术者，无论选择何种麻醉，都有发生呕吐和误吸的危险。

（二）麻醉设备、用具和药品的准备

为使麻醉和手术安全顺利进行，防止意外事件发生，麻醉前必须充分准备好麻醉机、麻醉用品、急救设备和药品、监测设备。

（三）知情同意

在手术前，应向患者和（或）家属说明麻醉方式、围手术期可能发生的意外情况和并发症、手术前后的注意事项等，并签署麻醉知情同意书。

（四）麻醉前用药

1.目的

（1）消除患者紧张、焦虑及恐惧情绪，减少麻醉药物的不良反应。

（2）缓解或消除麻醉操作可能引起的疼痛和不适，增强麻醉效果。

（3）抑制呼吸道腺体分泌，减少唾液分泌，防止发生误吸。

（4）消除因手术或麻醉引起的不良反射，如牵拉内脏引起的迷走神经反射，抑制交感神经兴奋以维持血流动力学的稳定。

2.药物选择

应根据麻醉方法和病情选择用药的种类、剂量、给药途径和时间。

（1）种类：一般全身麻醉患者以镇静药和抗胆碱药为主，有剧痛者加用镇痛药；蛛网膜下腔阻滞患者以镇静药为主，硬脊膜外隙麻醉者酌情给予镇痛药。

（2）剂量：冠心病及高血压患者的镇静药剂量可适当增加；而心脏瓣膜病、心功能差及病情严重者，镇静及镇痛药的剂量应酌减。一般状况差、年老体弱、恶病质及甲状腺功能低下者用药量应减少，而年轻体壮及甲亢患者用药量应酌情增加。

（3）给药途径和时间：一般在麻醉前30~60min肌内注射。精神紧张者手术日前1d晚上可以口服催眠药或安定镇静药以缓解其紧张情绪。

3.常用药物

（1）镇静药和催眠药：具有镇静、催眠、抗焦虑及抗惊厥作用，对局部麻醉药的毒性反应也有一定的预防作用。

①安定镇静药：主要使用苯二氮䓬类药物，如地西泮（安定），成人口服或静脉注射剂量为5~10mg；咪达唑仑（咪唑安定），成人口服剂量为7.5mg，肌内注射剂量为5~10mg。

②催眠药：主要使用巴比妥类药物，如苯巴比妥（鲁米那），成人肌内注射剂量为0.1~0.2g；司可巴比妥（速可眠），肌内注射剂量为0.1~0.2g。

（2）镇痛药：具有镇静及镇痛作用，与全身麻醉药有协同作用，可减少麻醉药用量。椎管内麻醉时作为辅助用药，以减轻内脏牵拉反应。常用药物：吗啡，肌内注射剂量为10mg；哌替啶，肌内注射剂量为25~50mg。

（3）抗胆碱药：能阻断M胆碱受体，抑制腺体分泌，解除平滑肌痉挛及迷走神经兴奋对心脏的抑制作用。常用药物：阿托品，肌内注射剂量为0.5mg；东莨菪碱，肌内注射剂量为0.3mg。

（4）抗组胺药：可以拮抗或阻滞组胺释放。H_1受体阻滞剂作用于平滑肌和血管，解除其痉挛。常用药物有异丙嗪，肌内注射剂量为12.5~25mg。

第二节　局部麻醉

局部麻醉，简称局麻，是一种简便易行、安全有效、并发症较少的麻醉方法，患者意识清醒，适用于较表浅、局限的手术，但也可干扰重要器官的功能。实施局麻应熟悉周围神经解剖，掌握正确的操作技术，熟悉局麻药的药理特性，以免毒性反应的发生。

一、局麻药物分类

局麻药依据其分子结构中间链的不同分为酯类和酰胺类两类。

（一）酯类

包括普鲁卡因、丁卡因等。酯类药在血浆内被胆碱酯酶分解，胆碱酯酶的量在肝硬化、严重贫血、恶病质和晚期妊娠等情况下可减少，所以使用该类药物时须谨慎。

（二）酰胺类

包括利多卡因、丁哌卡因等。酰胺类局麻药在肝内被肝微粒体酶系水解，肝功能不全者应慎用。

二、理化性质与药物作用特点

局麻药物的理化性质主要包括离解常数、脂溶性及血浆蛋白结合率，这些因素决定了局麻药的起效时间、麻醉效能、阻滞作用持续时间及毒性作用的大小。

（一）离解常数（pKa）

局麻药水溶液中含有未解离的碱基和已解离的阳离子两部分，其离解程度取决于溶液的pH。局麻药pKa越大，非离子部分越小，因非离子部分有亲脂性，易于透过组织，故pKa越大，起效时间越长、弥散性能越差。

（二）脂溶性

脂溶性越高，麻醉效能越强。

三、血浆蛋白结合率

麻醉药与血浆蛋白结合后，会暂时失去药理活性。蛋白结合率越大，阻滞作用持续时间越长。血浆蛋白结合率除与亲和力有关外，还受药物浓度和血浆蛋白含量的影响。血液中游离的麻醉药物越多，则毒性越强。

（一）局麻方法

1.表面麻醉

将穿透力强的局麻药用于黏膜表面，使其透过黏膜而阻滞黏膜下的神经末梢，使黏膜产生麻醉作用的方法，称为表面麻醉。多用于眼、鼻腔、口腔、咽喉、气管及支气管、尿道等处的浅表手术或内镜检查。常用药物为1%～2%丁卡因或2%～4%利多卡因。根据手术部位不同，选择不同给药方法。如眼科手术采用滴入法；鼻腔、口腔手术采用棉片贴敷法或喷雾法；尿道和膀胱手术采用注入法等。因眼结合膜和角膜组织柔嫩，故滴眼液用0.5%～1%丁卡因。气管和尿道黏膜吸收较快，应减少剂量。

2.局部浸润麻醉

沿手术切口线分层注入局麻药，阻滞神经末梢，称为局部浸润麻醉。常用药物为0.5%普鲁卡因或0.25%～0.5%利多卡因。施行浸润麻醉时，穿刺针沿切口线一端刺入行皮内注射，形成橘皮样皮丘，然后穿刺针经皮丘刺入，分层注药。若需浸润远方组织，穿刺针应从先前已浸润过的部位刺入，以减少穿刺疼痛。注意事项如下。

（1）每次注药前回抽，以防注入血管；

（2）注射完毕后等待4～5min，使其作用完全；

（3）局麻药中加入适量肾上腺素（1:20万～1:40万）可减缓药物吸收，延长作用时间；

（4）感染及癌肿部位不宜用局部浸润麻醉。

3.区域阻滞

围绕手术区，在其四周和底部注射局麻药，以阻滞支配手术区的神经干和末梢的方法称为区域阻滞。用药同局部浸润麻醉。其优点在于避免刺入肿瘤组织，手术区的局部解剖不会因注药而难于辨别。适用于局部肿块切除，如乳腺良性肿瘤切除术。

4.神经及神经丛阻滞

将局麻药注入神经干、丛、节的周围，暂时阻滞相应区域的神经冲动传导并产生麻醉作用，称神经阻滞或神经丛阻滞。其操作较简单，注射一处即可获得较大区域的阻滞麻醉。临床常用臂丛神经阻滞、颈神经丛阻滞、肋间神经阻滞和指/趾神经阻滞等。

四、护理措施

（一）毒性反应的护理

1.原因

（1）一次用量超过患者的耐受量。

（2）药物意外注入血管内。

（3）注射部位血液供应丰富吸收增快，或局麻药中未加入血管收缩药。

（4）患者全身情况差，对局麻药耐受能力降低等。用少量局麻药即出现毒性反应症状者，称为高敏反应。

2.表现

（1）中枢毒性表现：舌或口唇麻木、头痛头晕、耳鸣、视物模糊、言语不清、肌肉抽搐、意识不清、惊厥、昏迷，甚至呼吸停止。

（2）心血管毒性表现：传导阻滞、血管平滑肌和心肌抑制，出现心律失常、心肌收缩力减弱、心排血量减少、血压下降甚至心搏骤停。

3.预防

（1）一次用药量不超过限量。

（2）注药前回抽，无回血者方可注射。

（3）根据患者具体情况及用药部位酌减剂量。

（4）如无禁忌，局麻药内加入适量肾上腺素。

（5）麻醉前给予巴比妥类或苯二氮䓬类药物，以提高毒性阈值。

4.处理

一旦发生，立即停药，尽早给氧，加强通气。轻度毒性反应者可静脉注射地西泮0.1mg/kg或咪达唑仑3～5mg，预防和控制抽搐。如出现抽搐或惊厥，常常静脉注射硫喷妥钠1～2mg/kg，必要时行气管插管。如出现低血压，可用麻黄碱或间羟胺等维持血压，心率缓慢者则静脉注射阿托品。一旦呼吸心跳停止，应立即进行心肺复苏。

（二）过敏反应的护理

酰胺类罕见，酯类发生机会较多。

1.表现

在使用少量局麻药后，出现荨麻疹、咽喉水肿、支气管痉挛、低血压及血管神经性水肿等，严重时可危及生命。

2.预防

因局麻药皮肤试验的假阳性率高达40%，故不必常规行局麻药皮试，若患者有过敏史，可选用酰胺类局麻药。

3.处理

一旦发生，立即停药，保持呼吸道通畅，给氧；遵医嘱注射肾上腺素，同时给予糖皮质激素和抗组胺药；维持循环稳定，适量补充血容量，紧急时可适当选用血管加压药。

（三）麻醉后护理

局麻对机体影响小，若术中无异常，一般不需要特殊护理。门诊手术患者应在手术室外休息，无异常反应后方可离开，并告知患者若有不适，随时就诊。

第三节　椎管内麻醉

一、蛛网膜下腔阻滞

蛛网膜下腔阻滞，又称腰麻，是将局麻药注入蛛网膜下腔，阻断部分脊神经的传导功能而引起相应支配区域痛觉暂时消失的麻醉方法。

（一）适应证和禁忌证

1.适应证

适用于2～3h的下腹部、盆腔、下肢及肛门会阴部手术。

2.禁忌证

（1）中枢神经系统疾病，如脑脊膜炎、脊髓前角灰白质炎、颅内高压者。

（2）脓毒症、穿刺部位或附近皮肤感染者。

（3）休克、脊椎外伤或结核及脊椎严重畸形者。

（4）凝血功能障碍者。

（5）急性心力衰竭或冠心病发作。

（6）精神疾病及不合作者等。

（二）腰麻常用药

常用的麻醉药有丁卡因、普鲁卡因、利多卡因、丁哌卡因和罗哌卡因等，加入10%葡萄糖溶液可配制成重比重液；加入注射用水可配制成轻比重液。最常用的丁卡因重比重溶液俗称为1∶1∶1液，即1%丁卡因、3%麻黄碱及10%葡萄糖溶液各1mL，混合成3mL溶液；将丁卡因10mg溶于10mL注射用水内，即配成0.1%轻比重液。

（三）麻醉方法

1.腰椎穿刺术

患者侧卧在手术台上，取低头、弓腰、抱膝姿势。一般选择第3~4或第4~5腰椎棘突间隙为穿刺点。消毒穿刺点及周围15cm范围皮肤，铺无菌孔巾。穿刺点确定后，在局麻下用腰椎穿刺针垂直依次刺入皮肤、皮下组织、棘上韧带、棘间韧带、黄韧带、硬脊膜和蛛网膜。穿刺过程中应仔细体会进针时的阻力变化，在穿破黄韧带时，常有明显落空感，再进针突破硬脊膜时，出现第2次落空感。拔出针芯见有脑脊液滴出，即说明穿刺成功。随后将一定浓度和剂量的局麻药物经腰椎穿刺针注入蛛网膜下隙。

2.麻醉平面的调节

局麻药注入蛛网膜下腔后，应设法在短时间内调节和控制麻醉平面，否则一旦超过药液与神经组织结合所需时间，就不容易调节平面。麻醉平面是指皮肤感觉消失的界限。临床上常用针刺皮肤试痛或用浸过冷盐水的棉棒试冷温觉测知麻醉平面。麻醉平面调节是蛛网膜下腔阻滞中最重要的环节，平面过低可致麻醉失败，平面过高对生理影响较大，甚至危及生命。影响麻醉平面的因素有很多，如局麻药药液的比重、剂量、容积、患者身高、脊柱生理弯曲度和腹腔内压力等，其中药物剂量是主要因素，剂量越大，平面越高。此外，穿刺间隙、患者体位和注药速度也是调节平面的重要因素。

（四）护理措施

1.麻醉期间监护

（1）常规监测及护理：严密监测病情变化，着重观察生命体征、手术情况、术中出血量等，常规监测皮肤和黏膜色泽、血氧饱和度，听诊肺部呼吸音等。建立静脉通路，遵医嘱补液，保证足够的循环血量。

（2）术中并发症的护理：

①血压下降或心率减慢，A.原因：常发生在高平面腰麻，因脊神经被阻滞后，麻醉区域的血管扩张，回心血量减少，心排血量降低所致。若麻醉平面超过T_4，心交感神经被阻滞，迷走神经相对亢进，可引起心率过缓。B.处理：血压下降者，可先快速输液

200~300mL，以扩充血容量；必要时静脉注射麻黄碱，以收缩血管、维持血压。心率过缓者可静脉注射阿托品。

②呼吸抑制，A.原因：常见于胸段脊神经阻滞。B.表现：出现肋间肌麻痹、胸式呼吸减弱、胸闷、气促、说话费力、咳嗽无力、发绀等。当全部脊神经被阻滞时可发生全脊椎麻醉，患者可出现呼吸停止、血压下降甚至心搏骤停。C.处理：呼吸功能不全时应给氧、借助面罩辅助呼吸。一旦呼吸停止立即行气管插管、人工呼吸。

③恶心、呕吐，A.原因：麻醉平面过高，发生低血压和呼吸抑制，造成脑缺血缺氧而使呕吐中枢兴奋；迷走神经功能亢进，胃肠道蠕动增强；术中牵拉腹腔内脏；对术中辅助用药较敏感等。B.预防与处理：术前可用阿托品预防，一旦发生应针对原因进行处理，如给氧、升高血压、暂停手术牵拉以减少迷走神经刺激，必要时用氟哌利多、昂丹司琼等药物预防和治疗。

2.麻醉后监护

（1）常规监测和护理：密切监测生命体征，防止麻醉后并发症的出现，尤其应关注患者呼吸及循环功能。麻醉后早期每15~30分钟测血压、脉搏、呼吸、血氧饱和度一次，并做好记录，病情稳定后可延长监测的间隔时间。同时要观察尿量、体温、肢体感觉和运动情况及各种引流液的颜色、性状和量。如有异常应及时报告医师。

（2）术后并发症的护理：

①腰麻后头痛，发生率为3%~30%，常出现在术后2~7d。A.原因：主要因腰椎穿刺时刺破硬脊膜和蛛网膜，脑脊液流失，颅内压下降，颅内血管扩张刺激所致。B.表现：疼痛位于枕部、顶部或颞部，呈搏动性，抬头或坐立位时头痛加重，平卧时减轻或消失。C.预防：a.采用细穿刺针，提高穿刺技术，避免反复穿刺，缩小针刺裂孔；b.保证围手术期输入足量液体，防止脱水；c.术后应常规去枕平卧6~8h。D.处理：a.平卧休息，每日补液或饮水2500~4000mL；b.遵医嘱给予镇痛或安定类药物；c.用腹带捆绑腹部；d.严重者于硬脊膜外隙注入生理盐水或5%葡萄糖或右旋糖酐15~30mL，必要时采用硬膜外自体血充填疗法。

②尿潴留，A.原因：因支配膀胱的副交感神经恢复较迟，下腹部、肛门或会阴部手术后切口疼痛，手术刺激膀胱及患者不习惯床上排尿所致。B.表现：膀胱内充满尿液不能排出，或排尿不畅、尿频，常有尿不尽感，伴有下腹部疼痛。C.预防：术前指导，解释术后易出现尿潴留的原因，指导患者练习床上排尿，嘱术后一旦有尿意，及时排尿。D.处理：a.促进排尿。可经针刺足三里、三阴交等穴位，或热敷、按摩下腹部、膀胱区；b.遵医嘱肌内注射副交感神经兴奋药卡巴胆碱；c.必要时留置导尿管。

二、硬脊膜外隙阻滞

硬脊膜外隙阻滞，又称硬膜外麻醉或硬膜外阻滞，是将局麻药注入硬脊膜外间隙，阻滞部分脊神经的传导功能，使其支配区域的感觉和（或）运动功能消失的麻醉方法。与腰麻不同，硬脊膜外隙阻滞可采用连续给药法，或根据病情、手术范围和时间分次给药，使麻醉时间按手术需要延长。临床上常用连续给药法。

（一）适应证与禁忌证

1.适应证

最常用于横膈以下各种腹部、腰部和下肢手术，且不受手术时间的限制；颈部、上肢和胸壁手术也可应用，但在管理上较复杂。

2.禁忌证

与腰麻相似，严重贫血、高血压及心功能代偿功能不良者慎用；低血容量、进针部位感染、菌血症、凝血功能障碍或处于抗凝治疗期间者禁用。

（二）分类

根据硬膜外阻滞部位的不同，可分为高位、中位、低位及骶管阻滞。

1.高位阻滞

穿刺部位在$C_5 \sim T_6$，适用于甲状腺、上肢或胸壁手术。

2.中位阻滞

穿刺部位在$T_6 \sim T_{12}$，适用于腹部手术。

3.低位阻滞

穿刺部位在腰部各棘突间隙，适用于下肢及盆腔手术。

4.骶管阻滞

经骶裂孔将局麻药注入骶管腔内，阻滞骶脊神经，适用于直肠、肛门和会阴部手术。

（三）硬膜外麻醉常用药

常用药物有利多卡因、丁卡因、布比卡因和罗哌卡因。利多卡因常用浓度为1.5%～2%，5～8min起效，维持1h左右，反复用药后易出现快速耐药性。丁卡因常用浓度为0.25%～0.33%，10～20min起效，维持1.5～3h。布比卡因常用浓度为0.5%～0.75%，7～10min起效，维持2～3h。罗哌卡因常用浓度为0.75%。

（四）麻醉方法

1.硬膜外穿刺术

患者的准备及体位和腰麻相同。穿刺针较粗，如需留置导管则用勺形头穿刺针。在局麻下，针头依次穿过皮肤、皮下组织、棘上韧带、棘间韧带和黄韧带，穿过黄韧带时有突然落空感，测试有负压现象，回抽无脑脊液流出，证明确在硬脊膜外腔隙内，即可将麻醉药注入。如因手术时间长需要持续给药时，可将导管从穿刺针头内插入，待导管超出勺状针头3~4cm时，将针头拔出，而将导管置在硬脊膜外腔隙，外面用胶布妥善固定。一般给药时先给试探剂量，观察5~10min，若无下肢发热、麻木或活动障碍等腰麻现象，血压、脉搏平稳，即可按手术需要正式给药，否则停止给药。

2.麻醉平面的调节

硬膜外阻滞的麻醉平面与腰麻不同，呈节段性。影响麻醉平面的主要因素如下。

（1）穿刺间隙：麻醉平面高低主要取决于穿刺间隙的高低。如果穿刺间隙选择不当，可使麻醉平面与手术部位不符而致麻醉失败，或因麻醉平面过高致呼吸循环功能抑制。

（2）局麻药容积：注入局麻药容积越大、注射速度越快、扩散范围越广，阻滞平面也越宽。

（3）导管位置和方向：导管方向影响药物的扩散方向。导管向头端插入时，药液易向胸、颈段扩散；向尾端插入时，则易向腰、骶段扩散。导管口偏向一侧，可出现单侧麻醉。

（4）其他：如药液浓度、注药方式、注药速度、患者情况和体位等对麻醉平面也有影响。

（五）护理措施

1.麻醉期间监护

（1）常规监测和护理

①严密监测生命体征、手术情况、术中出血量等。

②常规监测皮肤和黏膜色泽、血氧饱和度、听诊肺部呼吸音等。

③建立静脉通路，遵医嘱补液，保证足够的循环血量。

④密切观察阻滞部位感觉和运动的恢复情况。

（2）术中并发症的护理

①全脊椎麻醉，硬膜外麻醉最危险的并发症。A.原因：局麻药全部或部分注入蛛网膜下腔，使全部脊神经被阻滞。B.表现：患者在注药后迅速出现呼吸困难、血压下降、意识

模糊或消失，甚至呼吸、心跳停止。C.预防：a.严格遵守操作规程；b.注药前先回抽有无脑脊液；c.注射时先用试验剂量，确定未入蛛网膜下腔后方可继续给药。D.处理：a.立即停药；b.行面罩正压通气，必要时行气管插管维持呼吸；c.加快输液速度，遵医嘱给予升压药，维持循环功能。

②局麻药毒性反应：多因导管误入血管内或局麻药吸收过快所致。因此，注药前必须回抽，检查硬膜外导管内有无回血。此外，一次用药剂量超过限量也是发生毒性反应的常见原因。局麻药毒性反应的护理见本章第二节。

③血压下降：因交感神经被阻滞，阻力血管和容量血管扩张所致。尤其是上腹部手术时，因胸腰段交感神经阻滞的范围较广，并可阻滞心交感神经引起心动过缓，更易发生低血压。一旦发生，应加快输液，必要时静脉注射麻黄碱以提升血压。

④呼吸抑制：与肋间肌及膈肌的运动抑制有关。为了减轻对呼吸的抑制，应采用小剂量、低浓度局麻药，以减轻运动神经阻滞。同时在麻醉期间，严密观察患者的呼吸，常规面罩给氧，并做好呼吸骤停急救准备。

⑤恶心、呕吐：原因、表现及护理方法参见腰麻患者的护理。

2.麻醉后护理

（1）常规监测和护理

①病情观察：密切监测生命体征，麻醉后早期每15～30min测血压、脉搏、呼吸1次，并做好记录，病情稳定后可延长监测的间隔时间。关注患者呼吸及循环功能，同时要观察尿量、体温、肢体的感觉和运动情况，各种引流液的颜色、性状和量。如有异常应及时报告医师。

②体位：硬膜外麻醉后不会引起头痛，但因交感神经阻滞后，血压多受影响，所以平卧（可不去枕）4～6h。

（2）术后并发症的护理

①神经损伤，A.原因：因穿刺针或较硬的导管直接损伤脊神经根或脊髓引起。B.表现：在穿刺或置管时，如患者有电击样异感并向肢体放射，说明已触及神经。患者出现局部感觉和（或）运动障碍，并与神经分布相关。C.处理：a.立即停止进针，调整进针方向，以免加重损伤。b.异感持续时间长者，可能损伤严重，应放弃阻滞麻醉。c.脊神经根损伤者，给予以对症治疗，数周或数月即自愈。

②硬膜外血肿，A.原因：因硬膜外穿刺和置管时损伤血管所致，凝血功能障碍或应用抗凝药者容易发生。B.表现：患者出现剧烈背痛，进行性脊髓压迫症状，伴肌无力、尿潴留、括约肌功能障碍，血肿压迫脊髓可并发截瘫。C.处理：尽早行硬膜外穿刺抽出血液，必要时切开椎板，清除血肿。

③导管拔出困难或折断，A.原因：椎板、韧带及椎旁肌群强直或置管技术不当、导管

质地不良、拔管用力不当等。B.表现：导管难以拔出或者拔出过程中折断。C.处理：a.如遇到拔管困难，切忌使用暴力，可将患者置于原穿刺体位，热敷或在导管周围注射局麻药后再行拔出；b.若导管折断，无感染或神经刺激症状者，可不取出，但应密切观察。

第四节　全身麻醉

全身麻醉是目前临床上最常用的麻醉方法。全身麻醉药对中枢神经系统的抑制程度与血液内的药物浓度有关，并且可以调控。这种抑制是可逆的，当药物被代谢或从体内排出后，患者的神志和各种反射逐渐恢复。它能满足全身各部位手术需要，较之局部和椎管阻滞麻醉更舒适、安全。

一、全身麻醉的分类

（一）吸入麻醉

系将挥发性麻醉药物或气体经呼吸道吸入肺内，再经肺泡毛细血管吸收进入血液循环，到达中枢神经系统，产生全身麻醉的方法。由于麻醉药经肺通气进入体内和排出，故麻醉深度的调节较其他方法更为容易。

（二）静脉麻醉

系将麻醉药物经静脉注射进入体内，通过血液循环作用于中枢神经系统而产生全身麻醉的方法。其优点是诱导迅速，对呼吸道无刺激，不污染手术室，麻醉苏醒期也较平稳，术后恶心、呕吐发生率低，使用时无须特殊设备；缺点为麻醉深度不易调节，容易产生快速耐药，无肌松作用，长时间用药后可致体内蓄积和苏醒延迟。

二、全身麻醉常用药

（一）吸入麻醉药

吸入麻醉药指经呼吸道吸入进入体内产生全身麻醉作用的药物。一般用于全身麻醉的维持，有时也用于麻醉诱导。它的强度以"最低肺泡有效浓度（minimum alveolar concentration，MAC）"来衡量。MAC是指某种吸入麻醉药在一个大气压下和纯氧同时吸入时，能使50%患者对手术刺激不发生摇头、四肢运动等反应的最低肺泡浓度。MAC越小，麻醉效能越强。常用的吸入麻醉药如下。

1.氧化亚氮（nitrous oxide，N_2O）

又称笑气，其麻醉作用甚弱，MAC为105%。由于对呼吸、循环影响较小，常与强效吸入全身麻醉药复合应用，以降低后者的用量，减少不良反应，并可加快麻醉诱导和苏醒。因N_2O可致弥散性缺氧，故需与氧同用，氧浓度控制在30%以上。此外，N_2O会使体内气体容积增大，故肠梗阻、气腹、气胸患者不宜使用。

2.七氟烷

又称七氟醚，其麻醉效能较强，MAC为2.0%。对中枢神经系统有抑制作用，对脑血管有舒张作用，可引起颅内压增高。对心肌有轻度抑制，可降低外周血管阻力。对呼吸道无刺激，对呼吸有较强抑制作用。用于麻醉诱导和维持，麻醉后苏醒迅速，苏醒过程平稳，恶心、呕吐发生率低。

3.地氟烷

又称地氟醚，其麻醉效能较弱，MAC为6.0%。可抑制大脑皮层的电活动，降低脑氧代谢率。对心肌有轻度抑制作用，对呼吸有轻度抑制作用，对呼吸道有轻度刺激。用于麻醉诱导和维持，麻醉诱导和苏醒都非常迅速。

（二）静脉麻醉药

1.氯胺酮

镇痛作用强，静脉注药后30~60s起效，维持10~15min，肌内注射后约5min起效，维持30min。可增加脑血流量、颅内压及脑代谢率。有兴奋交感神经作用，使心率增快、血压及肺动脉压升高。用量大或注射速度快，或与其他麻醉性镇痛药合用时，可引起呼吸抑制，甚至呼吸暂停。可使唾液和支气管分泌物增加，对支气管平滑肌有肌松作用。适用于体表小手术、清创、换药、全麻诱导和维持、小儿基础麻醉。主要不良反应为：引起一过性呼吸暂停，幻觉、噩梦及精神症状，使眼压和颅内压增高。故癫痫、高眼压、颅内压增高及缺血性心脏病患者应慎用。

2.依托咪酯

又称乙咪酯，是短效催眠药，无镇痛作用。可降低脑血流量、颅内压及代谢率，对心率、血压及心排血量的影响均小，不增加心肌氧耗量。主要用于全麻诱导，适用于年老体弱和危重患者。主要不良反应：注射后常发生肌阵挛；对静脉有刺激性，可引起注射部位局部疼痛；术后易发生恶心、呕吐；反复用药和持续静脉滴注后可能抑制肾上腺皮质功能。

3.异丙酚

又称丙泊酚，具有镇静、催眠及轻微镇痛作用。起效快，维持时间仅3～10min，停药后苏醒迅速而且完全，醒后无明显后遗症。可降低脑血流量、颅内压和脑代谢率；对心血管系统有明显抑制作用及血管舒张作用，可致严重低血压；对呼吸有明显抑制作用。主要用于全麻的诱导与维持、门诊小手术和检查的麻醉。老年人及术前循环功能不全者应减量。

4.咪达唑仑

为苯二氮䓬类药物，具有短效麻醉镇痛作用，随剂量增加，可产生抗焦虑、镇静、催眠、顺行性遗忘、抗惊厥和中枢性肌松弛等不同作用，无蓄积现象；心血管系统影响轻微，可有轻度心率增快，血压降低；抑制呼吸；降低颅内压，减少脑血流量和氧耗量。用于术前镇静、麻醉诱导和维持。

5.右美托咪定

具有镇静、抗焦虑和镇痛作用，用于术中镇静和全麻辅助用药。不良反应为心动过缓、心脏传导抑制、低血压、恶心，过度镇静时可导致气道梗阻。

（三）肌肉松弛药

肌肉松弛药简称肌松药，能阻断神经-肌肉传导功能而使骨骼肌松弛，以便手术操作，无镇静、镇痛作用，是全麻时重要的辅助用药，有助于避免深度麻醉的危害。根据干扰正常神经肌肉兴奋传递方式的不同，分为两类。

1.去极化肌松药

以琥珀胆碱（司可林，suxamethonium，succinylcholine，scoline）为代表。琥珀胆碱的分子结构与乙酰胆碱相似，能与乙酰胆碱受体结合而引起突触后膜去极化和肌纤维成束收缩。但琥珀胆碱与受体的亲和力较强，在神经肌肉接头处不易被胆碱酯酶分解，故作用时间较长，使突触后膜不能复极化而处于持续去极化状态，对神经冲动释放的乙酰胆碱不再发生反应，结果产生肌肉松弛作用。琥珀胆碱起效快，肌肉松弛完全且短暂，临床主要用于全麻时气管插管。不良反应有眼内压升高、颅内压增高、胃内压升高、高血钾、心律失常、术后肌痛等。

2.非去极化肌松药

以筒箭毒碱为代表。此类药能与突触后膜的乙酰胆碱受体相结合，但不引起突触后膜的去极化，因此当大部分突触后膜的乙酰胆碱受体被占据后，神经冲动虽可引起神经末梢乙酰胆碱的释放，但没有足够的受体与之结合，突触后膜不能去极化，从而阻断神经肌肉的传导。非去极化肌松药和乙酰胆碱与受体竞争性结合，具有明显的剂量依赖性，其作用可被胆碱酯酶抑制药所拮抗。常用药物有维库溴铵（万可罗宁，vecuronium）、罗库溴铵（爱可松，rocuronium）、顺式阿曲库铵等。临床用于全麻诱导插管和术中维持肌肉松弛。重症肌无力者禁用。

应用肌松药的注意事项。

（1）应建立人工气道，并施行辅助或控制呼吸。

（2）因其无镇静、镇痛作用，应与其他全麻药物联合应用。

（3）低温可延长肌松药的作用时间，吸入麻醉药、某些抗生素（如链霉素、庆大霉素和多黏菌素）及硫酸镁可增强非去极化肌松药作用。

（4）某些肌松药有组胺释放作用，有哮喘史及过敏体质者慎用。

（四）麻醉性镇痛药

1.吗啡

作用于大脑边缘系统可消除紧张和焦虑，提高痛阈，解除疼痛。但有明显的抑制呼吸中枢作用，还有组胺释放作用而引起支气管痉挛，也可引起血压降低。常作为麻醉前用药和麻醉辅助药，也可与催眠药、肌松药合用行全静脉麻醉（total intravenous anesthesia，TIVA）。

2.哌替啶

具有镇静、催眠、解除平滑肌痉挛的作用。对心肌有抑制作用，对呼吸也有轻度抑制作用。常作为麻醉前用药和麻醉辅助药，或用于术后镇痛。

3.芬太尼

为人工合成的强镇痛药。对中枢神经系统的作用与其他阿片类药物相似。对呼吸有抑制作用，但对心血管系统的影响较轻。用于麻醉辅助用药或缓解插管时的心血管反应。

4.瑞芬太尼

为超短效镇痛药。可使心率明显减慢；与其他全麻药合用时可引起血压下降和心率减慢。可用于麻醉诱导和术中维持镇痛作用，抑制气管插管时的反应。

5.舒芬太尼

为芬太尼的衍生物，镇痛作用更强，持续时间更长。对呼吸有抑制作用，但对循环系统干扰更小。常用于术中和术后镇痛，缓解气管内插管时的心血管反应。

三、全身麻醉的实施

（一）全身麻醉的诱导

患者接受全身麻醉药后，由清醒状态到意识丧失，并进入全麻状态后进行气管插管的阶段称为全麻诱导期。此期为麻醉过程中的危险阶段，机体各器官功能因麻醉药的作用可表现出亢进或抑制，引起一系列的并发症而威胁患者生命。因此，应尽快缩短诱导期，使患者平稳转入麻醉状态。实施麻醉诱导前，备好麻醉机、气管插管用具和吸引器，开放静脉和胃肠减压管，测定血压和心率的基础值，并监测心电图和血氧饱和度（SpO_2）。全麻诱导方法有2种。

1.面罩吸入诱导法

将麻醉面罩扣于患者口鼻部，开启麻醉药蒸发器并逐渐增加吸入浓度，待患者意识消失并进入麻醉状态时，静脉注射肌松药后行气管插管。

2.静脉诱导法

先以面罩吸入纯氧2～3min，以增加氧储备并排出肺及组织内的氮气。根据病情选择注入合适的静脉麻醉药，并严密监测患者的意识、循环和呼吸变化。患者意识消失后再注入肌松药，待全身骨骼肌及下颌逐渐松弛，呼吸由浅至完全停止时，应用麻醉面罩行人工呼吸，然后进行气管插管。插管成功后，立即与麻醉机连接并行人工呼吸或机械通气。与面罩吸入诱导法相比，静脉诱导较迅速，患者也较舒适，无环境污染，但麻醉深度的分期不明显，对循环的干扰较大。

（二）全身麻醉的维持

主要任务是维持适当的麻醉深度以满足手术要求，保证循环和呼吸等生理功能稳定。

1.吸入麻醉药维持

指经呼吸道吸入一定浓度的吸入麻醉药，以维持适当的麻醉深度。临床上常将N_2O与挥发性麻醉药合用。需要时可加用肌松药。

2.静脉麻醉药维持

指经静脉给药维持适当麻醉深度。静脉给药方法有单次、分次和连续注入法3种。

3.复合全身麻醉

指2种或2种以上的全身麻醉药和（或）方法复合应用，彼此取长补短，以达到最佳临床麻醉效果。根据给药的途径不同，复合麻醉可分为2种。

（1）全静脉麻醉：在静脉麻醉诱导后，采用多种短效静脉麻醉药复合应用，以间断或连续静脉注射法维持麻醉。为加强麻醉效果，往往将静脉麻醉药、麻醉性镇痛药和肌松药结合在一起，既发挥各种药物的优点，又克服其不良作用。

（2）静吸复合麻醉：全静脉麻醉的深度缺乏明显的标志，给药时机较难掌握，有时麻醉可突然减浅。因此，常于麻醉变浅时间段吸入挥发性麻醉药，这样既可维持麻醉相对稳定，又可减少吸入麻醉药的用量，且有利于麻醉后迅速苏醒。

（三）全身麻醉深度的判断

全身麻醉的深度一般是指全身麻醉药抑制伤害性刺激下中枢、循环、呼吸功能及应激反应的程度。目前，乙醚麻醉分期仍可作为临床麻醉中判断和掌握麻醉深度的参考。临床常将麻醉深度分为浅麻醉期、手术麻醉期和深麻醉期。

四、护理评估

（一）麻醉前和麻醉中评估

1.健康史

（1）一般情况：包括年龄、性别、职业等。

（2）既往史：了解有无手术、麻醉史；近期有无呼吸道或肺部感染；有无影响完成气管插管的因素，如颌关节活动受限、下颌畸形或颈椎病等；有无呼吸、循环、中枢神经系统疾病等。

（3）生活史：了解有无烟、酒等嗜好及药物成瘾史。

（4）用药史：了解目前用药情况及不良反应，有无过敏史。

（5）其他：包括婚育史、家族史等。

2.身体状况

（1）症状与体征：评估意识和精神状态、生命体征；有无营养不良、发热、脱水及体重减轻；有无皮肤、黏膜出血及水肿等征象；评估有无牙齿缺少或松动、是否有义齿。

（2）辅助检查：了解血、尿、大便常规，血生化检查，血气分析，心电图及影像学检查结果；有无重要脏器功能不全、凝血机制障碍及贫血、低蛋白血症等异常。

3.心理—社会状况

评估患者及其家属对麻醉方式、麻醉前准备、麻醉中护理配合和麻醉后康复知识的了解程度；是否存在焦虑或恐惧等不良情绪；其担心的问题，家庭和单位对患者的支持程度等。

（二）麻醉后评估

1.术中情况

麻醉方式、麻醉药种类和用量；术中失血量、输血量和补液量；术中有无局麻药的全身中毒反应或呼吸心搏骤停等异常情况发生。

2.身体状况

（1）症状与体征：评估患者的意识、血压、心率和体温；心电图及血氧饱和度是否正常；基本生理反射是否存在；感觉是否恢复；有无麻醉后并发症征象等。

（2）辅助检查：了解血常规、尿常规、血生化检查、血气分析、重要脏器功能等检查结果有无异常。

3.心理—社会状况

了解患者对麻醉和术后不适（如恶心、呕吐、切口疼痛等）的认识，术后是否有不良情绪反应，其家庭和单位对患者的支持程度等。

五、护理措施

（一）麻醉期间的护理

1.病情观察

麻醉期间，应连续监测患者呼吸和循环功能状况，必要时采取相应措施维持患者呼吸和循环功能正常。

（1）呼吸功能监护：麻醉期间最容易和最先受到影响的是呼吸功能。麻醉期间保持呼吸功能正常是一项十分重要的任务，应维持动脉氧分压（PaO_2）、二氧化碳分压（$PaCO_2$）、血液pH在正常范围。主要监测指标如下。

①呼吸的频率、节律、幅度及呼吸运动的类型等。

②皮肤、口唇、指/趾甲的颜色。

③脉搏血氧饱和度（SpO_2）。

④PaO_2、$PaCO_2$和pH。

⑤潮气量、每分通气量。

⑥呼吸末二氧化碳（PCO_2）；必要时，检查动脉血气分析。

（2）循环功能监护：维持循环功能稳定非常重要，循环系统的变化将直接影响患者的安全和术后的恢复。主要监测指标如下。

①脉搏。

②血压。

③CVP。

④肺毛细血管楔压（PCWP）。

⑤心电图。

⑥尿量。

⑦失血量。

（3）其他。

①全身情况：注意表情、神志的变化，严重低血压和缺氧可使患者表情淡漠和意识

丧失。

②体温监测：特别是小儿，体温过高可致代谢性酸中毒和高热惊厥。体温过低易发生麻醉过深而引起循环抑制，麻醉后苏醒时间延长。

2.并发症的护理

（1）反流与误吸

①原因：由于患者的意识、咽反射消失，一旦有反流物即可发生误吸，引起急性呼吸道梗阻，如不能及时有效进行抢救，可导致患者窒息甚至死亡。

②危害：误吸胃液可引起肺损伤、支气管痉挛和毛细血管通透性增加，导致肺水肿和肺不张。肺损伤程度与吸入的胃液量和pH有关。

③预防与处理：减少胃内容物滞留；降低胃液pH；降低胃内压；加强对呼吸道的保护。

（2）呼吸道梗阻

①上呼吸道梗阻，指声门以上的呼吸道梗阻。A.原因：机械性梗阻常见，如舌后坠、口腔分泌物阻塞、异物阻塞、喉头水肿、喉痉挛等。B.表现：不全梗阻表现为呼吸困难并有鼾声；完全梗阻时有鼻翼扇动和三凹征。C.处理：迅速将下颌托起，放入口咽或鼻咽通气管，清除咽喉部分泌物和异物。喉头水肿者，给予糖皮质激素，严重者行气管切开。喉痉挛者，应解除诱因、加压给氧，无效时静脉注射琥珀胆碱，经面罩给氧，维持通气，必要时气管插管。

②下呼吸道梗阻，指声门以下的呼吸道梗阻。A.原因：常为气管导管扭折、导管斜面过长而紧贴在气管壁上、分泌物或呕吐物误吸、支气管痉挛等所致。B.表现：轻者出现肺部啰音，重者出现呼吸困难、潮气量降低、气道阻力增高、发绀、心率加快、血压下降。C.处理：一旦发现，立即报告医师并协助处理。

（3）通气量不足

①原因：在麻醉期间或麻醉后，由麻醉药、麻醉性镇痛药和肌松药产生的中枢性或外周性呼吸抑制所致。

②表现：CO_2潴留和（或）低氧血症，血气分析示$PaCO_2 > 50mmHg$，$pH < 7.30$。

③处理：给予机械通气维持呼吸直至呼吸功能完全恢复；必要时遵医嘱给予拮抗药物。

（4）低氧血症

①原因：吸入氧浓度过低、气道梗阻、弥散性缺氧、肺不张、肺水肿、误吸等。

②表现：患者吸空气时，$SpO_2 < 90\%$，$PaO_2 < 60mmHg$或吸纯氧时$PaO_2 < 90mmHg$，呼吸急促、发绀、躁动不安、心动过速、心律失常、血压升高等。

③处理：及时给氧，必要时行机械通气。

（5）低血压

①原因：主要有麻醉过深、失血过多、过敏反应、肾上腺皮质功能低下、术中牵拉内脏等。

②表现：麻醉期间收缩压下降超过基础值的30%或绝对值低于80mmHg。长时间严重低血压可致重要器官低灌注，并发代谢性酸中毒等。

③处理：先减浅麻醉，补充血容量，彻底外科止血，必要时暂停手术操作，给予血管收缩药，待麻醉深度调整适宜、血压平稳后再继续手术。

（6）高血压

①原因：除原发性高血压者外，多与麻醉浅、镇痛药用量不足、未能及时控制手术刺激引起的应激反应有关。

②表现：麻醉期间收缩压高于160mmHg或收缩压高于基础值的30%。

③处理：有高血压病史者，应在全麻诱导前静脉注射芬太尼，以减轻气管插管引起的心血管反应。术中根据手术刺激程度调节麻醉深度，必要时行控制性降压。

（7）心律失常

①原因：因麻醉过浅、心肺疾病、麻醉药对心脏起搏系统的抑制、麻醉和手术造成的全身缺氧、心肌缺血而诱发。

②表现：以窦性心动过速和房性期前收缩多见。

③处理：保持麻醉深度适宜，维持血流动力学稳定，维持心肌氧供需平衡，处理相关诱因。

（8）高热、抽搐和惊厥

①原因：可能与全身麻醉药引起中枢性体温调节失调有关，或与脑组织细胞代谢紊乱、患者体质有关。婴幼儿由于体温调节中枢尚未完全发育成熟，体温易受环境温度的影响，若高热处理不及时，可引起抽搐甚至惊厥。

②处理：一旦发现体温升高，应积极进行物理降温，特别是头部降温，以防脑水肿。

（二）麻醉恢复期的护理

由于手术创伤、麻醉和疾病的共同影响，麻醉恢复期患者具有独特的病理生理特点和潜在的生命危险，需要有麻醉后监测治疗室（post-anesthesia care unit，PACU）和专业化训练的医务人员进行管理。某些危重患者则需直接送入重症监护室（intensive care unit,ICU）恢复。麻醉后监测治疗主要是恢复患者的保护性反射，监护和治疗出现的生理功能紊乱，以保证患者生命体征的平稳，识别和及时处理麻醉和手术后并发症，降低患者的发病率和死亡率。

1.病情观察

苏醒前由专人护理，常规持续监测心电图、血压、呼吸频率和SpO_2，同时注意患者皮肤、口唇色泽及周围毛细血管床的反应，直至患者完全清醒，呼吸循环功能稳定。

2.维护呼吸功能

（1）常规给氧。

（2）保持呼吸道通畅，包括术前应禁食、禁饮，术后应去枕平卧、头偏向一侧，及时清除口咽部分泌物，对于痰液黏稠、量多者，应鼓励有效咳痰，并使用抗生素、氨茶碱、皮质醇及雾化吸入等，帮助排痰和预防感染。

（3）手术结束后，除意识障碍患者需带气管插管回病房外，一般应待患者意识恢复、拔出导管后送回病房。

气管插管的拔管条件如下。

（1）意识及肌力恢复，根据指令可睁眼、开口、舌外伸、握手等，上肢可抬高10s以上。

（2）自主呼吸恢复良好，无呼吸困难表现。潮气量＞5mL/kg；肺活量＞15mL/kg；呼吸频率15次/分钟左右；最大吸气负压为-25cmH$_2$O；$PaCO_2$＜45mmHg（6kPa）；PaO_2＞60mmHg（8kPa）（吸空气时）；PaO_2＞300mmHg（40kPa）（吸纯氧时）。

（3）咽喉反射恢复。

（4）鼻腔、口腔及气管内无分泌物。

3.维持循环功能稳定

麻醉恢复期间血压容易波动，体位变化也可影响循环功能。低血压的主要原因包括低血容量、静脉回流障碍、血管张力降低等；高血压常见原因有术后疼痛、尿潴留、低氧血症、高碳酸血症、颅内压增高等。应严密监测血压变化，出现异常时查明原因，对症处理。

4.防止意外伤害

患者苏醒过程中常出现躁动不安或幻觉，容易发生意外伤害。应注意适当防护，必要时加以约束，防止患者发生坠床、碰撞及不自觉地拔出输液管或引流管等意外伤害。

5.其他监护

注意保暖，提高室温。保持静脉输液及各引流管通畅，记录苏醒期用药及引流量。严密观察有无术后出血，协助做某些项目的监测并记录。

6.确定转出PACU时机

根据麻醉恢复情况确定患者在PACU停留的时间，通常不应少于30min，除非有麻醉医师的特殊医嘱。转入普通病房的基本标准如下。

（1）意识完全清醒。

（2）能维持气道通畅，气道保护性反射恢复，呼吸和氧合恢复至术前基础水平。

（3）循环稳定，没有不明原因的心律失常或严重的出血，心排血量能保证充分的外周灌注。

（4）疼痛和术后恶心呕吐得到控制，并有转出PACU后的镇痛措施。

（5）体温在正常范围内。

（6）提出对术后氧疗和补液的建议。

（7）已完善所有麻醉后苏醒与恢复早期的记录，包括从PACU转出的记录单，也可采用麻醉后评分法评定患者苏醒进展，确定患者是否能够转出PACU。

7.安全转运

患者在转运前应补足容量，轻柔、缓慢地搬动患者。转送过程中妥善固定各管道，防止脱出。有呕吐可能者，将其头偏向一侧；对于全麻未醒者，在人工辅助呼吸状态下转运；对于心脏及大手术、危重患者，在人工呼吸及监测循环、呼吸等生命体征状态下转运。

第九章 手术室护理

　　手术室是现代医学技术与工程技术结合的产物，是医院外科最核心的部分，体现了现代化医院的设施水平、医疗水平和管理水平。现代化手术室将洁净化、数字化和人性化三者融为一体，不断提升对安全、效率和质量的最大化要求。手术室护理是重要的专科护理领域之一，内容包括患者围手术期护理、手术配合、感染管理、物资设备管理等。目前，手术室护士更趋于专业化，手术室专科护士的培养是我国手术室护理实践发展的策略和方向。手术患者的准备、手术人员的准备、手术室无菌技术原则是本章的学习重点。

第一节　手术室物品消毒灭菌

　　手术过程中使用的所有器械和物品都必须经过严格灭菌处理，以防伤口感染。灭菌的方法很多，最常用的是高压蒸汽灭菌法，多用于耐高温、耐湿的物品。其他方法有环氧乙烷灭菌法、过氧化氢低温等离子灭菌法、低温甲醛蒸汽灭菌法、干热灭菌法等。

一、布单类

　　布单类包括手术衣和各种手术单，颜色以深绿色或深蓝色为宜。高密度聚酯纤维织物具有一定的疏水性和抗静电性能，阻菌率较高，耐水洗，不易脱絮，即使经过多次重复洗涤，性能仍相对稳定，是目前制作手术衣和手术单较好的选择。

（一）手术衣

　　分大、中、小号，用于遮盖手术人员未经消毒的衣着和手臂。穿上后应能遮至膝下；手术衣前襟至腰部处应双层，以防手术时被血水浸透；袖口制成松紧口，便于手套腕部盖于袖口上。折叠时衣面向里，领子在最外侧，避免取用时污染无菌面。

（二）手术单

有大单、中单、无菌巾、各部位手术孔单及各种包布等，均有各自的规格尺寸和一定的折叠方法。各种布单也可根据不同的手术需要，包成各种手术包，以提高工作效率。

布单类均采用高压蒸汽灭菌，保存时间在夏季为7d、冬季为10~14d，过期应重新灭菌。经环氧乙烷低温灭菌的密封包装纸及塑料袋，灭菌后的有效期可保持半年到1年。传染病污染的衣物，封闭运输，先消毒后清洗。如HBeAg阳性患者使用过的布单类，需先放入专用污物池，用1000~2000mg/L有效氯溶液浸泡30min后，再洗涤、灭菌。一次性无纺布的手术衣帽和布单类可直接使用，免去了清洗、折叠、包装及再消毒所需的人力、物力和时间，但不能完全替代纺织品类布单。

二、敷料类

敷料类包括吸水性强的脱脂纱布和脱脂棉花。前者包括不同大小、尺寸的纱布垫、纱布块、纱布球及纱布条；后者包括棉垫、带线棉片、棉球及棉签。用于术中止血、拭血及压迫、包扎等。

各种敷料制作后包成小包，经高压蒸汽灭菌或根据临床需要制作成小包后用纸塑双层包装，采用射线灭菌。特殊敷料，如消毒止血用的碘仿纱条，因碘仿遇高温易升华而失效，故严禁高压灭菌，必须在无菌的条件下制作，保存在消毒、密闭容器内或由厂家使用射线灭菌后一次性包装。使用过的敷料按医疗垃圾处理。感染性手术用过的敷料用大塑料袋集中包好，袋外注明"特异性感染"，及时送室外指定处焚烧。

三、器械类

手术器械是外科手术操作的必备物品，包括基础外科器械、亚专科器械和特殊器械。基础外科器械分为刀、剪、钳、镊、针、钩等。亚专科器械包括眼科器械、神经外科器械、心血管外科器械等，其中大部分亚专科器械是在基础外科器械上面演变而来以适用于各亚专科，也有部分器械为该亚专科独有器械，如耳鼻咽喉科的口腔开口器、骨科的骨凿等。特殊器械包括腔镜类、吻合器类及其他精密仪器，如高频电刀、电钻、激光刀等。

手术器械多用不锈钢制成，术后须及时去除器械上的血渍、油垢，送往消毒供应中心清洗消毒灭菌。不锈钢材质的手术器械常规使用多酶溶液浸泡刷洗，用流动水冲净再消毒、干燥。对于有关节、齿槽和缝隙的器械，应尽量张开或拆卸后进行彻底洗刷。有条件的医院可采取超声清洗、压力清洗的方法。洗净后的器械干燥后，用水溶性润滑剂保护，分类打包后高压蒸汽灭菌。特殊器械可根据制作材料选用不同的灭菌方法，其中低温等离子灭菌是手术腔镜器械灭菌的主要方案。

对朊毒体、气性坏疽及突发原因不明的特殊感染手术器械，在医院感染管理部门指导进行处理后，再按普通器械处理方法处理。

（1）朊毒体污染的器械先浸泡于1mol/L氢氧化钠溶液内60min，再按普通器械处理流程处理，压力蒸汽灭菌应选用134～138℃、18min，或132℃、30min，或121℃、60min。

（2）气性坏疽污染的器械，先用3%过氧化氢或0.2%过氧乙酸或2000～5000mg/L的含氯消毒液浸泡30～60min，再按普通器械处理流程处理。

（3）突发原因不明的传染病病原体污染的器械处理应符合国家届时发布的规定要求。在传染途径不明时，应按照多种传播途径，确定消毒的范围和物品；按病原体所属微生物类别中抵抗力最强的微生物，确定消毒液的浓度和剂量（可按杀芽孢的剂量确定），消毒完成后再按普通器械处理流程处理。

四、缝线和缝针

手术室用的缝线和缝针多在出厂时已分别包装并灭菌，可在术中直接使用。

（一）缝线

用于术中结扎血管或缝合各类组织和脏器，促进手术伤口愈合。缝线的粗细以号码标明，常用的有1～10号线，号码越大线越粗。细线则以0标明，0数越多线越细。缝线分为不可吸收和可吸收两类。前者指不能被组织酶消化的缝线，如丝线、金属线、尼龙线等，其中黑色丝线是手术中最常用的缝线。后者包括天然和合成2种，天然缝线有肠线和胶原线。肠线常用于胃肠、胆管、膀胱等黏膜和肌层的吻合；合成缝线有聚乳酸羟基乙酸线、聚对二氧杂环己酮线等，合成缝线比肠线更易吸收，组织反应更轻，但价格较高。

（二）缝针

常用的有三角针和圆针两类。前者用于缝合皮肤或韧带等坚韧组织；后者对组织的损伤较小，用于缝合血管、神经、脏器、肌肉等软组织。两类针都有直针和弯针2种，弧度、长短、粗细各异，可根据缝合的组织选择适当的种类。

五、引流物

外科引流是指将人体组织间或体腔中积聚的脓、血或其他液体通过引流物导流至体外。引流物有乳胶片引流条、纱布引流条、烟卷式引流条、引流管等。可根据手术部位、创腔深浅、引流液量和性质等选择合适的引流物。目前使用最多的是各型号的橡胶、硅胶和塑料类引流管，如普通引流管、双腔（或三腔）引流套管、T形引流管、蕈状引流管等，可按橡胶类物品灭菌或高压蒸汽灭菌。

第二节　手术患者的准备

一、一般准备

护士在术前应对手术患者进行访视，了解患者的一般情况，回答患者及其家属有关手术的问题。患者应在手术前提前送入手术室，护士按照手术安排表仔细核对患者，确保手术部位正确，携带药品和各项物品无误，做好麻醉和手术前的各项准备工作。同时，加强心理护理，减轻患者焦虑与恐惧。

二、手术体位准备

巡回护士根据患者的手术部位，调整手术床或利用体位垫、体位架、固定带等物品安置合适的手术体位。其要求如下。

（1）最大限度保证患者的舒适与安全。

（2）充分暴露手术野，避免不必要的裸露。

（3）不影响呼吸、循环功能，不影响麻醉医师观察和监测。

（4）妥善固定，避免血管及神经受压、肌肉扭伤、压力性损伤等并发症。

常用的手术体位有以下4种。

（一）仰卧位

患者仰卧于手术床、头部置于枕上，双上肢置于身体两侧或自然伸开，双下肢自然伸直的一种体位。根据手术部位及方式不同，在标准仰卧位的基础上演变有其他特殊仰卧位，包括：头（颈）后仰卧位、头高脚低仰卧位、头低脚高仰卧位、人字分腿仰卧位等。

1.水平仰卧位

适用于胸腹部、下肢等手术。

2.头（颈）后仰卧位

适用于口腔、颈前入路等手术。

3.头高脚低仰卧位

适用于上腹部手术。

4.头低脚高仰卧位

适用于下腹部手术。

（二）侧卧位

将患者向一侧自然侧卧，头部向健侧方向，双下肢自然弯曲，前后分开放置。双臂自然向前伸展，患者脊柱处于水平线上，保持生理弯曲的一种手术体位。在此基础上，根据手术部位及手术方式的不同，安置各种特殊侧卧位。

1.一般侧卧位

适用于颞部、肺、食管、侧胸壁、侧腰部（肾及输尿管中上段）等手术。

2.脑科侧卧位

适用于颞部、颅后窝、枕大孔区等手术。

（三）俯卧位

患者俯卧于床面、面部朝下、背部朝上、保证胸腹部最大范围不受压、双下肢自然屈曲的手术体位。多用于头颈部、背部、脊柱后路、盆腔后路、四肢背侧等部位手术。

（四）膀胱截石位

患者仰卧时，双腿放置于腿架上，臀部移至床边，最大限度地暴露会阴部，多用于肛肠手术和妇科手术。

三、手术区皮肤消毒

患者体位摆好后，需对手术区域皮肤进行消毒，以杀灭手术切口及其周围皮肤上的病原微生物。消毒前先检查手术区域皮肤的清洁程度、有无破损及感染。

（一）消毒剂

目前，国内普遍使用碘伏作为皮肤消毒剂。碘伏属中效消毒剂，可直接用于皮肤、黏膜和切口消毒。

（二）消毒方法

用碘伏涂擦患者手术区域至少2遍。对婴幼儿皮肤、面部皮肤、口鼻腔黏膜、会阴部手术消毒一般采用0.5%安尔碘。植皮时，供皮区用75%乙醇消毒3遍。

临床护理实践与医学检验

（三）消毒范围

包括手术切口周围15～20cm的区域，如有延长切口的可能，应扩大消毒范围。

（四）消毒原则

（1）以手术切口为中心向四周涂擦。

（2）感染伤口或肛门会阴部皮肤消毒，应从外周向感染伤口或会阴肛门处涂擦。

（3）已接触污染部位的药液纱球不能回擦。

第三节　手术人员的准备

一、一般准备

手术人员应保持身体清洁，进入手术室时，先要换穿手术衣裤和手术室专用鞋，自身衣服不得外露。戴好口罩、手术帽，头发、口鼻不外露。剪短指甲，并去除甲缘下的积垢。手臂皮肤有破损或化脓性感染时，不能参加手术。

二、外科手消毒

皮肤表面的细菌可分为暂居菌和常居菌两类。暂居菌是指寄居在皮肤表层，常规洗手容易被清除的微生物，直接接触患者或被污染的物体表面时可获得，可通过手传播，与医院感染密切相关。常居菌是能从大部分人体皮肤上分离出来的微生物，是皮肤上持久的固有寄居菌，不易被机械摩擦清除，如凝固酶阴性葡萄球菌、棒状杆菌属、丙酸菌属、不动杆菌属等。常居菌一般情况下不致病，在一定条件下能引起导管相关感染和手术部位感染等。故手臂清洗消毒后还要穿无菌手术衣、戴无菌手套，以防细菌进入手术切口。

外科手消毒是指外科手术前医护人员用流动水和洗手液揉搓冲洗双手、前臂至上臂下1/3，再用手消毒剂清除或者杀灭手部、前臂至上臂下1/3暂居菌和减少常居菌的过程。

（一）外科手消毒的原则

（1）先洗手后消毒。

（2）不同患者手术之间、手套破损或手被污染时，应重新进行外科手消毒。外科洗手采用"七步洗手法"，消毒常用方法为免刷手消毒方法。

（二）免刷手消毒方法

包括冲洗手消毒方法和免冲洗手消毒方法。

1.冲洗手消毒方法

取适量的手消毒剂揉搓双手的每个部位、前臂和上臂下1/3，并认真揉搓2～6min，用流动水冲净双手、前臂和上臂下1/3，无菌巾彻底擦干。流动水应达到国家规定标准，特殊情况水质不达标时，手术医师在戴手套前，应用醇类消毒剂消毒双手后戴手套。手消毒剂的取液量、揉搓时间及使用方法应遵循产品使用说明书。

2.免冲洗手消毒法

取适量的手消毒剂涂抹至双手的每个部位、前臂和上臂下1/3，并认真揉搓直至消毒剂干燥。手消毒剂的取液量、揉搓时间及使用方法应遵循产品使用说明书。

涂抹外科手消毒剂的步骤。

（1）取适量的手消毒剂放置在左手掌上，将右手手指尖浸泡在手消毒剂中（≥5s），将手消毒剂涂抹在右手、前臂直至上臂下1/3，确保通过环形运动环绕前臂至上臂下1/3，将手消毒剂完全覆盖皮肤区域，持续揉搓10～15s，直至消毒剂干燥。

（2）取适量的手消毒剂放置在右手掌上，左手重复上述过程。

（3）取适量的手消毒剂放置在手掌上，揉搓双手直至手腕，揉搓方法按照"七步洗手法"（无须揉搓指尖）揉搓至手部干燥。

（4）保持双手拱手姿势，自然干燥。此后双手不得下垂，不能接触未经消毒的物品。

若无菌性手术完毕，手套未破，需进行另一台手术时，先脱无菌手术衣，再脱手套，可不重新外科洗手，仅需取适量消毒剂涂抹双手和前臂，揉搓至干燥后再穿无菌手术衣、戴手套；若前一台为污染手术，进行下一台手术前应重新洗手。

三、穿无菌手术衣

（一）传统对开式手术衣穿法

（1）取手术衣，在较宽敞的地方双手持衣领打开手术衣。双手提住衣领两角，衣袖位向前。

（2）向上轻抛手术衣，顺势将双手插入袖中，两臂平行前伸，手指不露出袖口，不可高举过肩。

（3）巡回护士在穿衣者背后抓住衣领内面，协助拉袖口，并系住衣领后带。

（4）穿好手术衣、戴好无菌手套者双手交叉，身体略向前倾，用手指夹住腰带递向后方，由巡回护士接住并系好。

（5）穿好无菌手术衣后，双手应保持在腰以上、肩以下及两侧腋前线之间。

（二）遮背式手术衣穿法

（1）取手术衣，在较宽敞的地方双手持衣领打开手术衣，双手提住衣领两角，衣袖位向前。

（2）将手术衣向上轻轻抛起，双手顺势插入袖中，两臂前伸，双手不露出袖口，不可高举过肩，也不可向左右侧展开，以免碰触非无菌物品引起污染。

（3）巡回护士在穿衣者背后抓住衣领内面，并系住衣领后带，同时系住左叶背部与右侧腋下的一对系带。

（4）穿衣者戴好无菌手套。

（5）解开腰间活结，将右侧腰带递给台上的手术人员或由巡回护士用无菌持物钳夹持腰带绕穿衣者一周后交穿衣者自行系于腰间。

四、戴无菌手套

戴无菌手套的程序为先穿手术衣后戴手套，方法分无接触式和开放式2种。

（一）无接触式戴手套

1.自行戴无菌手套方法

（1）穿无菌手术衣时双手不伸出袖口，在袖筒内将无菌手套包装打开平放于无菌台面上。

（2）左手隔着衣服取左手手套置于左手的掌侧面，指端朝向前臂，反折边与袖口平齐，手套的大拇指与袖筒内的左手大拇指对正，左手隔衣袖抓住手套边缘，右手隔着衣袖将手套边反翻向左手背包裹手及袖口。右手隔着衣袖向近心端拉左手衣袖，袖口拉到拇指关节即可。同法戴右手手套。

2.协助戴无菌手套方法

协助者用双手撑开一手套，被戴者手直接插入手套中。

（二）开放式戴手套

（1）从手套袋内取出滑石粉袋，轻轻擦于手背、手掌及指间，使之光滑（一次性手套已涂滑石粉，可省略此步骤）。

（2）掀开手套袋，捏住手套口向外翻折部分（手套内面），取出手套，分清左、右侧。

（3）左手捏住并显露右侧手套口，将右手插入手套内，戴好手套，注意未戴手套的手不可接触手套外面（无菌面）。

（4）用已戴好手套的右手指插入左手手套口翻折部的内面（手套的外面），帮助左手插入手套并戴好。

（5）分别将左、右手套的翻折部翻回，并盖住手术衣的袖口，注意已戴手套的手只能接触手套的外面（无菌面）。

（6）用无菌生理盐水冲洗手套上的滑石粉。

五、脱手术衣及手套

（一）脱手术衣

1.他人帮助脱手术衣法

手术人员双手抱肘，由巡回护士将手术衣肩部向肘部翻转，再向手的方向拉扯脱下手术衣，手套的腕部亦随之翻转于手上。

2.自行脱手术衣法

左手抓住手术衣右肩并拉下，使衣袖翻向外，同法拉下手术衣左肩，脱下手术衣，使衣里外翻，保护手臂及洗手衣裤不被手术衣外面污染。

（二）脱手套

用戴手套的手抓取另一手的手套外面，翻转脱下；用已脱手套的拇指伸入另一手套的里面，翻转脱下。注意双手不能接触手套外面。

第四节　手术室无菌操作技术

手术中的无菌操作是预防切口感染、保证患者安全的关键，是影响手术成功的重要因素。所有参加手术的人员都要充分认识其重要性，严格遵守无菌原则，并贯穿手术的全过程。

一、手术中的无菌操作原则

（一）明确无菌范围

手术人员外科手消毒后，手臂不可接触未经消毒的物品。穿好手术衣后，手术衣的无菌范围为肩以下、腰以上、两侧腋前线以内的区域。手术人员手臂应保持在腰水平以上，肘部内收，靠近身体，既不能高举过肩，也不能下垂过腰或交叉于腋下。不可接触手术床边缘及无菌桌桌缘以下的布单。凡下坠超过手术床边缘以下的器械、敷料及缝线等一概不可再取回使用。无菌桌仅桌缘平面以上属无菌，参加手术人员不得扶持无菌桌的边缘。

（二）保持无菌物品的无菌状态

无菌区内所有物品均应严格灭菌。手套、手术衣及手术用物（如无菌巾、布单）如疑有污染、破损、潮湿，应立即更换。一份无菌物品只能用于一个患者，打开到手术台后即使未用，也不能留给其他患者使用，需重新包装、灭菌后才能使用。

（三）保护皮肤切口

在切开皮肤前，可先粘贴无菌手术薄膜，再经薄膜切开皮肤，以保护切口。切开皮肤及皮下脂肪层后，切口边缘应以无菌大纱布垫或手术巾遮盖，并用缝线及巾钳固定，或进入体腔后使用切口保护器保护切口，仅显露手术野。凡与皮肤接触的刀片和器械不应再用，若需延长切口或缝合前，需用75%乙醇溶液再消毒皮肤一次。手术因故暂停时，切口应用无菌巾覆盖。

（四）正确传递物品和调换位置

手术时不可在手术人员背后或头顶方向传递器械及手术用品，应由器械护士从器械升降台侧正面方向递给。手术人员应面向无菌区，在规定区域内活动。同侧手术人员如需交换位置，一人应先退后一步，背对背转身到达另一位置，以防接触对方背部非无菌区。对侧手术人员如需交换位置，需经器械台侧交换。

（五）减少空气污染

手术进行时不应开窗通风或用风扇，室内空调机风口也不能吹向手术台，尽量减少人员走动，以免扬起尘埃，污染手术室内空气。手术过程中保持安静，不高声说话嬉笑，尽量避免咳嗽、打喷嚏，不得已时须将头转离无菌区。请他人擦汗时，头应转向一侧。口罩若潮湿，应更换。每个手术间参观人数不超过2人，参观手术人员不可过于靠近手术人员或站得太高，也不可在室内频繁走动。

二、无菌器械桌的准备

无菌器械桌用于术中放置器械，由巡回护士和器械护士共同准备。

（一）巡回护士

将手术包、敷料包放于桌上，用手打开第1层包布（双层），注意只能接触包布的外面，由里向外展开，手臂不可跨越无菌区。用无菌持物钳打开第2层包布，先对侧后近侧。

（二）洗手护士

穿好无菌手术衣和戴好无菌手套后，用手或无菌持物钳打开第2层包布。铺在台面上的无菌巾共4~6层，无菌单应下垂至少30cm。将器械按使用先后分类，并有序地摆于器械桌上。放置在无菌桌内的物品不能伸至桌缘外。若无菌桌单被水或血浸湿，则失去无菌隔离作用，应加盖干的无菌巾或更换。若为备用无菌桌（连台手术），应用双层无菌巾盖好，有效期4h。

三、手术区铺单法

手术区皮肤消毒后，铺无菌单。其目的是建立无菌安全区，显露手术切口所必需的最小皮肤区域，其余部位予以遮盖，以免和减少术中污染。铺单原则是除手术区外，手术区周围要有4~6层无菌布单覆盖，外周最少2层。以腹部手术为例，一般铺以下3种巾/单。

（一）铺无菌巾

又称切口巾，即用4块无菌巾遮盖切口周围。

（1）器械护士持无菌巾折边的1/3，第1、第2、第3块无菌巾的折边朝向第一助手，第4块的折边朝向器械护士自己，按顺序传递给第一助手。

（2）第一助手接过折边的无菌巾，分别铺于切口下方、上方及对侧，最后铺自身侧。每块巾的内侧缘距切口线3cm以内。已铺好的无菌巾不可随意移动，如需移动只能向切口外移。

（3）手术巾的4个交角处分别用布巾钳夹住或贴上无菌手术薄膜。铺巾完成后，第一助手应再次消毒手和手臂，并穿无菌手术衣，戴无菌手套后再铺其他层的无菌单。

（二）铺手术中单

将2块无菌中单分别铺于切口的上、下方。铺巾者需注意避免自己的手触及未消毒物品。

（三）铺手术洞单

将有孔洞的剖腹大单正对切口，短端向头部、长端向下肢，先向上方再向下方，分别展开。展开时手卷在剖腹单里面，以免污染。要求短端盖住麻醉架，长端盖住器械托盘，两侧和足端应垂下超过手术台边缘30cm。已铺下的无菌单只能由手术区向外移动，不可向内移动。

第十章　心血管系统疾病的检验

第一节　冠状动脉粥样硬化性心脏病

一、疾病概述

冠状动脉粥样硬化性心脏病指冠状动脉粥样硬化使管腔狭窄或阻塞，导致心肌缺血、缺氧而引起的心脏病，它和冠状动脉功能性改变即冠状动脉痉挛一起，统称为冠状动脉性心脏病，简称冠心病，亦称缺血性心脏病。根据心肌缺血的发生机制、发展速度和预后，临床上将冠心病的临床类型分为慢性心肌缺血综合征和急性冠状动脉综合征。慢性心肌缺血综合征包括隐匿型冠心病、稳定型心绞痛和缺血性心肌病。急性冠状动脉综合征是指由急性心肌缺血引起的一系列临床症候群，急性ST段抬高型心肌梗死（STEMI）和非ST段抬高型急性冠状动脉综合征（NSTE-ACS）。非ST段抬高型急性冠状动脉综合征包括非ST段抬高型心肌梗死（NSTEMI）和不稳定型心绞痛（UA）。NSTEMI与UA的发病机制和临床表现相似，但严重程度不同，其区别主要是缺血是否严重到导致心肌坏死。2015年，欧洲心脏病学会NSTE-ACS指南提出，肌钙蛋白（cTn）是区分NSTEMI和UA的最核心指标，cTn的升高也是鉴别高危NSTE-ACS患者的重要指标之一。稳定型心绞痛表现为阵发性胸前区压榨性或窒息样疼痛感觉，主要位于胸骨后，可放射至心前区等，持续数分钟，一般不超过15min，经休息或舌下含化硝酸甘油后迅速消失，常由体力劳动或情绪激动所诱发。急性冠状动脉综合征临床表现差异大、可不典型，且与其他疾病难以区分。

二、主要实验室检查

（一）肌钙蛋白（cTn）与心肌酶谱

cTn与心肌酶谱主要用于急性心肌损伤及心肌梗死的预测与评估，2018年欧洲心脏病学会（ESC）发布的第四版心肌梗死全球统一定义明确了心肌损伤和心肌梗死的区别。至少一个cTn高于正常参考值上限（URL）第99个百分位数时，诊断为心肌损伤，如果cTn值有上升和（或）下降，考虑为急性心肌损伤；当急性心肌损伤有心肌缺血的临床表现时即为急性心肌梗死；稳定的cTn（变化范围≤20%）提示慢性疾病；cTn升高/降低并未伴随临床心肌缺血的体征和（或）症状，提示急性心肌损伤（如急性心力衰竭、心肌炎）。详见本章第二节急性心肌梗死。

（二）超敏C-反应蛋白（hs-CRP）

C-反应蛋白（CRP）为非特异性的炎症指标，在正常人血清中含量极低，采用普通的免疫比浊法通常不能准确测定血清中CRP含量。利用乳胶增强等技术，能够增加检测的敏感性，即使较低的CRP浓度也能够被准确检出，这样敏感性检测方法检测出来的CRP被称为超敏C-反应蛋白（hs-CRP）。普通CRP多用来反映炎症程度，而hs-CRP则在冠心病、脑卒中、周围血管病的风险评估和预后中发挥重要作用。

1.hs-CRP是重要的心血管事件预测因子

血清hs-CRP水平与冠状动脉狭窄积分无直接相关性，而与动脉粥样斑块的稳定性有关。hs-CRP是独立的心血管疾病的危险因素，有助于评估高危人群的患病风险。

2.hs-CRP在心血管疾病预防中的作用

在初级预防中，检测血脂时最好同时检测hs-CRP。有研究表明：血脂正常但hs-CRP浓度升高的人群采用他汀药治疗后远比未治疗者受益。因此，当hs-CRP浓度升高，即便血脂正常也应使用他汀药物治疗。参考范围：根据急性冠状动脉综合征发生的危险度分为：低危<1mg/L；中危1～3mg/L；高危>3mg/L。

（三）同型半胱氨酸（HCY）

HCY为一种含硫氨基酸，是蛋氨酸代谢过程中的重要中间产物。血浆中存在氧化型和还原型HCY两种形式，氧化型含二硫基，包括HCY和胱氨酸；还原型含巯基，包括HCY和半胱氨酸。正常机体存在少量HCY，还原型仅占2%。

1.HCY血症是独立的动脉粥样硬化和冠心病危险因素

一些患者虽然不存在传统的危险因素，如高血压、高血脂、糖尿病、吸烟等，但是存在轻、中度的高HCY血症，尤其在年轻发病者中。有研究显示，10%的冠心病患者的发病与HCY升高有关，轻、中度HCY升高可使心血管疾病死亡危险性增加4～6倍，血浆总HCY每升高5μmol/L，则冠心病危险性在男性增加60%，女性增加80%，因此，HCY是冠心病的一个独立危险因素。

2.血浆HCY水平与冠状动脉病变程度有一定关系

有研究表明：单支、双支、多支血管病变的患者血浆HCY水平呈逐级递增的趋势；

并且与血管病变的严重程度有关。冠状动脉狭窄大于等于99%的患者，血浆HCY水平远高于狭窄小于75%的患者。血浆HCY水平还与冠心病患者的远期预后、生存率、病死率有关。正常参考区间：小于等于50岁者HCY小于等于15μmol/L；大于50岁者HCY小于等于20μmol/L。

（四）血脂测定

血脂过高时，过多的脂质在血管壁上沉积，逐渐形成小的"斑块"，即我们常说的"动脉粥样硬化"。这些"斑块"增多增大，逐渐堵塞血管，狭窄的血管使血流变慢，严重时血流被阻断，可以引发危及生命的急性事件，这种情况如发生在心脏血管，就称之为冠心病；如发生在脑血管，就称之为脑血管意外、脑卒中。血脂中的甘油三酯（TG）、总胆固醇（TC）、低密度脂蛋白胆固醇（LDL-C）、小而密低密度脂蛋白（sdLDL）、脂蛋白（a）[LP（a）]载脂蛋白-B（Apo-B）水平升高均为冠心病的重要危险因素，而高密度脂蛋白胆固醇（HDL-C）、载脂蛋白-A（Apo-A）则与冠心病发病呈负相关。

1.血清总胆固醇（TC）

血清中总胆固醇包括游离胆固醇（Free cholesterol，FC）和胆固醇酯（Cholesterol Ester，CE）两部分，其中，绝大多数是与脂肪酸结合的胆固醇酯，仅有不到10%是以游离状态存在的。胆固醇是动脉粥样硬化和冠心病明确的危险因子，与冠心病的发病率呈正相关。参考区间：我国《中国成人血脂异常防治建议》指出，理想范围：小于5.18mmol/L；边缘升高：5.18～6.19mmol/L；升高大于等于6.22mmol/L。

2.LDL-C

LDL-C主要结构蛋白为ApoB100，血清中约70%的胆固醇在LDL颗粒中，LDL-C将胆固醇从肝脏转运到动脉壁，其升高可导致胆固醇在动脉壁内沉积，从而促进粥样斑块的形成，LDL-C与冠心病关系密切。高LDL-C是动脉粥样硬化性心脑血管疾病的主要独立危险因子，因此，LDL-C浓度升高意味着冠心病患病风险大大增加。美国胆固醇教育计划（National Cholesterol Education Program，NCEP）一直将LDL-C作为降脂治疗的首要目标，因此LDL-C水平可作为治疗效果的参考指标。参考区间可根据我国《中国成人血脂异常防治建议》指出，理想范围：小于2.6mmol/L（100mg/dL）；合适水平：小于3.4mmol/L（130mg/dL）；边缘升高：大于等于3.4mmol/L（130mg/dL）且小于4.1mmol/L（160mg/dL）；升高大于等于4.1mmol/L（160mg/dL）。以上参考范围主要适用于中国动脉硬化性心血管疾病一级预防人群。

3.sdLDL

sdLDL是LDL的亚组分之一，其颗粒更小、密度更高，比LDL更易于沉积在动脉壁，是比LDL更重要的冠心病致病因素。2000年，美国将高水平的sdLDL列为冠心病的致病性危险因素之一，sdLDL水平与动脉粥样硬化的发展程度及冠心病（CHD）的风险呈正相关。当sdLDL超过2.6mmol/L，冠心病危险增高3倍。即使LDL-C低值，如果sdLDL水平高，冠心病的发病风险也会增大。sdLDL现已被NCEP委员会成人治疗组列入新发现的重要心血管疾病危险因素之一。正常参考值：年轻男性（20~44岁）0.246~1.393mmol/L（9.5~53.8mg/dL），年轻女性（20~54岁）0.243~1.109mmol/L（9.4~42.8mg/dL），老年人（45~79岁男性、55~79岁女性）0.246~1.362mmol/L（10.2~52.6mg/dL），建议各实验室根据年龄、性别、饮食、地域的不同建立自己的正常参考区间。

4.Lp（a）

Lp（a）有独立于其他载脂蛋白的代谢途径，能通过干扰脂质代谢和纤溶系统，在动脉粥样硬化及血栓形成中发挥重要作用。Lp（a）有促进斑块炎症发生的作用，影响斑块稳定性。有研究表明，Lp（a）与LDL-C对冠心病的发生具有一定的协同作用，当LDL-C正常，而Lp（a）>300mg/L时，患心脑血管疾病的危险性是正常人的2倍，当LDL-C和Lp（a）浓度均增高时，患心脑血管疾病的危险性则是正常人的8倍。正常参考范围：0~300mg/L。

5.高密度脂蛋白（HDL）

HDL是一种抗动脉粥样硬化的脂蛋白，是冠心病的保护因素。HDL有抑制低密度脂蛋白氧化和聚集的作用，这对动脉粥样硬化具有预防保护作用。此外，HDL还可以通过增加纤溶酶原激活物的形成而激活血液中的纤溶酶原，从而发挥其促纤溶的作用，以减少血栓形成，因此低水平HDL说明冠心病患病风险高。正常参考范围：男性1.07~1.73mmol/L，女性1.26~1.90mmol/L。

6.载脂蛋白A1（ApoA1）和ApoB

脂蛋白中的蛋白部分称为载脂蛋白。载脂蛋白分为五大类，包括A、B、C、E、（a），每类中又有亚类，如A类中有A1、A2、A4，B类中又包括B48、B100等。不同脂蛋白含有不同的载脂蛋白，如HDL主要含ApoA1、ApoA2；LDL几乎只含ApoB100；VLDL除含ApoB100外，还含有ApoC1、ApoC2、ApoC3、ApoE；CM含ApoB48，不含ApoB100。临床上最常见检测的是ApoA1和ApoB。ApoB与高脂血症即动脉粥样硬化呈正相关，而ApoA1则相反。正常参考范围：血清ApoA1，1.00~1.50g/L；ApoB，0.5~1.10g/L。

（五）脂蛋白相关磷脂酶A2（Lipoprotein-associated Phospholipase A2，Lp-PLA2）

Lp-PLA2又被称为血小板活化因子乙酰水解酶（Platelet Activating Factor-AH，PAF-AH），属于磷脂酶家族的PLA2的一种，是血管特异的炎症因子。临床诊治意义：心血管疾病患者的存活率与Lp-PLA2水平成反比。2012年，美国临床内分泌医师学会（AACE）

在血脂异常管理与动脉粥样硬化预防内分泌实践指南中指出：在有或无明显冠心病和低LDL-C的患者中，Lp-PLA2已经被确定为是一个强大而独立的心脑血管事件和中风预测因子；指南指出，现有的证据表明血液中Lp-PLA2低于200ng/mL为正常，200～223ng/mL为中度危险，大于223ng/mL的为高度危险；Lp-PLA2与hsCRP有协同作用，当二者都升高时患者风险较大。2012年，欧洲心血管疾病预防临床实践指南（ESC）：对有复发急性栓塞事件的高风险患者可以检测Lp-PLA2，以进一步评估风险。当斑块炎症程度加重或将要破裂时，Lp-PLA2会大量释放入血，因此，血浆Lp-PLA2浓度可有效预测斑块的炎症程度和不稳定性，也可预警心肌梗死和脑血栓的发生与转归。相比于其他的心脑血管临床检测方法，如血管造影、血液生化检查、心肌酶检查、hsCRP和白细胞计数，Lp-PLA2检查同样方便、迅速，在反映动脉粥样硬化的严重程度和动态变化方面有更好的特异性和敏感性。

（六）髓过氧化物酶（MPO）

髓过氧化物酶主要存储在多形核粒细胞和巨噬细胞的嗜苯胺蓝颗粒内，其生化功能为催化氯化物及过氧化氢反应生成次氯酸，次氯酸为强氧化剂，可以导致内皮细胞凋亡、脱落。在动脉粥样硬化斑块中的巨噬细胞分泌的MPO可以降解掉具有保护作用的胶原层，使斑块由稳定斑块变为不稳定斑块，易于破裂，导致急性心脏事件的发生率增加。MPO的检测有助于评估斑块的易损性，MPO越高预示斑块越不稳定，需要警惕急性心肌梗死事件的发生。CAD导致的MPO升高的患者，使用阿托伐他汀进行治疗，可以降低MPO水平。

（七）基质金属蛋白酶（Matrix Metallo Proteinases，MMPs）

MMPs是一个大家族，因其需要Ca_2^+、Zn_4^+等金属离子作为辅助因子而得名。冠心病以动脉炎症为基础，炎症过程可以促进平滑肌细胞、内皮细胞、巨噬细胞分泌MMPs。MMPs能降解任何部位的胞外基质，包括纤维帽的降解，因此，其在动脉粥样硬化、动脉瘤的形成及斑块破裂中都具有重要作用。MMP-7和MMP-9均可以使纤维帽变薄，导致斑块的不稳定，也可以通过降解胞外基质，调节心室重塑，因此，其与斑块的不稳定性和心肌重塑相关。MMPs主要与斑块稳定性相关，其浓度越高说明斑块稳定性越差。若是患有动脉瘤的患者，在高浓度的MMPs情况下，需警惕动脉瘤破裂的发生。介入和他汀类治疗可以降低MMP-9含量，且MMPs的降低与心脏主要不良事件的降低有关。

三、其他检查项目

（一）心电图（ECG）

ECG是发现心肌缺血，诊断心绞痛、心肌梗死最常用的检查方法。心肌缺血、心绞痛时多表现为ST-T改变。对疑有冠心病的患者可给予ECG负荷试验，通过运动或药物给心脏增加负荷进而激发心肌缺血，观察ECG变化，敏感性可达70%，特异性为70%~90%。

（二）选择性冠状动脉造影

选择性冠状动脉造影是目前诊断冠状动脉性心脏病最准确的方法，可以直观地观察到冠状动脉的硬化阻塞程度，为诊断评估病情和治疗提供必要的参考信息，并且在介入治疗方面具有辅助作用。通过心导管检查可以监测各心腔的压力及左心室的功能，并可以准确地反映冠状动脉梗死的位置和程度。

（三）超声心动图

急性心肌梗死时，可根据超声心动图所见的室壁运动异常判断梗死区域，帮助诊断乳头肌功能失调和室间隔穿孔等心肌梗死的并发症。

（四）CT检查

是无创性诊断冠状动脉病变的方法，可显示冠状动脉主要分支及血管壁上的斑块。

（五）血管内超声显像（IVUS）和光学相干断层扫描（OCT）

是侵入性检查方法，可直接观察粥样硬化病变，了解病变性质和组成。

四、主要检验项目评价

（一）hsCRP

hsCRP是炎症反应的应答产物，全身炎症反应的标志物，主要由肝脏产生的一种急性时相蛋白。对心血管疾病不具特异性，并且具有较高的生物变异性。

（二）HCY

服用叶酸、维生素B_{12}、维生素B_6后可降低体内HCY的浓度。一些因HCY代谢过程中的关键酶基因突变或其活性受损导致的遗传病，可使HCY的代谢受阻而在血中堆积，产生高HCY血症。器官移植、雌激素缺乏、缺乏运动、肥胖症、吸烟、乙醇和咖啡等均会引起高HCY。另外，某些药物如苯妥英钠、卡马西平、左旋多巴、非诺贝特等也会引起高HCY血症。目前，HCY检测方法主要为酶循环法。可在大型生化分析仪上使用，操作简单，结果准确可靠，且可和其他参数进行同时分析，是目前最为常用的临床检测方法。

（三）血脂

1.胆固醇

肾病综合征、甲状腺功能减退、妊娠、糖尿病等可导致血浆胆固醇的升高。严重外伤和急性感染可导致胆固醇明显降低。检测方法：血清总胆固醇测定方法主要为酶法（CHOD-PAP法）。维生素C可干扰CHOD-PAP法对胆固醇的测定，含维生素C过高的样本，总胆固醇测定结果会偏低，乳糜血、溶血、黄疸、维生素C均会影响测定结果。

2.sdLDL

检测方法：过氧化物酶法，适用于各种全自动生化分析仪。

3.Lp（a）

人群中血清Lp（a）浓度差异较大，而个体血清Lp（a）浓度相对稳定，且不受年龄、性别、吸烟、饮食、环境及脂代谢的影响，主要由遗传因素决定。但各种急性时相反应、肾病综合征、糖尿病肾病、妊娠和服用生长激素均可导致Lp（a）的升高。Lp（a）的测定一般采用免疫透射比浊法。

4.ApoA1和ApoB

ApoA1和ApoB一般用免疫透射比浊法测定。但是当伴有感染、血液透析、慢性肾炎、糖尿病、慢性肝炎、肝硬化、胆汁淤积阻塞、吸烟等会引起ApoA1的增高。ApoA1缺乏症、鱼眼病、家族性LACT缺乏症、家族性低α脂蛋白血症等均会导致血清中ApoA1和HDL的极低状态。

（四）Lp-PLA2

检测方法：连续监测法（速率法）和ELISA法两种方法。

（五）MPO

当中性粒细胞或巨噬细胞活性增加时，如感染、炎症和浸润性疾病时，会出现MPO浓度升高。检测方法主要有化学比色法、ELISA法、化学发光检测法。

（六）MMPs

主要检测方法：底物胶电泳酶谱法、ELISA法、高效液相色谱法、化学比色法。

第二节　急性心肌梗死

一、疾病概述

急性心肌梗死是在冠状动脉病变的基础上，发生冠状动脉血供急剧减少或中断，使相应的心肌严重而持久地缺血所致的部分心肌急性坏死。基本病因为冠状动脉粥样硬化，在此基础上粥样斑块破裂、糜烂，继而血栓形成，或动脉持续性痉挛，使管腔迅速发生持久而完全的闭塞，如该动脉与其他冠状动脉间侧支循环原先未充分建立，即可导致该动脉所供应的心肌严重持久缺血，引起心肌坏死。急性心肌梗死症状与梗死的部位、大小、侧支循环情况密切相关，发病时几乎均有胸痛，发作不频繁，但是持续时间较长、疼痛剧烈。发病24h内心律失常多见，以室性期前收缩最常见，心室颤动是心肌梗死早期的主要死因。心肌梗死的诊断依据：在心肌损伤的基础上，伴有心肌缺血的临床表现。心肌损伤的诊断依据：至少一个cTn高于正常参考值上限（URL）第99个百分位数时，诊断为心肌损伤。如果cTn值有上升和（或）下降，考虑为急性心肌损伤，当急性心肌损伤有心肌缺血的临床表现时即为急性心肌梗死。急性心肌梗死主要并发症：乳头肌功能失调或断裂、心脏破裂、栓塞、室壁瘤、心肌梗死后综合征。

二、主要实验室检查

当心肌细胞出现坏死之后，血液中的一些指标会升高，包括CK-MB、Mb、肌钙蛋白I（cTnI）、肌钙蛋白T（cTnT）。其中，cTnI和cTnT是所有心肌细胞坏死升高持续时间和幅度最高的。在急性心肌梗死时，最小的肌红蛋白（Mb）存在于细胞质内，首先释放。存在于核和线粒体内的肌酸激酶同工酶（CK-MB）随后释放。而存在于收缩器内结构蛋白——cTn要等细胞完全裂解后才会释放，专家一致认为，心肌细胞死亡后，cTn才释放。

（一）心肌肌钙蛋白（cTn）

当心肌细胞损伤时，cTn在血中出现早、持续时间长，是心脏的特异性蛋白。cTn包括cTnI、cTnT及cTnC三个亚单位，其中cTnI和cTnT是心肌损伤标志物，对心肌坏死或损伤有高度的敏感性和特异性。在所有心肌标志物中，cTn分泌的浓度最高，使其具有最佳的检测灵敏度，成为检测急性心肌梗死最佳的生化标记物。同时cTn随着缺血症状的缓解而逐渐降低，升高持续时间7～14d，使其能够帮助判断急性心肌梗死患者的预后情况。cTnI在急性心肌梗死后4～6h或更早即可升高，24h后达峰值，约1周后降至正常。cTnT在急性心肌梗死后3～4h开始升高，2～5d达峰值，持续10～14d。血清cTnI和cTnT可用于心肌梗死的诊断，估测梗死面积，是对患者进行危险评估以及预后和治疗效果判断的良好标志物，连续监测血清cTn是判断心肌梗死再梗或冠状动脉再通的指标之一。

目前，临床已开始应用超敏心肌肌钙蛋白I（hs-cTnI）和超敏心肌肌钙蛋白T（hs-cTnT），检测灵敏度能提高10倍，能早期发现心肌微小损伤。缩短了"肌钙蛋白诊断盲区"，增加了MI诊断的精确度，特别是在胸痛患者的早期，有利于MI的快速诊断和排除。

hs-cTn水平应作为心肌细胞损伤的量化指标（如hs-cTn水平越高，心肌梗死的可能性越大），升高超过参考上限5倍对于Ⅰ型心肌梗死有很高的（＞90%）阳性预测价值，升高达到参考上限3倍对于急性心肌梗死仅有一定的（50%～60%）阳性预测价值，需参考其他相关因素。在急性和慢性心肌损伤疾病中cTn浓度升高和（或）下降的速度和程度是不同的，变化越突出，则急性心肌梗死可能性越大。

cTn水平与左心室功能下降、肾衰竭、收缩压升高、糖尿病、BNP升高、CAD或中风病史，曾做过经皮冠状动脉介入治疗（PCI）或冠状动脉旁路移植术（CABG）均有关。cTn升高永远意味着心肌损伤，并且不管什么原因，升高意味着预后不良。hs-cTn只有器官特异性，不具疾病特异性。hs-cTn的应用会使慢性心脏并发症判断能力有革命性的提高，并且会改善对急性心肌梗死的判断。同时心肌损伤的检出会更多、更早、更准确。

（二）肌酸激酶（CK）及其同工酶（CK-MB）

CK的同工酶形式有：CK-MM、CK-BB和CK-MB。CK-MB同工酶主要存在于心肌中，占CK总活力的20%。血清中CK和CK-MB的活性在心肌梗死发生后4～10h开始升高，未接受溶栓治疗的患者约24h达峰值，梗死冠状动脉得到早期再灌注的患者提早10h达峰值，36～72h后恢复到正常水平。CK-MB对心肌梗死诊断的敏感性和特异性较CK高，其升高程度可粗略反映心肌梗死的面积，是评估患者预后的重要因素。临床上CK及其同工酶和亚型的测定主要用于心肌梗死的诊断、鉴别诊断及预后判断。

美国临床化学协会（AACC）指南指出。

（1）应使用测定CK-MB质量取代测定CK-MB活性的方法。

（2）当没有检测cTn时，可接受检测CK-MB质量的方法作为替代。

（3）在早期再次心肌梗死中CK-MB是最好的指标，CK-MB半衰期短，变化快，心肌梗死再次发生前CK-MB应该处于正常水平，而cTn增高；如果CK-MB升高的话，说明再次梗死，而cTn因为本来就高，无法准确地反映心肌梗死是否再次发生。

（4）梗死严重时，大量血栓形成，CK-MB的释放受到限制，不能顺利释放入血，溶栓后，累积的CK-MB迅速释放入血，使CK-MB峰值提前，故CK-MB峰值提前是溶栓成功的间接指征。

参考区间：CK-MB活性10～24U/L（免疫抑制法）；大于总CK活性的6%有意义。正常CK-MB质量为1.0～4.9ng/mL；大于5.0ng/mL有意义。

（三）肌红蛋白（Mb）

Mb是心肌损伤的早期标志物。急性心肌梗死发生后1h，即从受损的心肌细胞中释放入血，2～4h明显升高，6～9h达峰值，24～36h恢复至正常水平。Mb阴性预测值为100%，因此在胸痛发作6～10h如Mb阴性可基本排除急性心肌梗死。

1.Mb优势

（1）对急性心肌梗死反应最灵敏，升高最快（2h内），有助于急性心肌梗死早期诊断。

（2）可作为急性心肌梗死的排除指标（6～9h出现高峰），持续时间短，与病情同步，可用于再梗诊断。

2.Mb不足

（1）存在于所有横纹肌中，特异性差。

（2）在24h恢复到正常水平，因此在就诊延误的胸痛患者中的诊断价值有限。

（3）临床上除急性心肌梗死以外，开胸手术、过度体育锻炼、骨骼肌损伤、进行性肌萎缩、休克、严重肾功能不全、肌肉注射等情况时Mb均可升高，因此其诊断心肌梗死的特异性较差。

3.参考区间

男性20～80μg/L；女性10～70μg/L。

（四）B型利钠肽（BNP）（又称脑利钠肽）

（1）BNP有助于诊断不稳定型心绞痛和急性心肌梗死，评估急性心肌梗死的梗死面积。急性冠状动脉综合征时心肌细胞缺血坏死可诱发短暂的或永久的心室功能不全，心肌缺血本身也可以增加室壁张力，使BNP释放增加，其增加的程度与梗死的面积和缺血的区域相关。BNP可以作为检测心肌缺血损伤程度的一个量化标准和急性心肌梗死预后的参考指标。

（2）BNP有助于急性冠状动脉综合征的危险分层、区分可能发展为急性心力衰竭的急性冠状动脉综合征患者、死亡风险预测。在急性心肌梗死的治疗中，虽然早期溶栓治疗或PCI介入治疗对急性ST段抬高型急性心肌梗死有效，但对非ST段抬高型急性心肌梗死的最佳治疗策略仍有争议。不同的治疗策略往往取决于对患者的预后风险判断。因此，危险分层对于确定合理的药物治疗和介入治疗或是手术治疗，在临床有非常重要的意义。

（3）测定胸痛患者的BNP水平有助于标准化心肌损伤标志物

①如果cTn阴性患者的BNP水平较高，那么预示随后cTn含量将会升高。

②如果非典型胸痛患者心电图没有变化，cTn没有升高，而且BNP水平少于100pg/mL，那么意味着患者风险很低。

③急性冠状动脉综合征和NSTEMI患者的高BNP水平是死亡的有效预示物，即使cTn呈现阴性。这使得医师有可能为这些患者采取更进一步的治疗。

④急性冠状动脉综合征患者较高的BNP水平可能预示急性HF即将到来。

（4）参考范围

BNP<100pg/mL的患者，心力衰竭可能性很小；BNP>400pg/mL的患者，心力衰竭可能性很大；BNP介于100~400pg/mL的患者，需接受其他检查。

血中BNP水平与年龄相关，随着年龄的增长，血中BNP水平是增高的。

（五）心脏型脂肪酸结合蛋白（H-FABP）

正常心肌细胞中富含H-FABP，急性心肌梗死时可从心肌细胞中迅速释放，2~4h与Mb同时升高，6~8h达峰值，24h恢复至正常水平。H-FABP与心肌损伤程度成正比，是急性心肌梗死早期诊断指标之一。计算Mb/H-FABP比值可鉴别心肌或骨骼肌损伤，Mb/H-FABP<10提示心肌损伤可能性大。

（六）缺血修饰白蛋白（IMA）

IMA是心肌缺血的标志物之一，心肌缺血时其升高早于cTn，且升高水平与心肌缺血的严重程度有相关性，灵敏性较高。IMA可联合cTn、心电图用于可疑急性冠状动脉综合征患者的诊断。

（七）糖原磷酸化酶同工酶（GPBB）

GPBB是心肌缺血的早期指标，胸痛发作后2h即升高，8h达峰值，40h后恢复正常。GPBB还可作为急性心肌梗死早期溶栓治疗的有效监测指标。

（八）凝血系统

心肌梗死患者体内纤维蛋白原浓度增加，急性心肌梗死后自发和治疗诱导的继发性纤维蛋白降解会导致体内交联纤维蛋白降解产物（如D-二聚体）水平升高，可作为溶栓治疗效果判断指标之一。此外，血栓前体蛋白（TpP）也是血栓活动的指标，对于急性血栓形成的预测有较好的特异性，且出现早，可作为急性心肌梗死早期诊断及溶栓和介入治疗的监测指标。

（九）白细胞计数

多在发病后1~2d增高，持续2~4d。白细胞分类计数多见中性粒细胞增高至0.75~0.90，增高的白细胞可于数天后恢复正常。有时可见核左移，杆状核粒细胞增加，持续1w。如果心肌梗死后，发热伴白细胞升高持续1w以上，常提示合并感染或梗死延展。

三、其他检查项目

（一）心电图

心电图常有进行性改变，对诊断、定位、评估病情、预后均有帮助。

（二）超声心动图

超声心动图有助于了解心室壁的运动和左心室的功能，诊断室壁瘤和乳头肌功能失调，检测心包积液及室间隔穿孔等并发症。

（三）冠状动脉造影（CAG）

冠状动脉造影可以观察冠状动脉粥样硬化病变程度，需要做手术的患者可以做CAG进行手术风险评估。

四、主要检验项目评价

诊断急性心肌梗死的实验室检查较多，cTnI诊断特异性为93%~99%，敏感性为6%~44%；cTnT诊断特异性为74%~96%，敏感性为50%~59%。Mb在急性心肌梗死后出现最早，灵敏度高，但特异性差；CK-MB对急性心肌梗死的诊断不如cTnT和cTnI敏感，但对急性心肌梗死（<4h）的早期诊断有参考价值。必须指出，当症状和心电图能够明确诊断STEMI的患者，不需要等待心肌损伤标志物和（或）影像学检查结果，而应尽早给予再灌注及其他相关治疗。

（一）导致cTn假阳性的方法学原因

（1）2015年FDA的指导意见里指出，cTn常见的检测干扰因素是异嗜性抗体，疑似异嗜性抗体干扰的标本中，应加入异嗜性抗体封闭剂后再测，或用其他cTn检测系统重测标本。人抗动物抗体（HAAA）也属于异嗜性抗体的一种，它们会模拟抗原，干扰抗原抗体反应，使得检测结果异常升高。一般需要通过异嗜性抗体阻断剂或者聚乙二醇沉淀实验（PEG）进行确认，并问患者有无接触过动物源，进行综合判断。

（2）使用血清分离管与用肝素锂抗凝管分离的血浆相比，前者测定的cTn比后者低3.1%，因此测定cTn时，血浆和血清的检测值有轻微差异，故两者的参考区间不同。

（3）轻度溶血对cTn测定结果影响不大，重度溶血会使cTn的结果测定偏高，应重新采集标本。

（4）病理性黄疸时cTn显著增高，生理性黄疸时cTn轻微升高，因此应结合临床其他症状加以分析，黄疸严重者在化验结果处备注：黄疸血，可能干扰检测结果。

（5）高浓度的脂质可使cTn的测定结果降低，乳糜严重者标本进行超速离心，用生理盐水置换等量乳糜血，重新检测。

（6）抗肌钙蛋白抗体：可导致cTn假阴性结果的出现，如有必要可用分离柱去掉IgG。

（7）血中内源性生成物的产生：如碱性磷酸酶在极度升高时会影响检测结果。

（8）样本中存在纤维蛋白凝块或样本不完全凝固会影响cTn检测结果：可见于凝血系统疾病或抗凝治疗的患者。患者存在抗凝治疗或存在凝血障碍，需采用血清管或促凝管采集，更换肝素管。

（9）上层血浆中有悬浮微粒时，可导致cTn轻微升高，应重新离心后再测。

（二）导致CK-MB升高的非心肌梗死原因

在脑外伤、癫痫、脑缺氧、恶性肿瘤、平滑肌肿瘤等疾病时，CK-BB明显升高，会导致CK-MB活性测定的假性升高。另外，CK与免疫球蛋白结合形成巨CK、线粒体CK释放，也会因为M亚甲基活性抑制不完全而导致CK-MB活性假性升高。所以，在诊断应用时要注意排除上述情况。

CK-MB的检测目前临床实验室常用的测定CK-MB有酶活性测定和免疫法测定蛋白质量两种方法，CK-MB免疫法测定质量的方法特异性更高。

第三节　原发性高血压

一、疾病概述

高血压是以体循环动脉收缩期和（或）舒张期血压持续升高为主要特点的进行性"心血管综合征"，是最常见的心血管疾病之一。可分为原发性高血压和继发性高血压两类。原发性高血压又称为高血压病，是一种以血压升高为主要临床表现而病因尚未明确的独立疾病，占高血压的95％以上。高血压病有遗传倾向，不仅血流动力学异常，而且伴有血脂、血糖等代谢紊乱，还可并发心、脑、肾、血管、视网膜等靶器官损害。

二、主要实验室检查

（一）高血压三项

1.血浆肾素

肾素由肾小球旁器分泌，高钾、低钠、血容量减少或肾脏血液灌注减少等均可刺激肾素分泌。临床检测中血浆肾素通过血浆肾素活性（PRA）或血浆肾素浓度（PRC）表现。

肾素升高见于：原发性高血压、恶性高血压、肾血管性高血压、慢性肾衰竭、胃肠道疾病、艾迪生病、分泌肾素的肾肿瘤、Bartter综合征、肝硬化、高钾血症、出血或血容量不足、休克等。

肾素降低见于：原发性醛固酮增多症、甾类化合物治疗、先天性肾上腺皮质增生症、高血容量。

正常参考值：立位PRC为4.4~46.1μIU/mL（化学发光法）。

2.醛固酮（Aldosterone，ALD）

醛固酮是由肾上腺皮质合成的强效盐皮质激素，主要受肾素-血管紧张素系统调节。有效肾血流量减少能够刺激肾素释放和血管紧张素生成，血管紧张素Ⅱ能够强烈刺激醛固酮的释放。此外，ACTH、低血钠和高血钾也能刺激醛固酮产生，后者反过来促进肾小管重吸收钠离子并分泌钾离子，通过这种方式控制血钠与血钾水平。由于钠离子转运伴随着水的吸收，所以醛固酮也参与体内水的调节。

原发性醛固酮增多症是指由于肾上腺皮质增生或肾上腺肿瘤，导致醛固酮过多分泌，引起水钠潴留、血容量增多、肾素-血管紧张素系统的活性受抑制，临床表现为以高血压、低血钾为主要特征的综合征。临床上常用醛固酮/肾素活性比值或醛固酮/肾素浓度比值作为原发性醛固酮增多症的初筛试验，若比值增高，需要进行确诊试验（醛固酮抑制试验），如高盐饮食负荷试验、氟氢可的松抑制试验、生理盐水负荷试验和卡托普利抑制试验。醛固酮浓度测定还可用于诊断醛固酮增多症；结合血浆肾素检测可以区分原发性醛固酮增多症（肾上腺病变）与继发性醛固酮增多症（肾上腺外病变）。

醛固酮升高见于：原发性醛固酮增多症、继发性醛固酮增多症、库欣病等。

醛固酮降低见于：醛固酮缺乏症、类固醇治疗、艾迪生病、服用某些抑制醛固酮分泌的降压药、长期高盐饮食、高钠血症、妊娠高血压疾病等。

正常参考区间如下。血醛固酮（单位转换：1ng/dL＝27.7pmol/L）；直立姿势：3.0～35.3ng/dL；仰卧姿势：3.0～23.6ng/dL。24h尿醛固酮：1.19～28.1μg/24h（化学发光法）。

3.血管紧张素Ⅱ（AngⅡ）

肝脏生成的血管紧张素原在肾素作用下水解为血管紧张素Ⅰ（10肽）；后者随血液流经肺循环时，在血管紧张素转化酶（ACE）的作用下，水解为血管紧张素Ⅱ（8肽）。血管紧张素Ⅱ能收缩全身小动脉而升高血压，并能促进醛固酮、儿茶酚胺、抗利尿激素、ACTH及催产素的分泌。血管紧张素Ⅱ能增加外周阻力，升高血压，促进血管平滑肌细胞增生和肥大，引起血管重构；可以促进醛固酮的释放，引起水钠潴留；并加强心肌收缩力，直接刺激交感神经中枢，导致心率增快，外周阻力增高，血压上升。还能直接作用于血管平滑肌或通过交感神经，使内脏、皮肤等血管收缩，血流量减少。

血管紧张素Ⅱ升高见于：由高肾素引起的高血压、大部分恶性高血压患者急进期等。

血管紧张素Ⅱ降低见于：原发性醛固酮增多症、类固醇治疗、先天性肾上腺皮质增生症等。

正常参考区间：立位49～252pg/mL；卧位25～129pg/mL（化学发光法）。

（二）肾功能

早期高血压病患者肾功能无异常，当肾实质受损到一定程度时，血尿素、肌酐水平升高，肌酐清除率降低，常伴有血清尿酸水平增高。

（三）尿微量白蛋白

尿微量白蛋白升高程度与高血压病程及合并的肾功能损害有密切关系，有助于尽早发现肾损害。

（四）血和尿儿茶酚胺及代谢物

儿茶酚胺类物质包括多巴胺（DA）、肾上腺素（E）和去甲肾上腺素（NE）。多巴胺是肾上腺素和去甲肾上腺素的前体物质；变肾上腺素（Metadrenaline，MN）和去甲变肾上腺素（Normetanephrine，NMN）分别是肾上腺素和去甲肾上腺素的催化代谢产物；香草扁桃酸（VMA）同时是MN和NMN的催化代谢产物；高香草酸（HVA）则是多巴胺的代谢物。嗜铬细胞瘤和来源于神经嵴细胞的肿瘤（神经母细胞瘤、副神经节瘤等），能够产生异常高水平的儿茶酚胺类物质，通过促进外周动脉血管收缩，能引起突发性或持续性的严重高血压。因此，该类高血压患者血和尿儿茶酚胺会增加。

三、其他检查项目

（一）血压测量

诊室血压测量是临床诊断高血压和分级的常用方法。18岁以上成年人高血压定义为在未服抗高血压药物情况下收缩压≥140mmHg和（或）舒张压≥90mmHg。动态血压监测可观察被测试者一天24h的血压变化，有助于明确高血压的诊断。

（二）心电图

心电图可以发现左心室肥厚、左心房负荷过重、心肌缺血、心脏传导阻滞或心律失常。心电图诊断左心室肥厚的敏感性不如超声心动图，但对评估预后有帮助。

（三）胸部X线检查

胸部X线检查可见主动脉扩张，左心室肥厚和扩大，心胸比率高于0.5提示心脏受累。全心衰时可见左右心室均增大，并有肺淤血和肺门水肿征象。主动脉夹层、胸主动脉狭窄及腹主动脉狭窄，亦可从影像学检查中找到线索。

（四）超声心动图

超声心动图可直观了解心脏形态、结构及活动情况，是诊断左心室肥厚最敏感、可靠的手段。

（五）眼底检查

眼底检查可发现眼底的血管病变和视网膜病变。视网膜中心动脉压增高，病情发展到不同阶段可见不同眼底变化。

四、主要检验项目评价

1.肾素

肾素检测的影响因素与注意事项。

（1）肾素合成具有日间变异，上午肾素水平较高，推荐上午7：00至10:00采血。

（2）肾素水平受体位影响，直立位时肾素水平较高，卧位较低。如果采集立位标本，确保患者站立或坐位2h以上再采集血标本；如果采集卧位标本，确保患者清晨一直处于卧位直到采集标本。

（3）限制饮食中钠盐的摄入会升高血浆肾素水平。检测前3d应保持正常饮食，钠摄入量约3g/d。

（4）采集标本之前松开止血带，以免结果假性降低。

（5）使用EDTA抗凝管，禁止使用肝素抗凝管（导致结果假性降低）。

（6）怀孕期间由于血清蛋白增加，肾素水平升高。

（7）检测前2~4w，应停止服用甘草（具有醛固酮样作用）及其他可能抑制肾素活性的药物。

（8）螺内酯会干扰肾素检测，应停药4~6周检测。

（9）可能升高肾素水平的药物包括ACE抑制剂、抗高血压药，利尿剂、雌激素、口服避孕药和血管扩张剂等。

（10）可能降低肾素水平的药物包括：β受体阻滞剂、可乐定、甘草、非甾类消炎药、钾和利血平等。

目前，肾素的检测方法主要为化学发光免疫法（CLIA）检测血浆肾素浓度（Plasma Renin Concentration，PRC），采用双抗体法（捕获抗体+检测抗体）。该方法为全自动操作、方便快捷，灵敏性、重复性好，直接反映血浆肾素水平，易于标准化和推广。

2.醛固酮

醛固酮检测的影响因素与注意事项如下。

（1）体位：直立体位的血浆醛固酮水平明显高于卧位。直立位是指在采血前要求患者保持直立位（或坐立）2h以上。

（2）昼夜节律：血浆醛固酮水平在清晨达峰值，午后水平降低，建议晨7：00至10:00采血。

（3）剧烈运动及应激促进肾上腺皮质分泌，升高醛固酮水平。

（4）饮食：低盐饮食可以升高血及尿醛固酮水平，高盐饮食相反。检测前至少2w患者应当维持正常盐饮食（钠摄入量约3g/d）。

（5）药物：二氮嗪、肼屈嗪、硝普钠、利尿剂、螺内酯、钾等能够引起醛固酮水平升高；血管紧张素转化酶抑制剂、氟氢可的松、甘草、普萘洛尔等能够降低醛固酮水平。检测前应停药2~4w。

醛固酮的检测方法主要有化学发光法和放射免疫分析法。放射免疫分析法因稳定性较差（碘标记物易衰变）、非特异性结合率高（有时会出现交叉反应）、实验反应时间较长，导致结果准确性差而逐渐被淘汰。

3.血管紧张素

血管紧张素的检测主要为化学发光法和放射免疫分析法，检测前3d保持正常盐饮食（钠摄入量约3g/d）。停用可能干扰肾素活性的药物。用EDTA抗凝管采集静脉血样本（肝素能降低检测结果，不应使用肝素作为抗凝剂）。化学发光法：采血时间建议在上午7：00至10：00。卧位为晨起前平卧状态采血或仰卧2h后采血。立位为站立或走动2h后坐位采血。温度方面，专用白帽采血管2~8℃冷藏储存，因为酶抑制剂见光分解，应避光冷链运送。

第四节　心肌炎

一、疾病概述

心肌炎指心肌局灶性或弥漫性炎症病变，可分为感染性和非感染性。感染性心肌炎由病毒、细菌、螺旋体、立克次体、真菌、原虫和蠕虫等引起。非感染性心肌炎常由过敏、变态反应、理化因素或药物所致。心肌炎的临床表现不一，可轻如局灶性感染而无症状，亦可重至暴发性心肌炎而引起致命性心力衰竭和心律失常。临床上以病毒性心肌炎多见，因此本节也主要讨论病毒性心肌炎。

病毒性心肌炎是指嗜心肌病毒感染引起的以心肌非特异性间质性炎症为主要病变的心肌炎，是感染性心肌炎最常见的类型。可出现流行性发病，亦可呈散在发病。主要病原体有柯萨奇病毒、埃可病毒、巨细胞病毒、流感病毒、肝炎病毒、腺病毒、人类免疫缺陷病毒、风疹病毒、脑炎病毒等，以柯萨奇病毒最常见。50%以上患者在发病前1~3w有上呼吸道或消化道病毒感染的前驱症状。根据患者临床表现的差异该病可分为亚临床型、轻症自限型、隐匿进展型、急性重症型、猝死型。

二、主要实验室检查

（一）血常规

白细胞计数可增多。

（二）红细胞沉降率和CRP

急性期或活动期均有红细胞沉降率增快、CRP水平增高，缓解期可恢复正常。

（三）血清心脏标志物检查

急性期或活动期CK-MB、Mb、cTnT、cTnI等均可升高，提示心肌损伤。CK-MB、cTnT、cTnI检测对心肌损伤的诊断具有较高的特异性和敏感性，定量检查有助于心肌损伤范围和预后的判断。cTnT和cTnI是诊断病毒性心肌炎心肌损伤、估计预后、判断疗效的重要依据，其增高程度与心肌细胞坏死程度呈正相关，但心肌炎大多数指标的变化不及心肌梗死显著，尤其是cTn，仅稍高于正常，而心肌梗死时cTn则变化显著。

（四）病毒学检查

以下情况均提示病毒感染。

（1）急性期从心内膜、心肌、心包或心包穿刺液中检测出病毒颗粒、病毒基因片断或特异性病毒抗原。

（2）病毒抗体：第二份血清同型病毒抗体滴度较第一份血清高4倍（2份血清间隔超过2周）或一次高达1∶640。

（3）病毒特异性IgM≥1∶320。血中肠道病毒核酸阳性更支持近期病毒感染。

（五）其他

发生心力衰竭患者，BNP或NT-proBNP检测升高；发生急性肾衰竭患者，肾功能检查结果异常。

三、其他检查项目

（一）心电图

对心肌炎诊断敏感性高，但特异性低，可见ST-T改变及多种心律失常，严重心肌损害时可出现病理性Q波。

（二）胸部X线检查

局灶性心肌炎无异常变化，弥漫性心肌炎或合并心包炎的患者心影扩大，心搏减弱，严重者可见肺淤血或肺水肿。

（三）超声心动图

左心室扩张多不明显，可有收缩或舒张功能异常、节段性及区域性室壁运动异常、室壁厚度增加、心肌回声反射增强和不均匀、右心室扩张及运动异常。

（四）放射性核素检查

2/3的患者可见左心室射血分数降低。

（五）核磁共振（MRI）检查

可清晰显示急性炎症的心肌水肿情况。

（六）心内膜活检

可见心肌间质炎性细胞浸润伴心肌细胞坏死和（或）心肌细胞变性。

四、主要检验项目评价

心肌炎患者如心脏标志物（cTnI、cTnT、CK-MB等）增高提示心肌损伤，但心肌炎患者升高程度不明显。对于病毒性心肌炎病毒学检查多使用免疫方法检测患者血液中病毒特异性抗体帮助诊断。心包穿刺液的病毒核酸或蛋白质抗原检测特异性高，有助于早期诊断，应结合病情考虑，阳性一般可予诊断，但阴性不能绝对排除。对难以明确诊断者，可长期随访，有条件时可做心内膜活检。

第十一章　呼吸系统疾病的检验

第一节　上呼吸道感染

一、疾病概述

上呼吸道感染（upper Respiratory Tract Infection，URTI），简称上感，是包括鼻腔、咽或喉部急性炎症的一组疾病总称。大多由病毒感染所致，如流感病毒、副流感病毒、呼吸道合胞病毒、腺病毒、鼻病毒、柯萨奇病毒等；少数由细菌感染直接引起，或继发于病毒感染后，以口腔定植菌溶血性链球菌多见，其次为流感嗜血杆菌、肺炎链球菌和葡萄球菌等。但临床是否发病还与机体免疫状态有关。常见的临床表现类型有普通感冒、急性病毒性咽炎和喉炎、急性疱疹性咽峡炎、急性咽结膜炎和急性咽扁桃体炎。主要表现为打喷嚏、鼻塞、流涕、咽干、咽痒或烧灼感，以及咳嗽、发热、畏寒等，少数患者可并发急性鼻窦炎、中耳炎、气管-支气管炎，极少数患者可出现败血症、脑膜炎、风湿热、肾小球肾炎、病毒性心肌炎等。此外，还可诱发慢性阻塞性肺疾病、支气管哮喘患者急性加重，心功能不全者心力衰竭加重。临床诊断主要依据患者鼻咽部症状和体征，结合患者的外周血常规以及胸部X线检查，一般无须病因诊断，疾病多呈自限性、预后良好，但发病率高，有时伴有严重并发症，需积极防治。

二、实验室检验项目

（一）血常规

病毒性感染时，白细胞计数多正常或偏低，淋巴细胞比例相对升高；细菌感染时，白细胞计数常增多，可见中性粒细胞增多或核左移现象。

（二）降钙素原（Procalcitonin，PCT）

健康人血液中的PCT浓度非常低，小于0.05ng/mL。病毒性感染时，PCT不增高或轻度增高，通常不超过1~2ng/mL。细菌性感染时，PCT升高；脓毒症时，PCT大于0.5ng/mL，2~10ng/mL可能存在全身细菌、真菌或疟原虫感染或严重的脓毒血症感染。PCT可作为脓毒血症患者的早期诊断和预后指标。

（三）C-反应蛋白（C-reaction Protein，CRP）

CRP是急性时相反应蛋白之一，可用于鉴别细菌性感染和非细菌性感染。健康人血清中CRP含量极微，非细菌性感染时CRP不升高，细菌性感染后CRP常升高。CRP通常在感染后6~8h开始升高，24~48h达到高峰，升高的幅度与感染的程度呈正相关。通过鉴别细菌性感染和非细菌性感染，可以帮助避免不必要的抗生素使用。

（四）抗链球菌溶血素O（ASO）抗体

ASO增高多提示溶血性链球菌感染，常在感染后3~4w达到高峰，并持续数月，见于化脓性扁桃体炎。

（五）红细胞沉降率（Erythrocyte Sedimentation Rate，ESR）

红细胞沉降率又称为血沉，在多种应急情况下，血沉均可升高，如发热、细菌性感染时。血沉对判断疾病发病状态的敏感性高但特异性低。

（六）病毒学检查

因病毒种类繁多，且明确类型对治疗无明显帮助，常规无须明确病原学检查。但当出现疾病的暴发流行或有暴发流行趋势时，如可疑流行性感冒时，可取鼻咽拭子查流感病毒抗原，但应注意病毒抗原检测的假阳性和假阴性。采用免疫荧光法、酶联免疫吸附法、血清学诊断、病毒分离鉴定等判断病毒的类型，区分病毒性感染和细菌性感染，必要时进行病毒核酸载量测定和病毒抗原/抗体检测。

（七）细菌学检查

咽扁桃体炎常出现细菌感染。局部分泌物涂片镜检有助于鉴别细菌感染或过敏反应，其中过敏反应表现为分泌物中嗜酸性粒细胞增多，细菌感染可表现为细菌染色阳性和急性炎症相关细胞升高，如中性粒细胞，也可将分泌物做细菌培养和药物敏感试验。

三、相关检查项目

（一）影像学检查

一般无须行X线检查，如需鉴别肺炎时可考虑；在合并急性或慢性鼻窦炎时，X线片上可见病变的鼻窦不透光，CT能帮助确定鼻窦炎的程度、范围。

（二）心电图或超声心动图

流感病毒、柯萨奇病毒等感染后偶见心律失常。

四、主要检验项目评价

上呼吸道感染的诊断主要根据病史、鼻咽部的症状体征及流行病学特点。血液检查（如白细胞计数、CRP和PCT）常用于初步鉴别细菌性感染或非细菌性感染。

PCT与感染和脓毒症的相关性很好，近年来，已被推荐用于细菌感染和脓毒症的诊断、治疗监测和预后评估。在其临床应用上还需注意以下几方面。

（一）样本要求

血清或血浆、有无抗凝剂、动脉血或静脉血对检测结果的影响均较小。PCT在血样中非常稳定，采血后在室温下可放置24h，浓度下降约12%，4℃保存下降约6%，如果需要长时间检测，则需要低温或冰冻保存血样。

（二）检测方法选择

PCT的检测方法多种多样，胶体金法和免疫层析法操作简单，不需要特殊的仪器，但不能确定PCT的具体检测数值，且结果易受检测者主观因素的影响，因此多用于床旁检测。酶联免疫荧光法和电化学发光法的特异性、敏感性和精密度都较高，但酶联免疫荧光法为半自动检测方法，检测通量较小，单次检测时间相对较长；电化学发光法敏感性高，最低可检出0.02ng/mL的PCT，同时可全自动大批量检测，时间相对较短。不同的检测方法使用的检测系统不同，对同一份标本进行检测可得到不同的结果，进而给医师提供不同的数据，耽误诊断和治疗，因此，需要临床医师知悉本医院的检测方法，谨慎地分析检测结果。

（三）影响因素

除细菌感染外，很多疾病也会导致PCT的增高，如外科手术和创伤、器官移植、持续性的心源性休克、严重的灌注不足、某些自身免疫性疾病患者，或部分药物因素，如使用抗淋巴细胞球蛋白、大剂量促炎因子等。肿瘤患者一般不会诱导PCT生成，但小细胞肺癌、甲状腺髓样细胞癌或甲状腺滤泡癌除外，在此种情况下，PCT可作为肿瘤标志物之一。因此，在评估PCT水平时必须结合临床情况进行分析，必要时连续监测，避免脱离具体病情而进行判读。

第二节 支气管哮喘

一、疾病概述

支气管哮喘，简称哮喘，是一种由多种环境因素和遗传因素相互作用而引起的气道慢性炎症性疾病，通常以可逆性的气流受限，气道高反应性和慢性气道重构为特征。哮喘的发病机制较复杂，全基因组关联研究（GWAS）已鉴定如YLK40、IL6R、PDE4D、IL33等哮喘易感基因，但发病与否受环境因素影响。大多与变应原进入患者体内刺激产生IgE抗体有关，属于Ⅰ型变态反应。临床表现为反复发作喘息、气急、胸闷和咳嗽等症状，常在夜间和（或）清晨发作、加剧，发作时双肺可闻及散在或弥漫性的哮鸣音，呼气相延长，多数患者经治疗缓解或可自行缓解。哮喘的诊断主要依据典型的临床症状和体征，同时具备肺功能检查中的可逆性气流受限或气道高反应性的客观指标，并需要和可引起喘息、气急、胸闷、咳嗽等症状的类似疾病相鉴别。

二、实验室检验项目

（一）痰液检查

痰涂片镜检可见较多嗜酸性粒细胞，也可见尖棱结晶和黏液栓。合并呼吸道感染时痰涂片革兰染色、细菌培养鉴定试验有助于病原学诊断。

（二）血常规

发作时嗜酸性粒细胞常增高；当白细胞总数升高，中性粒细胞比例高时，提示并发细菌感染。

（三）特异性IgE检测

检测时用纯化的特异变应原与患者体内的IgE结合，加入IgE抗体与特异变应原-IgE复合物结合可检查特异性IgE。需要结合血清总IgE一起分析变应原特异性IgE，血清总IgE和特异性IgE均增高有助于病因诊断。

（四）血气分析

哮喘发作时PaO_2降低，出现缺氧；过度通气$PaCO_2$下降，pH升高，表现为呼吸性碱中毒。重症哮喘发作时，小气道阻塞，CO_2潴留，$PaCO_2$上升，可表现为呼吸性酸中毒。

（五）过敏反应测试

使用皮肤挑刺、划痕、皮内注射等方法检测皮肤是否对变应原过敏。或用嗜酸性粒细胞组胺释放试验，组胺释放率>15%为阳性。

三、相关检查项目

（一）肺功能检查

肺功能检查是哮喘诊断的重要依据，典型哮喘发作时与呼气流速相关的指标均明显下降。支气管激发试验阳性提示气道高反应性的存在。支气管舒张试验阳性用以测定气道气流的可逆性。平均每日昼夜呼气峰值流速（PEF）变异率>10%或PEF周变异率>20%，提示气道气流受限可逆性改变。

（二）一氧化氮呼气实验

测量呼出气一氧化氮浓度（Fractional Exhaled Nitric Oxide，FENO），FeNO与痰和血液中的嗜酸性粒细胞数有一定相关性。FeNO可作为嗜酸性粒细胞性炎症的间接指标用于鉴别诊断哮喘，也可作为反应激素治疗效果的指标用于评价哮喘吸入激素的疗效。但FeNO是非特异性的，在一些非哮喘条件下也会变化，如长期吸烟、饮酒时会降低；测试前接触污染环境或饮食含防腐剂等则会升高。目前，FeNO不单独作为哮喘诊断的指标，动态监测比单次结果更有指导意义。

（三）胸部X线/CT检查

发作时胸部X线可见过度通气，双肺透亮度增加；缓解期无明显异常。部分患者胸部CT可见支气管壁增厚、黏液栓阻塞等。

四、主要检验项目评价

哮喘诊断主要依据典型的临床表现和肺功能检查，无特异性的实验室诊断标志物，如过敏因素可导致痰标本或血常规嗜酸性粒细胞增多，不能作为哮喘的确诊指标，只能作为辅助检查项目。通过特异性IgE检测或过敏原皮肤试验是寻找过敏原和防治哮喘再次发生的重要手段，但也要注意以下内容。

（1）目前，特异性IgE的检测多采用酶联免疫分析法，检测试剂中包被的抗原均是相应的过敏原粗提取物，因此特异性IgE检测阴性不能绝对排除过敏反应，可提示本试验未检出相关过敏原。若检测为阳性结果，需结合总IgE进行分析，要注意是否存在过敏原交叉反应。

（2）过敏原皮肤试验以变应原点刺皮肤，并同时设阴性和阳性对照，优点是无须特殊设备要求，价格低廉，较为安全，高敏感性和特异性，但是它对技术操作要求较高，结果判读易受皮肤状况、药物及主观因素的影响。

第三节　慢性阻塞性肺疾病

一、疾病概述

慢性阻塞性肺疾病（Chronic Obstructive Pulmonary Disease，COPD），简称慢阻肺，是一种可预防的常见疾病，特点是由气道异常（阻塞性支气管炎）和肺泡异常（肺气肿）而造成的持续的呼吸道症状和气流限制，通常与暴露于有毒颗粒和气体的异常炎症反应有关。COPD与肺气肿、慢性支气管炎密切相关，其发生是多种环境与机体自身因素相互作用的结果。吸烟是COPD最重要的危险因素，其他包括长期暴露于有害环境、气道过敏反应、特异性反应、哮喘、呼吸系统结构异常等。同时炎症机制、蛋白酶-抗蛋白酶失衡、氧化应激等均有可能参与COPD的发生和发展。临床一般起病缓慢，病程较长，早期症状不明显，晚期出现慢性咳嗽、咳痰、喘息、胸闷、呼吸困难等，合并肺部感染时，可有发热、痰量增多，咳黄脓痰等。常见的并发症有慢性呼吸衰竭、自发性气胸和慢性肺源性心脏病。肺功能检查是诊断COPD的"金标准"。主要诊断依据包括：患者有吸烟等高危因素史、临床症状和体征，以及肺功能检查吸入支气管舒张药后，$FEV_1/FVC<70\%$，可明确诊断为COPD。

二、实验室检验项目

COPD患者需要进行评估肺功能检查，影像学辅助检查，部分患者需要实验室检查了解病情。

（一）肺功能检查

可提供判断气流受限的客观指标，吸入支气管扩张剂后，$FEV_1/FVC<70\%$可确定为不完全可逆的气流受限，是诊断COPD的"金标准"。

（二）脉搏血氧监测和动脉血气分析

脉搏血氧可以快速无创地评估血氧饱和度，当脉搏血氧饱和度（SpO_2）大于88%时，一般不需要进行辅助供氧。但在COPD急性加重时，脉搏血氧测定评估氧合情况可能不准确。动脉血气分析有助于辅助诊断COPD患者有无低氧血症、高碳酸血症、酸碱平衡失调，以及呼吸衰竭。

（三）血清脑钠肽（BNP）或氨基末端脑钠肽前体（NT-proBNP）

有助于评估COPD合并肺源性心脏病患者的心脏衰竭程度。

（四）痰涂片/痰培养

清晨第一口痰，可用于细菌、真菌等病原微生物感染的诊断。病原菌培养阳性进行药敏试验有利于合理选择抗感染药物。

（五）血常规

低氧血症时血红蛋白、红细胞计数和血细胞比容都会增高。合并细菌感染时外周血细胞可升高，中性粒细胞百分比增加。

（六）α-1抗胰蛋白酶缺乏症（Alpha-1 Antitrypsin Deficiency，AATD）筛查

α-1抗胰蛋白酶缺乏症患者通常在45岁前出现小叶性肺气肿，即使患者没有严重吸烟史，这导致很多患者未能及时诊断，所以世界卫生组织（WHO）建议给所有COPD患者及其家族成员，特别是AATD高发地区的COPD患者和其家族成员，进行α-1抗胰蛋白酶缺乏症筛查，但是我国尚未见报道。

（七）其他

如合并感染，体温＞38.5℃的患者建议抽取血培养，进行病原学检测；同时行PCT、CRP、血沉等检测辅助诊断；可疑真菌感染可行G试验检测；GM试验鉴别曲霉菌感染；以及针对各种病原体（病毒、结核分枝杆菌、肺炎支原体、真菌等）的血清抗体；γ-干扰素释放试验检测结核分枝杆菌的感染，痰脱落细胞学检查有助于与肺癌相鉴别。

三、相关检查项目

COPD一般不需要影像学检查诊断，但当发热、呼吸困难、胸痛或咳痰量显著增加时，以及COPD急性加重期可行胸部影像学（特别是CT）检查。

（一）胸部X线检查

COPD早期无异常改变，后期出现肺纹理增粗、紊乱等非特异性改变，也可出现肺气肿。对COPD诊断的特异性差，主要用于判断是否存在肺部并发症和其他肺部疾病，如气胸、肺炎、肺结核、肺癌伴气道梗阻、支气管扩张症、胸膜疾病、间质性肺疾病等。

（二）胸部CT检查

检测肺气肿的敏感性和特异性更高，可见小气道病变，胸部高分辨CT有助于COPD的表型分析。主要用于排除其他具有相似症状的呼吸系统疾病，如血栓栓塞性肺部疾病等。

（三）心电图检查

对于右心室肥厚、心律失常及心肌缺血诊断有帮助。

（四）超声心动图

尤其是结合食管换能器脉冲多普勒技术测定肺动脉平均压，用于估计肺动脉高压和右心室功能。

四、主要检验项目评价

肺功能检查是诊断COPD和判断病情严重程度的最重要指标，出现不完全可逆的气流受限是COPD诊断的必备条件。实验室检查血气分析对呼吸衰竭和酸碱平衡紊乱患者诊断和治疗起着关键性的作用。动脉血气标本的采集送检要注意以下内容。

（1）血气分析的常用标本来源于动脉血，能真实地反映体内的氧化代谢和酸碱平衡状态，常取部位是肱动脉、股动脉、前臂动脉等。

（2）因需测定全血血气，所以必须抗凝，一般用肝素抗凝；标本采集量至少1mL。注意防止血标本与空气接触，应处于隔绝空气的状态。

（3）宜在30min之内检测，否则，会因为全血中有活性的细胞代谢，不断地消耗O_2，并产生CO_2而影响结果的准确性。如30min内不能检测，应将血气标本保存在2~8℃容器内，最长不宜超过2h。

第四节　肺　炎

肺炎是指终末气道、肺泡等肺实质的炎症，感染是其最常见的病因，包括细菌、病毒、支原体、衣原体及立克次体等病原体感染。按发病场所可分为社区获得性肺炎（Community Acquired Pneumonia，CAP）、医院获得性肺炎（Hospital Acquired Pneumonia，HAP）/呼吸机相关性肺炎（Ventilator Associated Pneumonia，VAP）等，CAP是指在院外罹患的感染性的肺实质炎症，包括具有明确潜伏期的病原体感染在入院后于潜伏期感染的肺炎。HAP是指患者住院期间没有接受有创机械通气，未处于病原感染的潜伏期，且入院≥48h后在医院内新发生的肺炎。VAP是指气管插管或气管切开患者，接受机械通气48h后发生的肺炎及机械通气撤机、拔管后48h内出现的肺炎。CAP的病死率为5%~10%，而HAP的病死率20%~50%。肺炎的临床症状轻重不一，主要与宿主状态和感染的病原体有关。病原体可通过上呼吸道定植菌的误吸、血行播散、临近感染部位蔓延或空气吸入而引起CAP。胃食管反流导致胃肠道定植菌误吸或因人工气道误吸可导致HAP/VAP。常见的临床症状为发热、咳嗽、咳痰、咳脓痰或血痰，伴或不伴胸痛，严重者可有呼吸困难、呼吸窘迫、发绀等。肺实变者叩诊呈浊音、语颤增强，可闻及支气管呼吸音或湿啰音。胸部X线片可呈现肺叶/段的实变影或不规则斑片状阴影，磨玻璃影，有或无空洞。肺炎的诊断主要依据临床症状、体征以及胸部影像学检查和实验室检查，如胸部X线或CT证据加以下3种临床症候中的2种或2种以上就可以建立HAP的临床诊断：①发热，体温>38℃；②脓性气道分泌物；③白细胞计数>10×10^9/L或<4×10^9/L。

一、细菌性肺炎

（一）疾病概述

细菌性肺炎占成人各类感染性肺炎的80%。非免疫缺陷患者的HAP/VAP通常由细菌感染引起。HAP/VAP致病菌则以铜绿假单胞菌、鲍曼不动杆菌、金黄色葡萄球菌、肺炎克雷白菌、大肠埃希菌、阴沟肠杆菌等为主，吸入性肺炎中常见厌氧菌感染。CAP常见致病菌为肺炎支原体、肺炎链球菌、流感嗜血杆菌、金黄色葡萄球菌、肺炎克雷白菌，但铜绿假单胞菌、鲍曼不动杆菌比较少见。对于高龄和有基础疾病的特殊人群，肺炎克雷白菌、大肠埃希菌等革兰氏阴性菌更常见。通常起病急，以寒战、高热、咳嗽、脓痰、血痰、胸痛为临床特征，有基础疾病者可早期出现循环衰竭，需要积极治疗。肺炎的诊断需要从临床症状、体征、影像学入手，应尽快进行呼吸道分泌物和血液标本病原微生物和感染相关标志物检测，尽快开始抗感染治疗。48～72h后对实验结果和初始抗感染治疗反应进行再评估。近来广谱抗生素的广泛应用使得疾病的临床表现不再典型，需要谨慎鉴别。

（二）实验室检验项目

1.血常规

白细胞计数＞10×10^9/L或＜4×10^9/L，伴或不伴中性粒细胞比例升高，或核左移。

2.病原学诊断

（1）痰涂片镜检：以白细胞＞25个/低倍镜视野、鳞状上皮细胞＜10个/低倍镜视野，或二者比例＞2.5:1作为筛选下呼吸道合格标本的原则。涂片可见呈短链状或两个排列的革兰氏阳性球菌（可疑肺炎链球菌）、多形性短小革兰氏阴性杆菌（可疑流感嗜血杆菌）、镜下可见优势菌群或白细胞内吞噬细菌具有重要诊断意义。

（2）微生物细菌培养：痰定量培养菌量≥10^7CFU/mL或半定量培养≥3+，经支气管镜吸引菌培养浓度≥10^5CFU/mL，经BALF细菌培养浓度≥10^4CFU/mL，经保护性毛刷细菌培养浓度≥10^3CFU/mL为致病菌的可能性较大。

（3）下呼吸道标本直接采样技术：如支气管肺泡灌洗（BALF）和保护性毛刷（PSB）培养，其诊断肺炎的阈值为10^3CFU/mL至10^4CFU/mL。

（4）胸腔穿刺液培养：可进行常规、生化、涂片（革兰染色、抗酸染色等）、培养。胸腔积液培养为阳性时，穿刺或首次置管时结果可靠，留置胸管直接抽取需注意污染可能。

（5）经胸壁针吸（TNA）物培养：创伤性技术，但特异性非常高，特别是对于重症肺炎。

（6）血培养：诊断菌血症的重要方法，但血培养阳性并不能判断细菌来自肺部，仅有10%～37%的可能性是来自肺部。

（7）病原体抗原检测：肺炎链球菌和嗜肺军团菌尿抗原检测及血清隐球菌荚膜多糖抗原检测敏感性和特异性都很高。

（8）高通量测序等分子生物学技术：提高了病因检测的敏感度，缩短检测时间，对罕见病原菌感染有优势。

3.感染相关标志物

CRP和降钙素原（PCT）是常用的鉴别感染的指标。CRP特异度低，仅作为参考。PCT对细菌感染和脓血症的反应迅速，PCT数值和感染程度成正比。在治疗过程中，动态监测PCT有助于指导抗菌药物的应用。

4.血气分析、肝功能、肾功能以及血清电解质等相关检查

当病情严重时，动脉血$pH \leq 7.30$、$PaO_2 < 60mmHg$，伴血肌酐升高，建议入院治疗。$PaO_2/FiO_2 \leq 250mmHg$是重症肺炎的诊断指标之一。

（三）相关检查项目

1.胸部X线

检查常表现为支气管肺炎型改变。

2.胸部CT

显示新出现或进展性的浸润影、实变影或磨玻璃影。

3.床旁肺超声检查

对于危重或其他无法行CT检查的患者可使用。

（四）主要检验项目评价

痰标本是诊断细菌性肺炎病原学依据常用的标本，其诊断价值取决于所采集标本是否真正来自下呼吸道，因此痰标本质量对于评价培养结果至关重要。临床留取痰标本需要注意以下方面。

（1）以晨痰为佳，咳痰前先用冷开水、纯净水反复漱口3次，然后用力咳出呼吸道深部的痰，痰液直接吐入无菌痰杯中，2h内送检。尽可能在用抗菌药物之前采集标本。痰量少或无痰者可采用雾化吸入加温至45℃的25mL5%～10%NaCl水溶液，使痰液易于排出。对难于自然咳痰患者可用无菌吸痰管抽取气管深部分泌物。

（2）对昏迷、重症、难治，或伴免疫抑制，或疑是厌氧菌引起的院内感染者，可采用纤维支气管镜采集法、防污染毛刷采集法（PSB）、支气管肺泡灌洗法（BALF）、环甲膜穿刺经气管吸引法（TTA）、经胸壁针穿刺吸引法（TNA）采集标本，均由临床医师按相应操作规程采集，但必须注意采集标本时尽可能避免咽喉部正常菌群的污染。

（3）小儿取痰法：用弯压舌板向后压舌，将棉拭子伸入咽部，小儿经压舌刺激咳嗽时，可喷出肺部或气管分泌物粘在拭子上。幼儿还可用手指轻叩胸骨柄上方，以诱发咳痰。

（4）痰标本不能及时送检者，可暂存4℃冰箱。室温下延搁数小时可导致定植于口咽

部的非致病菌呈过度生长而肺炎链球菌、葡萄球菌和流感嗜血杆菌等致病菌/条件致病菌检出率则明显下降。若不能及时送检的标本，可放置于2~8℃冰箱储存，储存时间不得超过24h。

（5）对细菌培养是否为致病菌需要从以下三方面进行综合评估。

①宿主情况：免疫状态、基础疾病及临床表现。

②细菌因素：气道分泌物涂片镜检是否存在白细胞吞噬现象及与培养结果是否一致。

③抗菌药物因素：近期抗菌药物的使用情况，针对该病原菌治疗后症状是否改善。如患者没有与肺炎相关症状及实验室依据，气道分泌物检出菌很可能为定植或污染。

二、肺炎支原体肺炎

（一）疾病概述

肺炎支原体肺炎又称原发性非典型肺炎、冷凝集阳性肺炎，为非典型肺炎中的一种，是由肺炎支原体（Mycoplasma Pneumoniae，MP）感染引起的社区获得性肺炎，常见于学龄儿童，目前在老年人群中的感染率越来越高。MP感染后血清中可产生特异性的IgM、IgG、IgA，以及多种非特异性抗体，如冷凝集素等。典型临床表现为顽固性的阵发性的剧烈咳嗽，伴或不伴发热、呼吸困难；胸部体征不明显，与肺部病变程度不相符。支原体肺炎大多症状较轻，预后较好，但亦可引起严重的肺炎和肺外并发症，如脑膜炎、心肌炎、心包炎、免疫性溶血性贫血和肾炎等。

（二）实验室检验项目

血常规、感染标志物检测同细菌性肺炎，病原学诊断根据MP特点不同。

1.血清学检查

（1）特异性检查：通过补体结合试验、免疫荧光试验、酶联免疫吸附试验测定血清中特异性（IgM和IgG）抗体，如血清支原体IgM抗体滴度≥1∶64，或在症状出现2~4w之后（恢复期）滴度有4倍升高，可确诊。

（2）非特异性检查：约2/3的患者冷凝集试验阳性，滴度≥1∶32，如果滴度进一步升高，更有诊断价值。但某些病毒感染可诱导血清冷凝集素产生，阳性结果亦需要结合临床具体分析。

（3）肺炎支原体抗原检测：可直接检测呼吸道标本中的肺炎支原体抗原，有助于临床早期诊断。

2.分离培养

从患儿咽喉、鼻腔、胸腔积液或体液中分离出肺炎支原体是诊断感染的可靠指标，但常规培养至少需要 10 ~ 14d，因此对早期诊断价值不大，而且很多实验室不具备培养条件。

3.核酸探针及PCR技术核酸检测

PCR法检测灵敏度高，特异性强，与其他支原体无交叉反应，且不受口腔其他菌污染的干扰，检测时间短，可快速确诊并指导用药。

（三）相关检查项目

1.胸部X线检查

体征轻微而胸片阴影显著。多表现为单侧病变，大多数在下叶，有时仅为肺门阴影增重，多数呈不整齐云雾状肺浸润，从肺门向外延至肺野，尤以两肺下叶为常见，少数为大叶性实变影。可见肺不张。多处有新的浸润发生。有时呈双侧弥漫网状或结节样浸润阴影或间质性肺炎表现，而不伴有肺段或肺叶实变。

2.胸部CT检查

胸部CT检查比普通胸片可提供更多诊断信息，且有助于与肺结核等其他肺部疾病的鉴别，但应严格掌握CT检查的适应证。

（四）主要检验项目评价

血清学检测、分离培养和核酸检测均有助于病原学诊断，但血清学检测属于回顾性诊断，且免疫低下者不易检出；分离培养检出率低且技术条件高，耗时较长，均无法应用于早期检测。直接抗原检测有助于临床早期诊断，但是受抗原纯度影响，阳性率有待提高。核酸PCR检测MP感染，灵敏度高，但是对设备、技术要求很高，容易污染，假阳性高，对实验室环境及操作人员要求严格，现在的一般实验室不能满足检测条件。

三、病毒性肺炎

（一）疾病概述

病毒性肺炎是由多种不同种类的病毒侵犯肺实质而引起的肺部炎症，多由上呼吸道病毒感染向下蔓延所致，常伴有气管–支气管炎。引起CAP的病毒病原体包括流感病毒、腺病毒、副流感病毒、呼吸道合胞病毒及人偏肺病毒，其中以流感病毒最为常见。患者多为儿童，成年人相对少见。近年来，由于免疫抑制药物广泛应用于肿瘤、器官移植，单纯疱疹病毒、水痘–带状疱疹病毒、巨细胞病毒感染的治疗从而导致的重症肺炎也屡见不鲜。病毒阳性患者常同时伴有细菌或非典型致病微生物感染。

（二）实验室检验项目

血常规、感染标志物的检测同细菌性肺炎。病原学检查因病毒培养较困难，临床不易常规开展，目前主要为血清学检查和核酸载量测定。当肺炎患者的痰涂片镜检仅发现散在细菌及大量有核细胞，或找不到致病菌时，应考虑病毒性肺炎的可能。如继发细菌感染，应进行细菌培养和药物敏感试验以进一步诊断和选用合适抗生素治疗。

1.血清学检查

检测急性期和恢复期的双份血清，补体结合试验、中和试验或血清抑制试验抗体滴度增高4倍及4倍以上具有确诊意义，尤其是监测病毒特异性IgM抗体。

2.病毒抗原快速检测

快速抗原检测呼吸道标本（咽拭子、鼻拭子、鼻咽或气管抽取物），使用单克隆抗体胶体金试验可区分甲型和乙型流感，一般能在10～30min获得结果。

3.病毒核酸检测

RT-PCR法可同时检测呼吸道标本（咽拭子、鼻拭子、鼻咽或气管抽取物、痰）中的多种呼吸道病毒，一般能在4～6h获得结果。病毒核酸载量测定的特异性和敏感性较好，且能快速区分病毒类型和亚型。

4.病毒分离培养

从呼吸道标本中分离培养流感病毒，对实验室和人员要求很高，无法常规开展。

（三）相关检查项目

1.胸部X线检查

两肺呈网状阴影、肺纹理增粗、模糊，实变者少。临床高度怀疑为肺炎但患者的胸部X线检查呈阴性时，可行胸部CT检查。

2.胸部CT检查

胸部CT，尤其是高分辨率CT（HRCT），在评估间质性疾病、双侧病变、空洞、脓胸及肺门淋巴结肿大时，比X线平片更敏感，优势显著。

（四）主要检验项目评价

病毒分离培养为诊断本病的"金标准"，但由于技术难度大，很难在临床开展；病毒抗体检测可以用于回顾性调查，对疾病的早期诊断意义不大。病毒的抗原和核酸检测可用于早期诊断；但对快速检测结果的解释应结合患者的流行病史和临床症状综合考虑，在非流行时期，阳性筛查结果有可能是假阳性；在流行时期，阴性的筛选检测结果可能是假阴性；这两种情况均应考虑使用RT-PCR法或病毒分离培养做进一步确认。

第十二章 消化系统疾病的检验

第一节 消化道出血

消化道出血是消化系统常见病症，指从食管到肛门之间的消化道出血。根据出血部位，以Treitz韧带为界，将消化道出血分为上消化道出血和下消化道出血。临床表现多为呕血、黑便或便血等，轻者可无症状，重者往往伴有贫血及血容量减少引起的急性周围循环障碍，危及生命。

一、上消化道出血

（一）疾病概述

上消化道出血（Upper Gastro Intestinal Bleeding，UGIB）是指Treiz韧带以上的消化道，包括食管、胃、十二指肠和胆胰等病变引起的出血，是临床常见急症。病因包括食管疾病、胃十二指肠疾病（如消化性溃疡、上消化道肿瘤等）、门静脉高压引起的食管胃底静脉曲张破裂、上消化道邻近器官或组织的疾病（如胆道出血、胰腺疾病累及十二指肠、主动脉瘤或纵隔肿瘤破入上消化道）以及全身性疾病如过敏性紫癜、血友病等。

上消化道出血的临床表现取决于出血量和出血速度，呕血与黑便是上消化道出血的特征性表现。出血部位在幽门以上者常有呕血，出血量较少、速度慢则可无呕血。而幽门以下出血如出血量大、速度快，也可因血反流入胃引起恶心、呕吐而表现为呕血。出血后血液在胃内经胃酸作用变成酸化血红蛋白，呕血多呈棕褐色或咖啡色；出血速度快且量大，血液未经胃酸充分混合即呕出，则为鲜红色或有血块。黑便或柏油样便是含血红蛋白的铁经肠内硫化物作用形成硫化铁所致；当血液在肠道内停留时间短时，粪便也可呈黯红色。此外，急性大量失血可导致周围循环衰竭、贫血，并伴有血常规的变化，上消化道大量出血后还可出现发热和氮质血症。根据患者症状、体征、呕吐物或便隐血试验呈强阳性等实验室证据及内镜检查，可做出上消化道出血的诊断；根据临床表现、实验室指标对出血程度评估、对周围循环状态和出血是否停止做出判断。对出血病因进行诊断时，病史、临床表现和实验室检查可提供重要线索，胃镜检查是目前确诊上消化道出血病因的首选方法。X线钡餐检查、选择性血管造影都具有一定诊断价值，超声、CT及MRI有助于了解肝胆胰病变。各种检查不能明确出血灶，患者持续大出血并危及生命，需进行手术探查。

（二）实验室检验项目

1.隐血试验

粪便或呕吐物隐血试验可呈强阳性，支持消化道出血。

2.血常规

急性大量出血均有失血性贫血，由于血液稀释，经3～4h出现HGB、RBC与HCT下降。急性出血患者为正细胞正色素性贫血，出血后骨髓有明显代偿性增生，可暂时出现大细胞性贫血，慢性失血则呈小细胞低色素性贫血。出血24h内网织红细胞即升高，至出血后4～7d可高达5%～15%，之后逐渐降至正常。上消化道大量出血2～5h，WBC可升高达（10～20）×10⁹/L，止血后2～3d恢复正常。血红蛋白<70g/L或HCT<25%，是紧急输血的指征之一。

3.血中尿素

出血后数小时血BU开始上升，24～48h达高峰，多≤14.3mmol/L，止血后3～4d恢复正常。

4.尿常规

出血量大、血容量明显减少者可少尿，尿比重升高。

5.其他

怀疑引起出血的疾病应行相应检查，如恶性肿瘤患者肿瘤标志物可升高，肝硬化导致门静脉高压引起的食管胃底静脉曲张破裂患者查肝功能异常等。

（三）其他检查项目

1.胃镜

胃镜可直接观察到食管及胃黏膜的病变，是目前诊断上消化道出血病因的首选方法，并且可在检查时及时进行内镜止血治疗，应尽快在出血间歇、体循环相对稳定时进行。

2.X线钡餐检查

X线钡餐检查主要适用于有胃镜检查禁忌证或不愿行胃镜检查者，对十二指肠降段以下的病变有一定诊断价值，一般在出血停止后进行。

3.选择性血管造影

怀疑有消化道动脉性出血时，可行选择性血管造影，若见造影剂外溢，是消化道出血最可靠的征象，可立即给予经导管栓塞止血。

4.其他

超声、CT及MRI对有腹部包块、肠梗阻征象的患者有一定的诊断价值，有助于了解肝胆胰病变，常用于诊断胆道出血。

（四）主要检验项目评价

1.隐血试验（Occult Blood Test，OBT）

上消化道少量出血时，红细胞被消化而分解破坏，显微镜下不能发现，故称为隐血。目前，隐血试验主要采用免疫法和化学法两种方法。其中，免疫法采用抗人血红蛋白的单克隆抗体或多克隆抗体，与样品中人血红蛋白特异性结合以检测有无血液存在，有胶体金法和免疫层析法等，其特异性强、准确率高，灵敏度强，而且简便、快速，目前临床最为常用。当血红蛋白经过消化丧失原有的抗原性，或过量出血出现抗原过剩的后带现象时，可能出现免疫法的假阴性。而化学法目前也较为常用，利用血红蛋白中的亚铁血红素有类似过氧化物酶的活性，能催化H_2O_2作为电子受体使供氢体（色原，如邻联甲苯胺）氧化而显色，显色的深浅可反映血红蛋白的含量。该方法操作简单、价格便宜，但干扰因素较多，假阳性率高，当患者服用铁剂、食用动物血或肝脏、瘦肉及大量绿叶蔬菜时，化学法可出现假阳性。因此，免疫法与化学法联合应用，可降低假阳性或假阴性。

2.血常规

全称为血细胞常规检验，一般包括常用的全血细胞计数（Complete Blood Count，CBC）结果，是临床应用最广泛的常规检验项目，目前主要应用全血细胞分析仪进行检测，抗凝剂一般只用EDTA盐类，静脉血结果较毛细血管血稳定、干扰因素少。

（1）HGB测定方法中，氰化高铁血红蛋白（Hemiglobin Cyanide，HiCN）分光光度法是世界卫生组织和国际血液学标准化委员会（International Council for Standardization in Haematology，ICSH）推荐的参考方法，该方法的测定结果是其他血红蛋白测定方法的溯源标准。由于HiCN法会污染环境，目前血细胞分析仪多采用不含HiCN的方法，如十二烷基硫酸钠（SLS）血红蛋白测定法。若使用液氮保存标本，会造成HGB2%～3%的丢失。当用含过量EDTA的真空管采血或标本中含高浓度胆红素、血脂，白细胞数>20×10⁹/L，血小板计数>700×10⁹/L及异常球蛋白增高均可使HGB假性升高。

（2）RBC可采用血细胞分析仪或显微镜检查法进行检测，以前者最为常用。某些病理状态下（如白细胞数过高、巨大血小板、红细胞过小、存在冷凝集素等），仪器检测结果易受干扰，需使用显微镜检测进行确认。

（3）HCT测定可采用离心法或血细胞分析仪，微量离心法是ICSH推荐的参考方法。血细胞分析仪检测HCT的原理分为两类：一类是通过累积细胞计数时检测到的脉冲信号强度得出；另一类是通过测定RBC和MCV的结果计算得出，$HCT = RBC \times MCV$。临床实验室主要使用血细胞分析仪进行HCT检测，具有检测速度快、精密度良好、适合批量标本的优点；常规条件使用的离心法操作简单，但检测速度较慢，结果准确性易受离心条件的影响，在临床实验室较少使用。

（4）红细胞指数通常指经HGB、RBC和HCT计算得到的MCV、MCH和MCHC，计算公式为：$MCV(fl) = \dfrac{HCT \times 10^{15}}{RBC(L)}$，$MCH(pg) = \dfrac{HGB(g/L) \times 10^{12}}{RBC(L)}$，$MCHC(g/L) = \dfrac{HGB(g/L)}{HCT}$。

由于以上三个参数都是间接算出的，因此RBC、HGB和HCT的检测结果必须准确，不然会产生一定偏差。因此，有的血细胞分析仪直接测定MCV和MCH，由此计算出MCHC（MCH/MCV）。RBC、HGB和HCT可以反映机体是否贫血，而红细胞形态参数MCV、MCH、MCHC和RDW可反映红细胞的形态改变，可用于贫血的形态学分类，有助于寻找病因，并观察疗效。

（5）网织红细胞计数是反映骨髓红系细胞造血状态的指标，因网织红细胞在体外仍继续成熟，所以标本采集后应及时检测。仪器法测定网织红细胞速度快、准确性高、重复性好、方法易于标准化且无检查者主观因素影响。

（6）白细胞计数（WBC）可使用血细胞分析仪或显微镜进行检测。目前，血细胞分析仪分类计数白细胞的原理包括电阻抗原理，体积（volume，V）、高频电流传导（conductivity，C）和光散射（scatter，S）原理，光散射与过氧化酶染色原理，电阻抗、射频、光散射和核酸染色原理。显微镜手工计数也很少用了。

临床实验室主要使用血细胞分析仪进行白细胞计数。当某些人为因素（如抗凝不充分）或病理状态（如外周血出现有核红细胞、巨大血小板、血小板凝集）干扰仪器检测结果时，需使用显微镜检测进行确认。目前，显微镜法是分类计数白细胞的"金标准"，但由于血涂片的推片、染色和人工显微镜检查等因素，耗时长、速度慢、主观性强等，检验结果存在较大差异。近年来，出现的全自动血细胞形态学数字图像分析系统，由于速度快、精密度高、自动获取图像、计算机辅助人工识别、图像数字化传输与储存方便，未来将可能逐渐替代显微镜分类计数白细胞。WBC测定的标本采集时血液应与抗凝剂充分混匀，避免产生凝块；同时应避免标本出现溶血。存在冷球蛋白、冷纤维蛋白原、红细胞抵抗溶血和高甘油三酯等影响因素均会干扰白细胞计数的结果。

二、下消化道出血

（一）疾病概述

下消化道出血（Lower Gastro Intestinal Bleeding，LGIB）是指Treitz韧带以下的消化道

出血，临床常发生。病因有肿瘤和息肉、炎症性病变（如感染性肠炎、炎症性肠病等）、血管病变、肠壁结构性病变（如憩室、肠套叠等）、肛门病变（如痔疮和肛裂）以及全身性疾病如白血病和出血性疾病等。其中，大肠癌和大肠息肉是引起出血最常见的原因。

下消化道出血一般表现为血便或黯红色大便，不伴呕血。周围循环衰竭、贫血、发热和氮质血症在消化道大量失血后均可出现。此外，还可伴有腹痛、不完全性肠梗阻等。根据出血病因，患者可能出现的体征有皮疹、紫癜、毛细血管扩张、浅表淋巴结肿大；腹部压痛或有包块等。针对便血患者，由于上消化道大量出血时也可表现为黯红色血便，所以临床诊断下消化道出血时，应常规行胃镜检查除外上消化道出血。接下来根据患者既往病史、症状、体征、血常规、尿常规、便常规及生化等实验室检查及影像学检查，对下消化道出血的定位及病因进行诊断。体格检查时一定常规检查肛门、直肠，注意痔疮、肛裂等；直肠指诊有无肿块。各种检查不能明确出血灶，持续大出血危及患者生命时，需进行手术探查。

（二）实验室检验项目

1.粪便检查

粪便隐血试验可呈强阳性；黏液脓血便可见于细菌性痢疾、溃疡性结肠炎、大肠癌，粪便鲜红色常见于肛裂及痔疮等出血；粪便中出现红细胞，白细胞增多可见于细菌性痢疾、溃疡性结肠炎，肠道寄生虫感染时还可见较多嗜酸性粒细胞，可伴有夏科-雷登结晶（Charcot-Leyden Crystals），还可能见寄生虫及其虫卵。

2.血常规

急性大量出血应注意HGB、RBC与HCT下降。此外，若出血原因为细菌性痢疾，可出现白细胞计数及中性粒细胞升高；伤寒、副伤寒患者则为白细胞计数正常或低下，嗜酸性粒细胞减少。

3.血中尿素

出血后数小时BU轻度升高。

4.尿常规

出血量大、血容量明显减少者可出现少尿，尿比重升高。

5.其他

怀疑出血病因应行相应检查，粪便培养志贺菌阳性考虑细菌性痢疾，血培养、粪便培养伤寒杆菌阳性及肥达试验阳性考虑肠伤寒；结核菌素试验呈强阳性或结核感染T细胞斑点试验（T-SPOT）阳性均有助于肠结核的诊断；消化道肿瘤患者相应肿瘤标志物升高。

（三）其他检查项目

1.结肠镜

结肠镜是目前诊断大肠及回肠末端病变的首选方法，可直视病变、取活检，对出血病灶及时、准确地止血治疗。其诊断敏感性高，结合病理学检查可判断病变性质。

2.小肠镜

理论上可检查全小肠，根据需要取活检、镜下止血治疗，是目前最有效的小肠出血诊断方法。

3.胶囊内镜

非侵入性检查，可发现黏膜活动性出血、定位出血部位，对病因诊断有一定参考价值。

4.小肠CT或MRI造影

对小肠病变具有提示作用，怀疑小肠狭窄不宜行小肠镜或胶囊内镜检查者首选该检查。

5.X线钡剂造影

有助于发现肠道憩室及较大的隆起或凹陷样病变，小肠钡剂造影是诊断小肠病变的重要方法，但敏感性低、漏诊率较高。

6.核素扫描或选择性血管造影

需在活动性出血时进行，放射性核素扫描是静脉推注用^{99m}Tc标记的患者自身红细胞做腹部扫描，当出血速度>0.1mL/min时，标记红细胞在出血部位溢出形成浓染区，由此判断出血部位。

（四）主要检验项目评价

粪便常规检验是临床常规筛查和体检的项目之一，对某些消化道疾病及寄生虫感染的临床诊治具有极其重要的意义，可提供可靠的诊断依据。标本的收集、存放与运送都直接关系到检验结果的准确性。常规检验一般留取新鲜指头大小（约5g）标本即可，放入干燥、清洁、无吸水性的有盖容器内送检。标本检验时，应选取其中脓血黏液等病理成分，若无病理成分，可多部位取材。采集标本后，应在1h内完成检查，否则可因pH及消化酶等影响，使粪便中细胞成分破坏分解。检验时，根据观察所见报告颜色、性状，粪便隐血试验详见上节"上消化道出血"。显微镜检查是常规检验中最重要的方法，通过观察粪便中的有形成分，如红细胞、白细胞、巨噬细胞和寄生虫及其虫卵等，对消化系统疾病的诊断具有重要意义。

第二节　消化道炎症

一、胃炎

胃炎是由各种病因引起的胃黏膜急性和慢性炎症。消化内镜的问世使人们可以直视胃内病变并取胃黏膜进行活体组织病理检查，这使人们对胃炎的认识有了突破性进展。其中，最主要的是20世纪80年代从胃黏膜中分离出幽门螺杆菌并成功进行了体外培养和耐药性检测，它是慢性胃炎的主要病因并被确认为I级致癌微生物。临床上通常将胃炎分为急性胃炎和慢性胃炎。

（一）急性胃炎

1.疾病概述

急性胃炎是指由不同原因引起的胃黏膜急性炎症。病因主要有急性应激（如严重创伤、大手术、大面积烧伤、休克、败血症等）、化学性损伤（如非甾体抗炎药、某些抗生素等药物和乙醇等）、机械损伤及放射损伤等。急性胃炎主要包括急性糜烂出血性胃炎、急性幽门螺杆菌（Helicobacter pylori，H.pylori或Hp）胃炎和除Hp以外的急性感染性胃炎。不同病因所致症状不同，但通常不论何种原因均常出现上腹不适或饱胀、上腹疼痛、食欲不振、恶心呕吐等症状；重症可出现呕血、黑便等上消化道出血症状。感染所致急性单纯性胃炎常有进食不洁食物病史，在进食后短期内发病，重者呕吐剧烈、电解质紊乱、脱水、酸中毒，甚至低血压，常伴有腹泻，临床上称为急性胃肠炎。腐蚀性胃炎与吞入腐蚀剂时间及剂量有关，可致口腔黏膜变色、上腹剧痛、剧烈呕吐、可伴寒战发热，重者可致消化道黏膜坏死、穿孔。药物和应激状态致急性胃炎常以呕吐或黑便为首发症状，出血量大可导致失血休克。

具有应激或化学性损伤因素者，表现为上述临床症状时，应疑诊该病，但确诊依靠胃镜检查发现糜烂及出血病灶，必要时行病理组织学检查。

2.实验室检验项目

（1）血常规：考虑感染因素引起者应注意白细胞计数及分类均可升高。疑有出血者应注意红细胞计数、血红蛋白浓度和血细胞比容，据出血程度不同可有不同程度降低。

（2）电解质：以呕吐及腹泻为主要症状者可以检测到血清中低钾、低钠、低氯等电解质紊乱情况。

（3）细菌培养：有因不洁食物史的急性胃肠炎患者，有条件应送检呕吐物及大便做细菌培养及鉴定，特别注意金黄色葡萄球菌、沙门菌、侵袭性大肠埃希菌及嗜盐杆菌。必要时应对可培养细菌做血清分型（如沙门菌、大肠埃希菌分型等）。

（4）尿常规：频繁呕吐为主要症状者可出现少尿，尿比重升高。发生应激状态急性胃炎时持续时间较长，尿中可有红细胞、白细胞及少量管型。

3.其他检查项目

（1）胃镜：对消化道出血患者应做急诊胃镜，以确认出血部位及原因。对腐蚀性胃炎严禁做胃镜。

（2）B超：必要时与急性胰腺炎、急性胆囊炎、急性阑尾炎鉴别诊断时有一定帮助。

4.主要检验项目评价

（1）需要进行细菌培养的呕吐物或粪便标本要求在急性期、用药前采集，挑取有黏液或血液部分，置入干燥、无菌容器，未置保存液中的标本应于1h内运送至实验室，尽快检测。因粪便标本中正常菌群含量甚多，仅以染色和形态特征无法分辨是否为病原菌。因此，粪便标本一般不做直接涂片检查，只有检查霍乱弧菌所致腹泻以及菌群失调的优势菌时才做直接涂片检查。根据检测菌种不同，选择不同的培养基接种及合适的培养条件。例如，沙门菌与志贺菌，接种SS平板或XLD平板（对志贺菌分离效果好），35℃培养18~24h。对可疑菌落进行鉴定时，因采用的方法不同，鉴定结果的准确性也不完全相同。微生物自动化检定系统和API系统较手工法快速、准确；近年来，分子生物学技术和质谱分析也逐渐应用到细菌鉴定领域，使检测更为快速，结果有时也更准确。

（2）电解质的检测主要包括钾、钠、氯、二氧化碳、钙、磷、镁。

①钾钠离子检测的主要方法有离子选择电极（ISE）法和酶法等，国际临床生化联合会（IFCC）推荐测定钾、钠的参考方法是火焰光度计法。目前，临床检测中最常用的是ISE法，此法最为突出的特点是选择性强，测定快速且简便，结果准确可靠，临床已广泛应用；缺点是电极具有一定寿命，使用一段时间后电极老化，需定期更换。钾钠样品可采集血清、肝素锂抗凝血浆、尿、汗及胃肠液，血清或血浆可在2~8℃或冷冻保存。钾测定结果明显受溶血干扰，另外血浆钾比血清钾低0.1~0.7mmol/L，全血未及时分离或冷藏均可使血钾上升。因此，测定血钾标本时，室温放置30~45min后离心分离血浆或血清。如检测无法在4h内完成，血清或血浆应保存在2~8℃冰箱，48h内完成测定。脂血标本采用电极（ISE）法测定，将造成假性低钠血症，可高速离心分离后测定。

②氯离子的测定方法有放射性核素稀释法、分光光度法、ISE法和酶法等，临床目前常用且最好的方法是ISE法。ISE法精密度和准确度均较酶法为优，且不受高脂血清干扰，管状液膜电极性能稳定，成本低，便于自动化，且可进行多项目组合分析，目前应用最普

遍。其标本放置时间及保存温度同钾钠检测。

③二氧化碳总量是指血浆中各种形式的CO_2，目前国内大多数实验室都使用电极法和酶法测定总二氧化碳。采集标本要求血清，若抗凝只能用肝素抗凝剂，采血后应迅速分离，及时测定。

④血清总钙测定比离子钙更简单易行，但容易受到白蛋白的影响。血清总钙的测定方法有比色法（邻甲酚酞络合酮法、甲基麝香草酚蓝法、偶氮胂Ⅲ法）、火焰光度法和原子吸收分光光度法等。IFCC推荐参考方法为原子吸收分光光度法。WHO和我国卫健委临床检验中心（2014年）推荐的常规方法为邻甲酚酞络合酮法（OCPC），该法灵敏度较高，方法简便、快捷、稳定，同时适用于手工和自动化分析仪；但反应体系受pH影响较大，且存在污染问题。偶氮胂Ⅲ比色法是近年来发展起来的血清总钙的比色测定法，适于手工操作和自动化分析仪；但仍存在试剂间化学污染的缺陷。采血时静脉压迫用力需轻，标本要求血清和肝素抗凝血浆，标本放置时间及保存温度同钾钠检测。OCPC对pH敏感，反应选用pH11.0为宜；偶氮胂Ⅲ比色法测定时，溶血和胆红素无干扰，脂血可产生正干扰，需加血清空白。

⑤血清无机磷测定方法有硫酸亚铁磷钼蓝比色法、硫酸亚铁铵还原直接测定法、紫外分光光度法、放射性核素稀释质谱法和原子吸收分光光度法等。WHO推荐使用比色法，其中紫外分光光度法简便、快捷、稳定、易于自动化；但受溶血、黄疸、脂血的干扰较大。标本采集、放置时间及保存温度同钾钠检测，如标本无法在48h内完成测定，应保存在−20℃冰箱中，避免反复冻融。采用紫外分光光度法检测时，黄疸和脂血样本应做标本空白，溶血标本会使结果偏高，不宜采用；单克隆免疫球蛋白含量高的标本测定结果假性升高。

⑥血清镁测定方法有比色法、荧光法、离子层析法、ISE法、酶法、原子吸收分光光度法和放射性核素稀释质谱法等，参考方法是原子吸收分光光度法。该方法灵敏、快速、准确；但仪器昂贵，难以普及。利用某些染料（如甲基麝香草酚蓝、钙镁试剂等）的直接分光光度法，准确度及精密度可达到临床要求，是我国卫健委临床检验中心推荐的常规方法。甲基麝香草酚蓝法应用最广泛，操作简便，费用低，可用于自动生化分析系统；但存在试剂空白吸光度高、胆红素和其他阳离子干扰等缺点。二甲苯胺蓝法、钙镁试剂染料法、偶氮胂Ⅲ法和酶速率法批内精密度均较好，二甲苯胺蓝法批间精密度较好。标本采集、放置时间和保存温度同无机磷测定。应用钙镁染料比色法测定时，溶血和脂血标本有明显的正干扰，应做去脂处理。

（二）慢性胃炎

1.疾病概述

慢性胃炎是由多种病因引起的胃黏膜慢性炎症性疾病（包括腺体萎缩），患病率一般随年龄增加而上升。慢性胃炎最主要的病因是Hp感染，十二指肠液反流、长期服用非甾体类抗炎药（NSAIDs，包括阿司匹林）等药物和乙醇摄入等损伤胃黏膜因素也是相对常见的病因，而自身免疫性胃炎在中国相对少见，其他感染性、嗜酸粒细胞性、淋巴细胞性、肉芽肿性胃炎也相对少见。根据病因可将慢性胃炎分为Hp胃炎和非Hp胃炎，根据内镜和病理诊断可分为萎缩性胃炎和非萎缩性胃炎，而根据胃炎分布可分为胃窦为主胃炎、胃体为主胃炎和全胃炎。慢性胃炎无特异性临床表现，有症状者主要表现为上腹不适、饱胀、隐痛、烧灼感，一般食后加重，也常有反酸、嗳气、食欲不振等消化不良症状，如有胃黏膜糜烂可有上消化道出血症状。自身免疫性胃炎又称A型萎缩性胃炎，病变主要在胃体，症状主要以贫血和维生素B_{12}缺乏引起的神经系统症状为主。慢性胃炎的确诊主要依据内镜检查和胃黏膜活检组织学检查，Hp检测有助于病因诊断，疑诊自身免疫性胃炎者应检测血清胃泌素和相关自身抗体。

2.实验室检验项目

（1）胃液分析：非萎缩性胃炎胃液分泌正常或偏高；萎缩性胃炎病变主要在胃窦时，胃酸可正常或稍低；自身免疫性萎缩性胃炎可有胃酸缺乏。在胃液分析中可用五肽胃泌素刺激实验做胃酸分泌功能实验，测定基础胃酸分泌量、最大胃酸分泌量、高峰胃酸分泌量和胃液pH值，明显低或无酸提示胃体萎缩性胃炎。

（2）Hp检测。

①侵入性方法

快速尿素酶试验（Rapid Urease Test，RUT）：一般于胃镜室做。阳性者提示Hp感染。

病理组织切片：银染或Warthin-Starry染色结果阳性可说明Hp感染的存在。

细菌培养及分子生物技术：可取组织匀浆后行Hp培养，阳性时可做药敏。利用分子生物学技术检测Hp耐药基因已具有临床实用价值。

②非侵入性方法

同位素尿素呼气试验（Urea Breath Test，UBT）：可做^{13}C或^{14}C呼气试验，非创伤性检查，阳性说明有Hp感染。

粪便Hp抗原（Hp Stool Antigen，HpSA）检测：适于不易取血或行胃镜者（如婴儿、行动不便高龄老人）。有一定敏感性、特异性。

血清Hp抗体测量：可包括抗Hp毒素A抗体、抗HpIgM抗体、抗HpIgG抗体，前两种存在显示患者有近期活动性Hp感染。结果仅有IgG抗体则显示患者既往感染。

（3）血清胃泌素G17、胃蛋白酶原Ⅰ和Ⅱ检测：胃体萎缩者血清胃泌素G17水平显著升高，胃蛋白酶原Ⅰ和（或）胃蛋白酶原Ⅰ和Ⅱ比值下降；胃窦萎缩者血清胃泌素G17水平下降，胃蛋白酶原Ⅰ和胃蛋白酶原Ⅰ和Ⅱ比值正常；全胃萎缩者两者均低。

（4）自身抗体：A型萎缩性胃炎的血清胃壁细胞抗体（PCA）常呈阳性。伴恶性贫血时能查出内因子抗体（IFA），IFA与内因子结合后导致维生素B_{12}（$VitB_{12}$）的吸收障碍。

（5）血常规：患者有出血或贫血时应测定血常规，以判断贫血程度和贫血类型，从而指导治疗。

（6）便隐血测定：便隐血阳性，说明消化道出血。

3.其他检查项目

（1）胃镜检查：对慢性胃炎分类，病变分布范围可做出明确描述及诊断。还可取胃黏膜活检送病理检查确认炎症分级及Hp有无。

（2）骨髓检查：诊断为慢性A型萎缩性胃炎者或慢性胃炎伴贫血者应做骨髓检查，进一步明确贫血的类型。

4.主要检验项目评价

Hp作为慢性胃炎主要病因及Ⅰ级致癌病原微生物是患者必查的项目。一般做胃镜检查的患者可在胃镜时取活体标本做快速尿素酶试验（RUT）及直接取胃黏膜活检标本进行组织学检查、培养。RUT是侵入性试验中诊断Hp感染的首选方法，操作简便、费用低。组织学检查可直接观察Hp，与常规H-E染色相比，Warthin-Starry等特殊染色能提高检出率。患者不做胃镜时可选取^{13}C（或^{14}C）呼气试验（UBT）检查及血清抗Hp抗体测定，婴幼儿或行动不便无法取血者可做粪便Hp抗原（HpSA）检测。^{13}C（或^{14}C）-UBT检测诊断Hp感染的敏感性和特异性高，可作为根除治疗后复查的首选方法。HpSA诊断Hp感染的敏感性和特异性也很高，而定性检测抗HpIgG抗体的血清学试验不宜作为治疗后Hp是否根除的证实试验。一般认为，每种Hp试验敏感性及特异性均达不到100%（80%～85%的阳性率），临床Hp检查初诊（胃镜外）常使用两种方法互相补充，以提高检出率。

采用脲酶法和培养法检测Hp前必须停用质子泵抑制剂（PPI）至少2w，停用抗菌药物、铋剂和某些具有抗菌作用的中药至少4w。抗菌药物、铋剂和某些具有抗菌作用的中药可以抑制Hp生长，降低其活性。PPI抑制胃酸分泌，显著提高胃内pH水平，从而抑制Hp尿素酶活性。Hp检测前服用这些药物可显著影响基于尿素酶活性（快速尿素酶试验、尿素呼气试验）试验的Hp检出，造成假阴性。H_2受体拮抗剂对检测结果有轻微影响，抗酸剂则无影响。血清学试验检测Hp抗体，分子生物学方法检测Hp基因，不受应用这些药物的影响。

二、炎症性肠病

（一）疾病概述

炎症性肠病（Inflammatory Bowel Disease，IBD）是一组病因未明的慢性非特异性肠道炎症性疾病，包括溃疡性结肠炎（Ulcerative Colitis，UC）和克罗恩病（Crohn Disease，CD）。二者病因、发病机制及临床表现有许多相似之处。在我国IBD发病率呈持续增高趋势，好发于年轻人，有终身复发倾向。IBD病因及发病机制尚未明确，目前认为与环境因素、遗传因素、感染与菌群因素和免疫因素有关。

UC是以大肠黏膜与黏膜下层炎症为主要病理特征的疾病，临床表现为腹泻、黏液脓血便、腹痛、里急后重和不同程度的全身症状，可伴有外周关节炎、结节性红斑等多种肠外表现。根据临床类型，将UC分为初发型和慢性复发型；从病变范围方面根据蒙特利尔分型分为直肠型（E1）、左半结肠型（结肠脾曲以下）（E2）和广泛结肠型（病变扩展至结肠脾曲以上）（E3）；按照病情分期分为活动期和缓解期。CD是病因不明的胃肠道慢性炎性肉芽肿性疾病，以累及回肠末段和邻近结肠多见，但全消化道均可受累，呈节段性分布。临床上以腹痛、腹泻、腹部包块、瘘管形成、肛门直肠周围病变为主要表现，还可伴多种肠外表现。CD的临床分型：按临床类型可分为非狭窄非穿透型（B1）、狭窄型（B2）、穿透型（B3）和伴有肛周病变（P）；按病变部位可分为回肠末段（L1）、结肠（L2）、回结肠（L3）和上消化道（L4）；按病情分为活动期和缓解期。IBD严重时可出现中毒性巨结肠、肠梗阻、腹腔脓肿、肠穿孔、急性大出血和癌变等并发症。

IBD无特异性诊断指标，主要结合临床、实验室检查、影像学检查、内镜和组织病理学表现进行综合分析，排除感染性及非感染性及肠道肿瘤等后才能确诊。因其一旦患病有终身复发倾向，故需要长期治疗或终身服药，因此要注意用药时毒不良反应监测。

（二）实验室检验项目

1.血常规

患者活动期时常有白细胞轻、中度升高。由于长期便血可有血红蛋白、红细胞下降和缺铁性贫血表现。

2.红细胞沉降率、crp

活动期常升高。

3.粪便检查

常规可见黏液脓血。镜检可发现红细胞、白细胞，急性发作期可见巨噬细胞。便隐血常阳性。粪便钙卫蛋白增高提示肠黏膜炎症处于活动期。疑UC者应至少进行3次病原学检查排除感染，注意细菌、真菌、阿米巴及血吸虫卵。

4.生化检测

常有人血白蛋白降低；血清低钾较为常见，严重腹泻时可低钠；长期使用药物应注意ALT、AST、GGT、Cr等肝肾功能的监测。

5.自身抗体

UC患者外周型抗中性粒细胞抗体（p-ANCA）检出率较高，而抗酿酒酵母抗体（ASCA）是CD相对特异的抗体。

6.基因检测

与UC有关为$HLA-DR2$、$DR9$及DRB_10103等位基因，与CD有关为$HLA-DR7$及DRB_30301等位基因。还发现某些细胞因子基因与IBD有关，IBD易感基因位于第3、第7、第12、第16号染色体上。

（三）其他检查项目

1.结肠镜检查

结肠镜检查是IBD诊断与鉴别诊断最重要的手段之一。应做全结肠及末段回肠检查，确定病变部位、范围和程度，必要时取活检。

2.胃镜、小肠胶囊内镜及小肠镜

因CD较UC累及更广泛消化道，故为诊断需进行胃镜及小肠镜检查，有助于与UC鉴别诊断。

3.CT或MR肠道显像（CTE/MRE）

CT或MR肠道显像是至今评估肠道炎性病变的标准影像学检查，可反映肠壁的炎症改变、病变部位和范围、狭窄及其可能的性质。

4.X线钡剂灌肠或造影检查

X线钡剂灌肠或造影检查不作为首选检查手段，可作为结肠镜检查有禁忌证或无条件行CTE检查时的补充。

5.腹部B超

腹部B超对发现瘘管、腹腔内包块或脓肿具有一定价值。

（四）主要检验项目评价

IBD无特异性诊断标志，实验室主要为症状检查及长期使用药物时监测血常规及肝功能、肾功能。IBD常规注意血及便常规检测外，根据不同并发症注意营养障碍（贫血、低蛋白血症、维生素缺乏、电解质紊乱等）检测、肠梗阻、出血等实验室检测。基因检测可能成为未来寻找遗传病因的主要项目。

血细胞沉降率（Erythrocyte Sedimentation Rate，ESR）是较为常用而缺乏特异性的试验，是指红细胞在一定条件下沉降的速率。检测方法有魏氏（Westergren）检测法、自动化沉降分析法、全自动快速血沉分析仪法。魏氏法血沉测定是将枸橼酸钠抗凝血液置于特制刻度血沉管内，垂直立于室温1h后，上层血浆高度的毫米数值即为ESR。影响血沉的因素较为复杂，主要与红细胞数量、形态以及血浆中各种组分比例有关。血沉测定时，抗凝剂与血液比例必须准确，抗凝剂过多，血沉假性增快。标本采集后应在4h内完成测定。脂血、体外溶血或血凝标本应重新抽血进行测定。

三、胰腺炎

（一）疾病概述

胰腺炎是临床最常见的胰腺炎症，临床分为急性胰腺炎及慢性胰腺炎两型。两型在病因发病机制及临床表现上各有特点，实验室检查有相同之处，也略有差异。

急性胰腺炎（Acute Pancreatitis，AP）是多种病因导致胰酶激活所致的胰腺组织的自身消化和炎症性损伤。按病情轻重，AP分为轻度、中（重）度和重度。其主要病因为胆道疾病、酗酒、暴饮暴食，腹部手术和创伤及药物等。临床表现以急性上腹痛、恶心呕吐和血清胰酶升高为主，是临床常见急腹症。中度和重度AP可出现急性胰周液体和坏死物积聚、胰腺假性囊肿和包裹性坏死及胰腺脓肿等局部并发症；全身并发症包括急性呼吸窘迫综合征、急性肾衰竭、心力衰竭、消化道出血、凝血异常等多器官功能衰竭。凡有急性发作的剧烈而持续性上腹痛、恶心、呕吐，血清淀粉酶活性增高，影像学提示胰腺有或无形态学改变，排除其他急腹症时可诊断AP。

慢性胰腺炎（Chronic Pancreatitis，CP）是由各种原因导致的胰腺组织结构和（或）功能出现持续性不可逆损害，主要病因为各种胆胰管疾病和乙醇中毒，另外，还有代谢障碍、自身免疫、遗传因素和特发性胰腺炎等。临床表现轻重不一，早期无明显临床症状或仅有腹胀、消化不良等非特异性表现。腹痛是CP最突出症状，后期出现脂肪泻、消瘦、严重营养不良、糖尿病和黄疸等，还有可能出现胰腺假性囊肿、上消化道出血、胰腺癌和胰源性腹腔积液等并发症。CP诊断主要依靠典型的临床表现和影像学表现，病理学有特征性改变及有胰腺外分泌功能不全表现。

（二）实验室检验项目

1.血淀粉酶

血淀粉酶是诊断急性胰腺炎最常用的指标，在起病4~12h开始升高，48h达高峰，而后逐渐下降。约75%患者在起病24h内淀粉酶超过正常值上限3倍，并持续3~5d或更久；

但水平高低与病情严重性不平行。对于慢性胰腺炎可有血淀粉酶升高，急性发作时升高明显。

2.尿淀粉酶

急性胰腺炎时常升高。通常患者血尿淀粉酶同时检测。慢性胰腺炎时单一该项指标上升仅有辅助诊断价值。

3.血脂肪酶

急性胰腺炎起病后24h内升高，持续时间较长（7～10d）。急性胰腺炎的恢复期血脂肪酶水平下降时间长，有助于治疗的监测。特异性优于淀粉酶。

4.血常规

急性胰腺炎时白细胞计数可增高，中性粒细胞核左移；体液丢失可导致HCT升高。

5.其他生化标志

急性胰腺炎时血糖升高；血钙降低，多与临床严重程度平行；ALT、ALP、LDH及胆红素水平均可升高；甘油三酯增高，可能是胰腺炎的病因，也可继发于胰腺炎；严重者可出现人血白蛋白降低、BU升高。

慢性胰腺炎常合并糖尿病，可呈空腹血糖及糖耐量异常，血浆胰岛素水平降低。CP患者空腹和餐后血浆胰多肽均明显降低，血清胆囊收缩素可明显升高。

6.其他炎症指标

可在AP时升高，如CRP＞150mg/L提示广泛的胰腺坏死，24h后IL-6升高提示重度AP。

7.胰腺外分泌功能测定（用于慢性胰腺炎）

（1）直接测定法：胰泌素-促胰酶素试验，敏感性74%～90%，特异性80%～90%。静脉注射胰泌素（1U/kg）和促胰酶素（1U/kg），60min内胰液分泌量＜151mL，碳酸氢盐浓度＜70mmol/L，碳酸氢盐排出量＜11.3mmol；30min内淀粉酶排出量＜131U/L提示胰腺外分泌功能不全。

（2）间接测定法。

①Lundh试餐试验：受试者插入十二指肠引流管，饮下标准餐后，收集十二指肠液，测定胰蛋白酶活性参考值为36.97±14.28U/（kg·h）。在慢性胰腺炎中阳性率为80%～90%。

②大便或血清酶含量检测：血胰蛋白酶原浓度降低对中重度CP有诊断价值，准确性高。检测大便中糜蛋白酶和弹性蛋白酶含量可以了解胰腺外分泌功能，其中粪糜蛋白酶＜5.6IU/g粪便有价值，测定敏感性为40%～90%；粪便弹力蛋白酶在慢性胰腺炎＜200μg/g有价值结果，提示胰腺外分泌功能不全。

③粪脂检测：摄入100g/d的脂肪餐，收集3d大便，大便脂肪量＞7g/24h为脂肪泻，提

示胰腺外分泌功能不全。粪便苏丹Ⅲ染色：慢性胰腺炎时阳性为存在脂肪滴，可以定性了解粪脂含量。

（三）其他检查项目

1.腹平片

腹平片可提供AP的间接证据：哨兵袢、结肠切割征、麻痹性肠梗阻和胰腺区气液平。慢性炎症可见胰腺钙化和结石。

2.腹部超声

作为常规初筛检查，急性炎症可见胰腺肿胀、坏死、胰管扩张，并可发现胆源性胰腺炎的胆囊、胆管炎症和结石，以及腹腔积液。但因肠道气体干扰常不易观察到。慢性炎症可见胰腺钙化，胰管结石、扩张，胰腺增大或萎缩，假囊肿形成。

3.CT扫描

CT扫描可显示胰腺及周围结构，是AP诊断和鉴别诊断、病情严重程度评估的最重要检查。慢性炎症所见与B超相似，但更清晰。

4.ERCP/MRCP

急性胰腺炎可判断胰管有无阻塞，胰管内有无结石。慢性炎症可查有无胰管扩张和狭窄。行ERCP时，必要时可行内镜取石。

（四）主要检验项目评价

胰腺炎症诊断特别是急性炎症，实验室指标中血清淀粉酶和脂肪酶作为诊断性指标是必需的。血清淀粉酶来源胰腺分泌、唾液腺分泌和其他组织分泌。电泳出现主要的两种同工酶，血清胰淀粉酶（P）和唾液淀粉酶（S）。血清胰淀粉酶对胰腺炎的诊断及鉴别诊断特异性强。慢性胰腺炎除上述指标外，可选择胰腺外分泌功能和粪便检查，有助于评估胰腺功能损伤程度。

α-淀粉酶（α-amylase，AMY）测定方法可以分子结构明确的小分子寡聚糖作底物的方法分为两类：一类用未经修饰的寡聚糖作底物；另一类在寡聚糖还原端以糖苷键连接指示物质作底物，是目前应用较多的方法，其中应用最多的是以经修饰的麦芽七糖为底物的方法。血清脂肪酶（Lipase，LPS）主要来源于胰腺，少量来自胃肠黏膜；其测定方法目前应用较多的是色原底物法和酶偶联显色法。

血淀粉酶和脂肪酶的标本采集应用血清或肝素抗凝血浆，因络合钙离子的抗凝剂会影响酶的检测，血红蛋白对脂肪酶有抑制作用，应避免明显溶血。血清AMY比较稳定，室温下可保存4d，4℃下2w，-20℃以下可保存数年；血清LPS相对稳定，室温下可稳定数天，4℃下可稳定数周，冷冻状态下可稳定数年。淀粉酶和脂肪酶的测定方法较多，不同方法所得参考区间有所不同，在使用前必须了解所用方法及其参考区间。此外，淀粉酶还受到年龄的影响；胆固醇、甘油三酯等的测定试剂中含脂肪酶，需注意交叉污染。有研究报道，淀粉酶诊断AP的敏感性为70%～95%，特异性为33%～34%，而脂肪酶对诊断AP有更高的特异性。二者对慢性胰腺炎的诊断敏感性较低。

四、胆囊炎和胆石症

（一）胆囊炎

1.疾病概述

胆囊炎可分为急性和慢性。急性胆囊炎是由胆囊管梗阻、化学性刺激和细菌感染等引起的胆囊急性炎症性病变，是临床常见急腹症之一。临床症状主要为右上腹阵发性绞痛，饱餐、进食油腻食物为常见诱因，可向右肩胛骨或背部放射，伴食欲不振、恶心、呕吐和发热。查体可见右上腹压痛、肌紧张，Murphy征阳性。有些患者可触及肿大胆囊并有触痛。若有穿孔可发生腹膜炎出现腹膜刺激征、腹腔积液，甚至休克。该病诊断主要依靠典型的临床表现和实验室检查、影像学检查。慢性胆囊炎是胆囊持续的、反复发作的炎症过程，超过90%的患者有胆囊结石。患者症状常不典型，患者多在饱餐、进食油腻食物后出现腹胀、腹痛，可伴有食欲不振、恶心、呕吐。腹部查体可无阳性体征或仅有上腹部轻压痛。右上腹或中上腹痛反复发作合并胆囊结石者，应考虑慢性胆囊炎的诊断，超声检查可以显示胆囊内结石、胆囊壁增厚等。

2.实验室检验项目

（1）血常规：急性炎症时白细胞可增高，中性粒细胞比例上升，核左移；老年人可不升高。

（2）生化检查：血清ALT、AST及ALP常升高。若结石阻塞胆管可致血清胆红素升高，也有1/3的患者血清淀粉酶升高。

（3）尿常规：主要有助于黄疸的鉴别。梗阻引起胆囊炎时有尿胆红素升高、尿胆原降低。

（4）血清炎性因子：CRP、PCT和ESR，在急性炎症时均可升高。

（5）细菌培养：必要时行外周血培养；在能获得胆汁的情况下，所有急性胆囊炎患者，尤其是重度感染患者应进行细菌培养。

3.其他检查项目

（1）腹部超声检查：急性胆囊炎的首选影像学检查手段。可见胆囊增大、胆囊壁增厚（>4mm），明显水肿时见"双边征"，胆囊结石显示强回声，其后有声影；对急性胆囊炎的诊断准确率为85%～95%。

（2）CT检查：急诊患者无法明确腹痛病因时，可采用腹部CT检查，以提供更全面信息，或怀疑患者可能有胆囊穿孔和坏疽性胆囊炎，也应及时行腹部CT检查。

4.主要检验项目评价

实验室检查中血常规及生化中肝功酶学及血中胆红素检查在急性胆囊炎中更有价值，而慢性胆囊炎的实验室检查不如B超有价值。

转氨酶检测目前普遍应用酶的速率法，宜用血清作标本，血清分离后应尽快进行分析。若需过夜贮存，可存于4℃；若需更长时间贮存，需存于-70℃，血清标本不宜反复冻融。溶血标本不适于转氨酶检测，另外机体很多组织含有转氨酶，这些组织损伤可使血清转氨酶上升，导致其诊断肝病的特异性降低。血清转氨酶测定主要用于肝脏疾病实验诊断，急性肝损伤时，ALT急剧升高，AST升高不如ALT明显；慢性肝炎、肝硬化、肝癌等情况时，AST升高明显，可超过ALT，AST/ALT比值常用于急慢性肝脏疾病的鉴别诊断指标之一。胆道梗阻伴感染时，转氨酶可明显升高，ALT与AST升高程度基本平行。ALP检测目前较多应用酶的速率法，标本可用血清和肝素抗凝血浆，避免标本脂血、溶血和冰冻。ALP变化与年龄、妊娠和高脂饮食等关系密切。血清胆红素检测在我国常用钒酸盐氧化法、重氮盐改良J-G法和胆红素氧化酶法，其中钒酸氧化测定法是目前国内使用最多的方法，该方法和传统方法如改良J-G法具有良好的相关性，线性、特异性达到较理想的水平。血液标本及时送检，避免光照使胆红素氧化为胆绿素；胆红素对光的敏感度与温度有关，血标本应避光置于冰箱保存；标本保存冰箱可稳定3d，-70℃避光保存可稳定3个月。尿胆红素与尿胆原试带法同样要求尿液必须新鲜并避光，否则可致胆红素氧化降解成胆绿素，造成假阴性；尿胆原可转变成尿胆素。此外，高浓度维生素C、亚硝酸盐、氯丙嗪、盐酸苯偶氮吡啶可致尿胆红素假阴性。

（二）胆石症

1.疾病概述

胆石症是胆道系统，包括胆囊和胆管内发生结石的疾病，是临床的常见病和多发病。胆汁由肝细胞分泌，通过胆道系统先进入胆囊且贮存、浓缩，后由胆总管进入十二指肠。胆结石成因复杂，任何影响胆固醇与胆汁酸磷脂浓度比例和造成胆汁淤积的因素都能导致结石形成。胆石症按结石发生部位不同，可分为胆囊结石、肝外胆管结石和肝内胆管结石；按病情急缓可分为发作期和缓解期。胆石症临床表现取决于结石的部位与大小，尤其与是否造成梗阻和感染关系密切。

（1）胆囊结石。大多数患者无症状，当出现症状时，主要包括胆绞痛、上腹隐痛或饱胀不适、嗳气、呃逆，胆囊积液及Mirizzi综合征等。如有小结石阻塞胆囊颈部或胆总管可发生胆囊炎症状。

（2）肝外胆管结石。多无症状，当结石造成胆管梗阻时可出现反复腹痛或黄疸，并可能继发胆管炎，可出现典型的Charcot三联征：腹痛、高热和黄疸。

（3）肝内胆管结石。临床症状不典型，多因体检行超声检查发现。该病临床表现常见急性胆管炎引起的寒战、高热和腹痛，重者出现肝脓肿、急性化脓性胆管炎及休克。胆石症常见并发症：胆囊结石主要并发急性胆囊炎和慢性胆囊炎；胆石症的并发症还有急性胰腺炎、肝脓肿、上行性肝炎、门静脉炎、Mirizzi综合征和胆囊癌等。胆石症的诊断主要依靠其临床表现及影像学检查。

2.实验室检验项目

（1）血常规：胆石症导致感染尤其伴高热时，发生白细胞明显升高，中性粒细胞百分比升高，核左移并有中毒颗粒。慢性炎症可轻度升高或正常。

（2）尿常规：由结石部位不同可引起尿胆原降低或尿胆红素升高。

（3）生化检查：胆石症导致梗阻，可引起ALT、AST、ALP及GGT升高。胆石症引起黄疸时可致血清胆红素及胆汁酸升高。

3.其他检查项目

（1）腹部超声检查：诊断胆石症的特异性和敏感性高，应作为首选常规检查。

（2）CT：诊断价值较大，可显示胆囊、胆管内结石的大小和位置、胆管有无扩张，有助于和其他疾病的鉴别诊断和指导临床治疗。

（3）ERCT：诊断胆总管结石的"金标准"，有资料显示其对于胆总管结石诊断的敏感性和特异性分别为99%和97%。

4.主要检验项目评价

胆石症主要是超声检查提供存在部位的信息可明确诊断。实验室检查对结石导致炎症或梗阻时可有帮助，并作为治疗监测指标。例如，GGT检测目前较多应用以L-γ-谷氨酰-3-羧基-对硝基苯胺为底物的速率法，需空腹采血，血清是GGT测定的适宜标本，不能用枸橼酸盐、草酸盐或氟化物等作为抗凝剂。血清GGT相对稳定，4℃下至少可稳定1个月，-20℃下至少1n。不少药物能使血中GGT活性升高，如巴比妥类药物、解热镇痛药等可引起GGT升高。此外，酗酒会引起GGT明显升高，且升高程度与酗酒量有关。其他血常规、尿常规和生化相关指标评价见上节"胆囊炎"。

第三节　消化性溃疡

一、疾病概述

消化性溃疡（Peptic ulcer，PU）指胃肠道黏膜在某种情况下被胃酸/胃蛋白酶自身消化而造成的溃疡，可发生在食管、胃或十二指肠、胃肠吻合术后吻合口及附近肠袢、含有胃黏膜的梅克尔（Meckel）憩室等。由于胃溃疡（Gastric Ulcer，GU）和十二指肠溃疡（Duodenal Ulcer，DU）最常见，因此一般所谓的消化性溃疡指的是GU和DU。损伤和防御修复不足是消化性溃疡的主要发病机制，其病因是多因素的：胃酸与胃蛋白酶、幽门螺杆菌感染、药物（NSAIDs最显著）和其他危险因素（如吸烟、遗传因素、应激和心理因素，以及饮食因素），以及消化性溃疡相关的疾病，如慢性肺部疾病和肝硬化等。根据发生部位和性质，消化性溃疡分为胃溃疡、十二指肠溃疡和特殊类型溃疡（如隐匿型溃疡、复合性溃疡、幽门管溃疡、球后溃疡、巨大溃疡等）。消化性溃疡的典型症状为上腹痛，胃溃疡上腹痛多偏左，多在餐后1h内出现，1～2h逐渐缓解。十二指肠溃疡多见上腹中偏右痛，常在空腹或半夜出现，进餐或服用抗酸剂可缓解。另可伴反酸、嗳气、胃灼热、恶心和呕吐等症状。PU无并发症时多无体征，在发作时剑突下、上腹部或右上腹部可有局限性压痛，无特异性。并发症主要包括出血、穿孔，穿孔可溃破入腹腔引起弥漫性腹膜炎或穿透周围实质性脏器，还可以穿破入空腔器官形成瘘管；还有胃出口梗阻、癌变等。诊断方面，慢性病程、周期性发作、节律性上腹痛、NSAIDs服药史等是疑诊PU的重要病史，确诊主要依靠内镜检查，X线钡餐检查作用有限。

二、实验室检验项目

（一）Hp检测

Hp感染是消化性溃疡的常规检测项目，详细参见本章第二节胃炎部分。

（二）血常规

一般为正常。溃疡合并上消化道出血时可见血红蛋白、红细胞及血细胞比容下降。

（三）便常规

合并出血时，量大可见柏油便，量小时便隐血阳性。

（四）胃液分析

GU患者胃酸分泌正常或低于正常，部分DU患者胃酸增多，但均与正常人有很大重叠，对消化性溃疡诊断和鉴别诊断帮助不大。

（五）血清胃泌素检测

非常规检查，消化性溃疡患者的血清胃泌素水平可能稍异常，无诊断意义。一般情况下，血清胃泌素水平与胃酸分泌成反相关：胃酸减少，胃泌素水平高；胃酸增多，胃泌素水平低。但在胃泌素瘤患者中，这两者均升高。

三、其他检查项目

（一）胃镜检查

胃镜检查是确诊消化性溃疡的首选方法。可对胃、十二指肠黏膜直视观察，确定有无病变，取活检进行病理检查及Hp检测，溃疡出血者还可行再出血风险评估和止血治疗。

（二）X线钡餐检查

随着内镜检查的普及，现已少用。有诊断意义的直接征象为龛影，有辅助诊断意义的间接征象为局部激惹、痉挛、十二指肠球部畸形及局部压痛。

四、主要检验项目评价

实验室检查中最重要的是Hp检测，因它是溃疡的常见病因。具体项目评价详见"慢性胃炎"章节。

第十三章 血液系统疾病的检验

第一节 贫 血

贫血为机体红细胞总量减少，不能对周围组织充分供氧的一种病理状态。贫血多继发于其他疾病，诊断贫血通常采用反映外周血红细胞浓度的指标，包括血红蛋白（Hb）、红细胞计数（RBC）和血细胞比容（Hct）等。贫血的诊断标准为：成年男性 Hb < 120g/L，RBC < 4.5 × 10^{12}/L，Hct < 0.37；成年女性 Hb < 110g/L，RBC < 4.0 × 10^{12}/L，Hct < 0.37；孕妇 Hb < 100g/L，Hct < 0.30。按照贫血的程度，可分为轻度（Hb > 90g/L）、中度（Hb 为 61 ~ 90g/L）、重度（Hb 为 31 ~ 60g/L）和极重度（Hb ≤ 30g/L）。

一、缺铁性贫血

（一）疾病概述

缺铁性贫血是体内贮存铁缺乏，不能满足正常红细胞生成需要而发生的贫血，是临床上最常见的贫血。常见原因有铁摄入量不足、吸收量减少、需要量增加、铁利用障碍或丢失过多等。形态学表现为小细胞低色素性贫血，特点是骨髓、肝、脾及其他组织中缺乏可染色铁。缺铁性贫血（IDA）可分为三个阶段：贮存铁缺乏期（ID）、缺铁性红细胞生成期（IDE）及缺铁性贫血期（IDA），三者总称为铁缺乏症。

（二）主要实验室检查

1.血常规

除Hb、RBC和Hct的改变外，还出现小细胞低色素性贫血的指标变化，包括平均红细胞体积（MCV）<80fL，平均红细胞血红蛋白含量（MCH）<27pg，平均红细胞血红蛋白浓度（MCHC）<32%；反映红细胞大小不等的指标，如红细胞分布宽度（RDW）增加；网织红细胞平均血红蛋白含量（CHr）降低。

2.血细胞形态学检查

呈小细胞低色素性贫血,镜下可见红细胞大小不等,以小细胞为主,可出现少量形状不规则的红细胞,中心淡染区扩大,嗜多色及嗜碱性点彩红细胞增多,网织红细胞正常或轻度增加。

3.血清铁蛋白(SF)

SF降低,<14μg/L提示贮铁耗尽,<30μg/L表示贮存铁缺少。

4.铁代谢指标

血清铁(SI)降低,<8.95μmolL(50μg/dL);总铁结合力(TIBC)升高,>64.44μmol/L(360μg/dL);转铁蛋白饱和度(TS)降低,<15%。

5.骨髓铁染色

细胞内外铁均减少,尤以细胞外铁减少明显,显示骨髓小粒可染铁消失,铁粒幼红细胞<15%。

6.骨髓象

骨髓增生活跃,主要以红系增生为主,粒红比例降低。中幼红细胞比例增多,体积较正常减小,边缘不整齐,胞浆少,染色偏蓝,核固缩似晚幼红细胞,表现为"核老浆幼"的发育不平衡,粒系细胞和巨核细胞数量和形态均正常。

7.可溶性转铁蛋白受体(sTfR)测定

缺铁早期和红系造血增生时,血清sTfR可增高。

(三)相关检查项目

缺铁性贫血的彻底治疗依赖于去除导致贫血的原因,查清病因及原发病极为重要。为此,需要进行多方面的检查,如粪便隐血试验、虫卵检查,尿液检查,肝功能、肾功能的检查及相应的免疫和生化检查,胃肠道X线、胃镜检查,妇科检查等。

(四)主要检验项目评价

诊断缺铁的实验室指标较多,常采用多种指标联合检查以提高诊断准确率。血清铁的影响因素较多,且生理波动较大,故单有血清铁减少不能诊断为缺铁。总铁结合力和转铁蛋白饱和度可用于缺铁诊断,但灵敏度低于血清铁蛋白。血清铁蛋白减少或骨髓铁染色显示细胞内外可染铁减少是诊断IDA的可靠指标。然而铁蛋白是一个急性时相反应蛋白,在感染、炎症、恶性肿瘤、肝脏疾病以及正在接受补铁治疗时等可见增高,可能干扰判断,需结合其他指标。sTfR是反映组织水平铁供应减少的一项指标,受促炎性细胞因子的影响最小,因此在评估慢性病患者(如炎症和感染)的铁缺乏状态比血清铁蛋白更有优势。

IDA与慢性病贫血(ACD)容易混淆,需要鉴别。ACD是由于铁利用障碍而出现的

"功能性缺铁"，此时转铁蛋白饱和度下降，铁蛋白水平升高，通常为（30～100）μg/L，骨髓铁染色显示细胞外铁增加，TIBC＜64.44μmol/L（360μg/dL），TS为16%～30%，不需要补铁治疗。

以上这些检测项目受到地域、人群、年龄、性别、代谢以及饮食结构等多方面因素的影响，建议每个实验室应制定自己的健康人群参考区间。如铁蛋白中位数在出生时轻微升高，6个月时降低至30μg/L左右，青春期后升至成人水平。sTfR则随着年龄增长逐渐下降接近成年人，不同海拔地区的人群，其参考区间也不相同，海拔越高，sTfR浓度越高。

溶血标本可导致血清铁假性升高，严重溶血导致血清铁蛋白升高，因此这些检测时应避免标本发生溶血。

二、巨幼细胞贫血

（一）疾病概述

巨幼细胞贫血是由叶酸和（或）维生素B_{12}缺乏引起的脱氧核糖核酸（DNA）合成障碍，导致骨髓和外周血细胞异常的贫血。细胞形态学特点为细胞核浆发育不平衡及无效造血，呈现形态与功能均不正常的典型巨幼改变。这种巨幼改变可涉及红细胞、粒细胞及巨核细胞三系。该病为一种全身性疾病，除贫血外，皮肤黏膜亦受累。

（二）主要实验室检查

1.血常规

呈大细胞正色素性贫血，RBC和Hb降低不平行，RBC下降更明显。MCV增高，MCH增高，RDW增高，网织红细胞正常或减少，严重者可呈全血细胞计数减少。

2.血细胞形态学检查

红细胞大小不等、中央淡染区消失，以椭圆形大红细胞多见，着色较深。异形红细胞增多，可见cabot环及Howell-Jolly小体，有大椭圆形红细胞、点彩红细胞等。中性粒细胞胞体偏大，核右移，核分叶过多（6～9叶）。可见巨大血小板。

3.骨髓象

骨髓增生明显活跃或活跃，以三系细胞均出现巨幼改变为特征。红系增生明显活跃，粒红比降低，各阶段的巨幼红细胞均可出现，其比例常大于10%，可见cabot环及Howell-Jolly小体，呈现"核幼浆老"的发育不平衡现象。粒系自中幼阶段以后可见巨幼改变，部分分叶核细胞分叶过多，各叶大小差别甚大，可见畸形核。巨核细胞系统也出现巨幼变和分叶过多现象。

4.细胞化学

骨髓铁染色细胞外铁和细胞内铁均增高，PAS染色发现原幼红细胞阴性。

5.血清叶酸和维生素B$_{12}$测定

血清叶酸（化学发光法）<4ng/mL，血清维生素B$_{12}$（化学发光法）<180pg/mL。

6.红细胞叶酸测定

红细胞叶酸（放射免疫法）<100ng/mL。

7.血清维生素B$_{12}$吸收试验

巨幼细胞贫血<7%，恶性贫血<5%。

8.血清高半胱氨酸和甲基丙二酸测定

血清高半胱氨酸在叶酸缺乏及维生素B$_{12}$缺乏时均升高，50~70μmol/L。血清甲基丙二酸水平升高仅见于维生素B$_{12}$缺乏，可达3500nmol/L。

9.血清内因子阻断抗体

恶性贫血可出现血清内因子阻断抗体阳性。

（三）主要检验项目评价

大细胞性贫血伴有中性粒细胞核分叶过多可作为巨幼细胞贫血的初筛检查。骨髓细胞典型的巨幼变是诊断巨幼细胞贫血的主要依据。进一步鉴别叶酸缺乏和维生素B$_{12}$缺乏，必须进行叶酸和维生素B$_{12}$测定，甚至血清高半胱氨酸和甲基丙二酸测定。

由于红细胞内有大量叶酸存在，是血清叶酸的40倍以上，因此检测叶酸时应避免标本溶血。血清叶酸受食物影响，而红细胞叶酸不受摄入的影响，更能反映体内叶酸的实际水平。有条件时，应同时测定两种叶酸水平。由于检测方法的不同，实验室应制定自己的健康人群参考区间。

三、再生障碍性贫血

（一）疾病概述

再生障碍性贫血（Aplastic Anemia，AA），简称"再障"，一种骨髓造血衰竭（BMF）综合征。其年发病率在我国为0.74/10万人口，可发生于各年龄组，老年人发病率较高，男、女发病率无明显差异。AA分为先天性及获得性。目前认为，T淋巴细胞异常活化、功能亢进造成骨髓损伤在原发性获得性AA发病机制中占主要地位。临床表现为贫血、出血及感染等。临床分为急性再障（又称为重型再障Ⅰ型）和慢性再障（包括重型再障Ⅱ型和非重型再障）。

（二）主要实验室检查

1.血常规

红细胞计数、白细胞计数和血小板计数均降低，网织红细胞绝对值降低，淋巴细胞相对增多。急性AA时，网织红细胞<1%，绝对值<20×10⁹/L；中性粒细胞<0.5×10⁹/L；血小板<20×10⁹/L。慢性AA各指标较急性AA为高。Hb降低，呈中度或重度的贫血。

2.血细胞形态学检查

全血细胞减少，红细胞多为正细胞性，少数为大细胞性，血小板多呈小型。

3.骨髓象

急性AA时，多部位穿刺的涂片特点是脂肪滴增多，骨髓小粒减少，三系增生不良或极度不良，有核细胞明显减少。其中，造血细胞明显减少，尤其是巨核细胞，非造血细胞比例增高，如有骨髓小粒，染色后镜下为空网状结构，其中大多为脂肪细胞及非造血细胞。慢性AA增生低下，代偿期可增生活跃，但巨核细胞明显减少或缺如，非造血细胞比急性AA时少。

4.骨髓活检

骨髓增生减退，造血组织减少，特别是巨核细胞减少，脂肪组织增加。

5.骨髓铁染色

可见细胞内、外铁均增加。

6.染色体检查

数目多无变化，但可见染色体断裂、易位、环状或多着丝点等畸形。

7.集落细胞培养

粒-单系祖细胞（CFU-GM）和红系祖细胞（BFU-E）的集落均减少。

（三）主要检验项目评价

血常规显示全血细胞减少，网织红细胞绝对值降低是再障的特征性表现。骨髓活检对再障的诊断比骨髓涂片更有价值。

四、阵发性睡眠性血红蛋白尿症

（一）疾病概述

阵发性睡眠性血红蛋白尿症（Paroxysmal Nocturnal Hemoglobinuria，PNH）是一种以补体介导的血管内溶血为特征的获得性造血干细胞克隆性疾病。由于造血干细胞X-连锁 *PIG-A* 基因突变，引起血细胞膜上多种糖化肌醇磷脂连接蛋白（GPI连接蛋白）的缺失，在骨髓及外周血产生了病态造血细胞系，致使血细胞对补体异常敏感，引起慢性血管内溶血。PNH常伴发AA，因此临床上需要进行鉴别。

（二）主要实验室检查

实验室检查多根据PNH异常血细胞膜缺乏PIG-A蛋白[荧光标记的嗜水气单胞菌溶素变异体（FLAER）]检测原理和GPI连接蛋白（如CD55和CD59），采用流式细胞术结合荧光素标记抗体检测缺乏这些膜蛋白的异常血细胞来诊断PNH；根据PNH异常血细胞对补体敏感性增强，在酸性、等渗低离子强度、体外激活补体等条件下容易被破坏的特性对PNH进行筛查或诊断。根据血细胞被破坏的程度，将PNH血细胞分为Ⅰ型细胞、Ⅱ型细胞和Ⅲ型细胞。Ⅰ型细胞为未被破坏的正常血细胞；Ⅱ型细胞为部分被破坏的血细胞；Ⅲ型细胞为完全被破坏的血细胞。

1.PNH异常血细胞检测

根据血细胞上FLAER、CD59和CD55的表达情况，判断是否存在PNH异常血细胞。健康人血细胞上FLAER、CD59和CD55完全表达，表达率通常高于95%，且为单一阳性峰。而PNH患者FLAER、CD59和CD55的表达出现缺失，出现双峰或三峰，甚至单一阴性峰，表达率通常低于95%。

（1）PNH异常红细胞检测：首选CD59，不推荐单独使用CD55（不容易区分Ⅱ型细胞和Ⅲ型细胞），但可以联合使用，联合使用时推荐CD55采用藻红蛋白（PE）标记。流式细胞术常规设门采用前向角散射光/侧向角散射光（FSC/SSC），CD235a供选择。

（2）PNH异常白细胞检测：FLAER是最佳诊断选择，采用FLAER/CD24/CD14/CD33组合检测粒细胞和单核细胞上FLAER表达情况。CD55和CD59是最早用于检测粒系PNH克隆的标志物，CD55更适合于单核细胞。常规设门采用CD45/SSC或CD15/SSC。

2.补体相关试验

（1）酸化血清溶血试验（Ham试验）：近80%PNH患者为阳性，偶见于自身免疫性溶血性贫血、球形红细胞增多症等。多次输血者，由于其补体敏感红细胞相对减少而出现假阴性。

（2）蔗糖溶血试验：阳性见于PNH、AA-PNH、自身免疫性溶血性贫血、巨幼细胞性贫血、遗传性球形细胞增多症等。敏感性较Ham试验强，常与Ham试验同用。但特异性较Ham试验弱。

（3）蛇毒因子溶血试验：近80%患者为阳性，敏感性强于Ham试验，弱于糖水试验。

（4）补体溶血敏感性试验：PNH患者阳性，可对PNH异常红细胞进行半定量，根据溶血轻重，将PNH异常红细胞分为Ⅰ型、Ⅱ型和Ⅲ型细胞型细胞。

3.其他

红细胞计数和血红蛋白含量低于正常，网织红细胞计数增高。白细胞计数和血小板计数多低于正常。PNH发作时，尿血红蛋白测定为阳性。

（三）主要检验项目评价

FLAER、CD55和CD59表达分析是诊断PNH的重要依据，具有快速、敏感、定量PNH异常血细胞的特点，可以帮助鉴别诊断其他原因引起的贫血。但不适用于各种原因引起的白细胞严重减少，由于使用新鲜血，也不利于长期保存和复查。酸化血清溶血试验和蛇毒因子溶血试验。蔗糖溶血试验和补体溶血敏感性试验是PNH的筛选试验，但不易定量，检测费时，特异性不强，不能排除其他原因引起的阳性结果。

第二节　骨髓增生异常综合征

一、疾病概述

骨髓增生异常综合征（Myelo Dysplastic Syndrome，MDS）是一组异质性髓系克隆性造血干细胞疾病，其特点是髓系细胞发育异常，表现为无效造血、难治性血细胞减少，高风险向急性髓系白血病（AML）转化。

二、主要实验室检查

（一）血常规

绝大多数患者Hb含量降低，伴有血小板计数和中性粒细胞绝对值减少。

（二）血细胞形态学检查

一系或多系血细胞减少，随着病程进展，绝大多数患者均有全血细胞减少，并出现血细胞发育异常的形态学表现。

1.红细胞

表现为不同程度贫血，可为正细胞正色素性，也可为大细胞或小细胞以及双形性贫血。成熟红细胞大小不等，形态不一。

2.白细胞

白细胞有不同程度的质和量的变化。中性粒细胞胞质内颗粒稀少或缺如，核分叶过多或减少（假Pelger-Hüet核），单核细胞增多，可见不典型的单核细胞，内含有空泡。

3.血小板

血小板减少者较多见，少数病例可增加，有大而畸形的火焰状血小板，可见小巨核细胞。

（三）骨髓象

多数病例骨髓增生明显活跃，少数增生正常或减少，伴明显病态造血。

1.红系

多为明显增生，少数增生减少，原红和早幼红细胞增多，有类巨幼样变，可见核碎裂、核畸形、核分叶、双核或多核幼红细胞，核质发育不平衡，胞质嗜碱着色不均。

2.粒系

增生活跃或减少，原粒和早幼粒细胞可增高，伴成熟障碍；有的早幼粒细胞核仁明显，颗粒粗大，有的类似单核细胞，核凹陷或折叠；成熟中性粒细胞核分叶过多或减少（假Pelger-Huet核）。假Pelger-Huet核在MDS诊断中意义较大。

3.巨核系

巨核细胞量正常、减少或增多，异常巨核细胞主要为小巨核细胞，以及大单个核巨核细胞，其中淋巴样巨核细胞在MDS诊断中意义较大。

（四）骨髓活组织检查

多数病例骨髓造血组织过度增生，可见不成熟粒细胞增多，并有幼稚前体细胞异常定位（ALIP）。

（五）细胞化学染色

骨髓铁染色显示细胞外铁丰富，可见铁粒幼红细胞增多和环形铁粒幼细胞。

（六）免疫表型

原始细胞群可出现原始/幼稚细胞表型CD34和巨核细胞表型CD41/CD61的表达增高，其他髓系细胞表面抗原也会出现异常表达。

（七）体外造血祖细胞培养

细胞集落（CFU-GM）形成的能力降低，集落密度减少，形成许多小细胞簇，集簇/

集落比值升高，集落细胞成熟障碍。

（八）染色体及分子生物学检验

常见的染色异常为+8，–5/5q⁻，—7/7q⁻，9q⁻，20q⁻，21q⁻；常见基因改变为N–ras、bcr–2、c–myc等。

三、主要检验项目评价

MDS诊断主要依赖于血象和骨髓象的检查，各系血细胞发育异常的形态学改变和原始细胞的多少是诊断MDS的重要依据。MDS风险分层的血细胞减少阈值是Hb<100g/L、中性粒细胞计数<1.8×10⁹/L、PLT<100×10⁹/L；但在阈值之上时，如果有形态异常和（或）细胞遗传学异常存在，也不能除外MDS的诊断。病态造血可伴有外周血和骨髓原始细胞增多，通常原始细胞<20％。当MDS患者原始细胞≥20％时，提示MDS转化为急性白血病。其他相关检查对于MDS的诊断、鉴别诊断及预后判断有重要价值，5q⁻提示预后较好；7q⁻提示预后较差，较易转化为白血病。

第三节　急性白血病和相关前体细胞肿瘤

急性白血病是由于造血干/祖细胞在增殖发育过程中发生了一系列基因的改变，从而使造血干/祖细胞增殖失去调控和分化停滞，使得大量原始造血细胞积聚在骨髓及其他造血组织中，这些细胞对正常造血细胞的生长具有抑制作用，并逐渐取代正常的造血组织结构。2017年，世界卫生组织提出的急性白血病分型和诊断标准是以形态学为基础，并结合免疫学、细胞遗传学和分子生物学等实验室指标。

一、前体淋巴细胞肿瘤

（一）疾病概述

前体淋巴细胞肿瘤是由于未分化或分化很差的淋巴细胞在造血组织（特别是骨髓、脾脏和淋巴结）无限增殖所致的恶性血液病，多见于儿童及青壮年。当肿瘤细胞浸润骨髓和外周血，骨髓中原始细胞>20％时，称为急性原淋巴细胞白血病（ALL）；当免疫表型分析显示原始细胞为B系来源时，称为B–ALL，当原始细胞为T系来源时，称为T–ALL。当肿瘤损害仅涉及淋巴结、胸腺，或者在骨髓和外周血中仅有少量原淋巴细胞时，称为淋巴母细胞淋巴瘤（LBL）；如为B系来源，称为B-LBL，如为T系来源，称为T-LBL。

世界卫生组织将前体淋巴细胞肿瘤分为不做特殊分类的B淋巴细胞白血病/淋巴瘤（B-ALL/LBL，NOS）、伴有重现性遗传学异常的B-ALL/LBL、T淋巴细胞白血病/淋巴瘤（T-ALL/LBL）。从外周血和骨髓形态学上，这三类肿瘤之间很难区分。从细胞免疫学角度，前两类肿瘤属于B系来源，但遗传学表现差异很大，而后一类肿瘤属于T系来源。

（二）主要实验室检查

1.血常规

多数患者白细胞计数增高，可达100×10^9/L，红细胞及血红蛋白低于正常，血小板计数低于正常，晚期明显减少。

2.血细胞形态学检查

一般为正细胞正色素性贫血，白细胞计数通常明显增多，分类中原始及幼稚淋巴细胞增多，可达90%，"篮"细胞易见，中性粒细胞减少或缺如。

3.骨髓象

骨髓增生极度或明显活跃，以原始和幼稚淋巴细胞为主，核染色质致密，核仁不清晰。细胞核形态不规则，可有凹陷、折叠、切迹及裂痕，胞质内有空泡。成熟淋巴细胞较少见。粒细胞系统增生受抑制，粒细胞减少，甚至少见。红细胞系统增生也受抑制，幼红细胞少见或不见。巨核细胞系多数显著减少或不见，血小板减少。退化细胞明显增多，"篮"细胞（涂抹细胞）多见。

4.细胞化学染色

过氧化物酶（POX）与苏丹黑B（SBB）染色原淋巴细胞均为阴性；糖原（PAS）染色原淋巴细胞可呈阳性反应。

5.免疫表型

在B-ALL/LBL（NOS）和伴有重现性遗传学异常的B-ALL/LBL中，原淋巴细胞几乎都表达B淋巴细胞标志，CD10、CD19、胞浆（c）CD79a、CD22、CD23、CD24和TdT等可呈阳性或高表达，而CD45可能缺乏，CD20和CD34的表达变异较大。在T-ALL/LBL中，T系分化抗原标志通常阳性，原始细胞可表达TdT，不同程度表达CD1a、CD2、CD3、CD4、CD5、CD7和CD8等，其中cCD3具有系列特异性，CD4和CD8在原始细胞中通常共表达，CD10可阳性，但不具有特异性。

6.细胞遗传学和分子生物学

2017年，WHO分类中的伴有重现性遗传学异常主要包括：t（9；22）（q34.1；q11.2）；BCR-ABL1，t（v；11q23.3）；KMT2A重排，t（12；21）（p13.2；q22.1）；

ETV6-RUNX1，超二倍体，亚二倍体t（5；14）（q31.1；q32.3）IL3-IGH，t（1；19）（q23；p13.3）；TCF3-PBX1，BCR-ABL1样（暂命名），iAMP21（暂命名）。

（三）主要检验项目评价

血细胞计数和血细胞形态学检查是重要的初筛指标，骨髓象对诊断和监测必不可少，免疫表型分析对区分B系和T系来源是关键性指标，细胞遗传学和分子生物学用于确诊重现性遗传学异常。

二、急性髓系白血病和相关前体细胞肿瘤

（一）急性髓系白血病伴重现性遗传学异常

急性髓系白血病（AML）结构染色体重排后产生融合基因，编码融合蛋白，并对白血病发病产生影响，其中某些类型具有特征性形态学表现和免疫表型特点。

1.急性髓系白血病伴t（8；21）（q22；q22）；RUNX-RUNX1T1

（1）疾病概述：通常表现为中性粒细胞系的分化成熟，占全部AML的5%～12%，年轻患者居多，易并发髓系肉瘤。

（2）主要实验室检查。

①血常规：部分病例白细胞数正常或低于正常，也有病例白细胞数增高，随着病情恶化，白细胞数有增多趋势，通常血红蛋白及红细胞数均减少，血小板计数明显减少。

②血细胞形态学检查：分类可见原始细胞或各阶段幼稚粒细胞，异常中性中幼粒细胞、嗜酸性粒细胞和嗜碱性粒细胞增多，形态多异常，血小板形态也多异常。

③骨髓象：骨髓多为增生明显活跃或增生活跃，粒系增生明显活跃，原粒细胞显著≥20%。原始细胞胞体大；细胞核核周清晰，核凹陷处淡染，核染色质细致疏松，核仁明显；胞质丰富，嗜碱性强，可见Auer小体和密集的嗜天青颗粒。早、中、晚幼粒细胞和成熟粒细胞有不同程度发育异常，成熟粒细胞可见核分叶不良（如Pelger-Huet畸形）、细胞质染色异常等。其他可见嗜酸性粒细胞增加、嗜碱性细胞或肥大细胞增多。红系及巨核细胞系形态正常。少数病例骨髓原粒细胞<20%，但根据形态学、染色体和基因突变特点，仍诊断为AML。

④细胞化学染色：过氧化物酶染色（POX）及苏丹黑B（SBB）染色多呈阳性；氯乙酸AS-D-萘酚酯酶染色阳性；α-丁酸奈酚酯酶染色（α-NBE）阴性。

⑤免疫表型：白血病细胞群主要表达髓系标志和系列非特异标志，CD34和MPO多为阳性，HLA-DR、CD13和CD33相对弱表达，粒系分化成熟抗原CD15和CD65也表达，可出现CD15和CD34共表达。

⑥细胞遗传学和分子生物学：出现 t（8；21）（q22；q22）染色体易位重排，RUNX-RUNX1T1融合基因阳性。

2.急性髓系白血病伴inv（16）（p13.1；q22）或t（16；16）（p13.1；q22）；CB-FB-MYH11

（1）疾病概述：通常表现为单核细胞和粒细胞的分化并伴有骨髓异常，嗜酸性粒细胞增多，发病率占全部AML的10%～12%，年轻患者居多，可以髓系肉瘤为首发或复发时唯一表现。

（2）主要实验室检查。

①血常规：血红蛋白和红细胞数为中度到重度减少，白细胞数可增高、正常或减少。血小板计数多呈重度减少。

②血细胞形态学检查：与其他AML没有明显区别，嗜酸性粒细胞通常不增多。

③骨髓象：骨髓增生极度活跃或明显活跃。以单核系和嗜酸性粒细胞为主，而粒系减少。骨髓中可见各阶段异常嗜酸性粒细胞增多，嗜酸性颗粒粗大，染色深紫，颗粒密集者可遮盖细胞形态，细胞核分叶不良。原粒中可见Auer小体。红系、巨核系受抑制。

④细胞化学染色：异常嗜酸性粒细胞的NAS-DCE呈弱阳性，3%以上的原粒细胞MPO染色阳性。

⑤免疫表型：白血病细胞高表达粒系、单核系及系列非特异性抗原，如粒系CD13、CD33、CD15、CD65、MPO，单核系CD14、CD4、CD11b、CD11c、CD64、CD36，系列非特异性CD3和CD117等。

⑥细胞遗传学和分子生物学：出现inv（16）（p13.1；q22）或t（16；16）（p13.1；q22）染色体易位重排，CBFB-MYH11融合基因阳性，尽管骨髓中原始细胞低于20%，也可诊断为AML。

3.急性早幼粒细胞白血病（APL）伴PML-RARA

（1）疾病概述：骨髓和（或）外周血异常，早幼粒细胞增多，占全部AML的5%～8%，可见于各种年龄，但成年患者居多，常并发弥散性血管内凝血。

（2）主要实验室检查。

①血常规：血红蛋白及红细胞数呈轻度到中度减少，部分病例为重度减少。白细胞计数大多在15×10^9/L以下，但也有正常或明显增高或减少，血小板中度到重度减少，多数为（10～30）×10^{12}/L。

②血细胞形态学检查：分类以异常早幼粒细胞为主，可见少数原粒及其他阶段的粒细胞，Auer小体易见。

③骨髓象：多数病例骨髓增生极度活跃，分类以粗颗粒型早幼粒细胞为主，胞质中充满密集的甚至融合的粗大嗜天青颗粒，染成粉红色或紫色；细胞核大小和形状多不规则，

呈肾形或双叶形；细胞核和细胞质分界不清，有的胞质可见内外浆边界；部分细胞含有柴捆状的Auer小体，称为柴捆细胞。可见原粒和中幼粒细胞，各阶段幼红细胞和巨核细胞均明显减少。少数病例表现为细颗粒型早幼粒细胞，细胞质充满尘埃样颗粒，或颗粒明显减少甚至在光学显微镜下难以分辨。

④细胞化学染色：APL细胞MPO染色为强阳性，甚至覆盖整个细胞质和细胞核。部分病例非特异性酯酶染色为弱阳性。

⑤免疫表型：白血病细胞以表达髓系标志为主，均一性高表达CD33，不均一性表达CD13，但CD34和（或）HLA–DR低表达或不表达。CD117可表达，但有时呈低表达，CD64常表达，但CD15和CD65常呈阴性或弱表达。

⑥细胞遗传学和分子生物学：特异性染色体易位重排 t（15；17）（q22；q12），PML–RARA融合基因阳性。

（二）急性髓系白血病，不做特殊分类

这一组AML各亚型没有确定的细胞遗传学或基因异常，分类主要依赖于白血病细胞的形态学、细胞化学和免疫表型特征，但结合细胞遗传学或基因检测有助于提供比单纯形态学更多的预后指标。有关这一组AML分型主要来源于FAB分类方案。

1.微分化型急性髓系白血病（AML–md）

（1）疾病概述：形态学和细胞化学染色不能提供髓系分化证据，但免疫表型和超微结构检查可以证实原始细胞具有髓系特征。此型相当于原FAB分型的AML–M0。

（2）主要实验室检查。

①血常规：白细胞数较低，红细胞数和血红蛋白量减少，血小板可减少或正常。

②血细胞形态学检查：外周血可检出原始细胞，伴正细胞正色素性贫血。

③骨髓象：骨髓有核细胞增生程度较轻，原始细胞≥20%，白血病细胞的核成圆形，核染色质弥散，核仁明显，胞质少，嗜碱性强，无颗粒，无Auer小体。也可见类似原淋巴细胞的原始细胞，细胞较小，核染色质聚集，核仁不明显，部分病例可见少量成熟中性粒细胞，红系、巨核系有不同程度的增生减少。

④细胞化学染色：原始细胞MPO染色及SBB染色常为阴性或阳性率<3%。α–醋酸萘酚酯酶（α–NAE）和α–NBE呈阴性或弱阳性。在超微结构中可见小颗粒、内质网、高尔基体和（或）核膜上MPO和NAS–DCE阳性。

⑤免疫表型：原始细胞通常表达早期造血细胞相关抗原（如CD34、CD38和HLA–DR）和CD13和（或）CD117，部分原始细胞MPO阳性，部分病例表达CD33。髓系和单核系细胞成熟相关抗原表达阴性，如CD11b、CD15、CD14、CD64和CD65，T细胞和B细胞胞内抗原标志如cCD3、cCD79a和cCD22阴性，部分病例表达TdT或CD7，其他淋系相关免疫

标志表达少见。

⑥细胞遗传学和分子生物学：可见染色体结构异常或数量改变，但罕见特异性核型。

2.未成熟型急性髓系白血病（AML-wom）

（1）疾病概述：骨髓中原始细胞百分率大于或等于非红系细胞（NEC）的90%，但缺乏中性粒细胞分化成熟的标志。此型相当于原FAB分型的AML-M1。

（2）主要实验室检查。

①血常规：大部分患者血红蛋白高于60g/L，白细胞计数升高，以（10～50）×10^9/L多见。血小板计数多低于50×10^9/L。

②血细胞形态学检查：以原始粒细胞为主，呈正细胞正色素性贫血，可见幼红细胞。

③骨髓象：骨髓增生极度活跃或明显活跃。骨髓中原粒细胞明显增多，多含有嗜天青颗粒或明显的Auer小体，可见小原粒细胞。少数病例原始细胞中不含有嗜天青颗粒，形态类似于原淋巴细胞。早幼粒细胞很少，中幼粒细胞及以下各阶段细胞罕见或不见。多数病例幼红细胞及巨核细胞明显减少，淋巴细胞也减少。

④细胞化学染色：原始细胞MPO染色及SSB染色至少有3%原粒细胞阳性，α-NBE阴性。

⑤免疫表型：原始细胞表达髓系抗原标志，如CD13、CD33、CD117、CD34和HLA-DR，一般不表达成熟粒系标志（如CD15和CD65）或单核系标志（如CD14和CD64），也不表达B和T相关淋系抗原标志。部分原始细胞表达MPO，是重要的诊断标志。部分病例表达CD11b或CD7。

⑥细胞遗传学和分子生物学：可见染色体结构异常或数量改变，少数病例出现Ph染色体 t（9；22）及bcr-abl融合基因。

3.成熟型急性髓系白血病（AML-wm）

（1）疾病概述：骨髓或外周血原始细胞≥20%，并有粒系成熟特征（≥10%成熟中性粒细胞），而单核系细胞<20%。此型相当于原FAB分型的AML-M2。

（2）主要实验室检查。

①血常规：血红蛋白含量中重度减少，白细胞数中度升高，血小板数中重度减少。

②血细胞形态学检查和骨髓象：呈正细胞正色素性贫血，以原粒细胞增多为主，含有或不含有嗜天青颗粒，核分裂细胞和Auer小体常见。幼稚与成熟粒细胞占骨髓细胞总数的10%以上并伴有不同程度病态造血，可见嗜酸性粒细胞、嗜碱性粒细胞和（或）肥大细胞增多。幼红细胞及巨核细胞均明显减少。

③细胞化学染色：原始细胞MPO染色及SSB染色均呈阳性，NAS-DCE阳性。

④免疫表型：白血病细胞主要表达髓系抗原标志（如CD13和CD33）伴成熟粒细胞标

志（如CD11b、CD15和CD65）及系列非特异标志（如HLA-DR、CD34、CD117），一般不表达单核系标志如CD14和CD64。

⑤细胞遗传学和分子生物学：可见染色体结构异常或数量改变，极少数病例出现特异性染色体重排易位t（6；9）及DEK-CAN融合。

4.急性粒-单核细胞白血病（AMML）

（1）疾病概述：外周血或骨髓中同时有粒系和单核系早期细胞增生存在，原始细胞高于等于20%（包括幼单核细胞），骨髓中中性粒细胞及其早期细胞之和、单核细胞及其早期细胞之和分别高于等于20%，外周血单核细胞数量通常高于等于5×10^9/L。此型相当于原FAB分型的AML-M4。

（2）主要实验室检查。

①血常规：血红蛋白含量中重度减少，白细胞数可增高、正常或减少，分类中中性粒细胞和单核细胞增多，血小板数中重度减少。

②血细胞形态学检查：呈正细胞正色素性贫血，可见粒及单核两系早期细胞，且有较活跃的吞噬现象，早幼粒细胞以下各阶段粒系均易见到。

③骨髓象：骨髓增生极度活跃或明显活跃。粒、单核两系同时增生，红系和巨核系受抑制。原单核细胞胞体较大，可见伪足形成，胞质嗜碱性强，可见散在的嗜天青颗粒和（或）空泡；细胞核常呈圆形，染色体细致，核仁明显。幼单核细胞核不规则，明显扭曲或折叠；胞质嗜碱性较弱，颗粒大而明显，可见空泡。Auer小体可见。

④细胞化学染色：不低于3%的原始细胞MPO染色呈阳性，原粒细胞较原单细胞染色更强；单核细胞多呈非特异性酯酶（NSE）染色呈阳性。如果符合单核细胞形态学特点，即使NSE染色呈阴性也不排除诊断。

⑤免疫表型：白血病细胞群可为一群，也可为多群。每群细胞可以同时表达或分别表达髓系抗原标志（如CD13、CD33、CD65和CD15）、单核系标志（如CD4、CD11b、CD11c、CD14、CD36和CD64）及系列非特异性标志（如CD34、CD117、HLA-DR），也可表达巨噬细胞标志（如CD68和CD163），部分病例表达CD7。CD15和CD64共同阳性是单核细胞分化的特异性标志。

⑥细胞遗传学和分子生物学：可见染色体结构异常或数量改变，如5q-/-5、7q-/-7等。

5.急性原单核细胞和急性单核细胞白血病（AmoL）

（1）疾病概述：骨髓或血涂片中白血病性原单核细胞、幼单核细胞和单核细胞之和不低于80%，中性粒细胞系细胞低于20%。AmoL包括急性原单核细胞白血病和急性单核细胞白血病两个亚型，前者白血病性单核系细胞中原单核细胞≥80%，后者白血病性单核系细胞中以幼单核细胞为主。此型相当于原FAB分型的AML-M5。

（2）主要实验室检查。

①血常规：血红蛋白和红细胞数呈中度到重度减少。大多数患者白细胞数偏低，分类中单核细胞明显增高，血小板呈重度减少。

②血细胞形态学检查：以原单和幼单核细胞增多为主，形态似AMML中单核细胞形态，Auer小体少见。

③骨髓象：骨髓增生极度活跃或明显活跃，以原单和幼单核细胞增多为主，形态似AMML中单核细胞形态，Auer小体少见。

④细胞化学染色：多数病例原始单核细胞和幼稚单核细胞NSE阳性，可被氟化钠抑制；α-NBE阳性；原单核细胞MPO多阴性，幼单核细胞MPO呈弥漫阳性。

⑤免疫表型：白血病细胞至少表达两种及单核系抗原标志（如CD4、CD11b、CD11c、CD14、CD36、CD64和CD68等），同时表达髓系标志（如CD13、CD15和CD65等），也表达系列非特异标志（如CD34、HLA-DR和CD117等）。原单核细胞白血病很少表达MPO，而单核细胞白血病MPO可阳性。

⑥细胞遗传学和分子生物学：可见染色体结构异常或数量改变，如9q-/12q-、22p+等。

6.纯红系白血病

（1）疾病概述：纯红系白血病（Pure Erythroid Leukemia，PEL）是骨髓红系早期细胞呈肿瘤性增生，红系前体细胞不少于80%，其中原红细胞不少于30%，但原粒细胞无明显增多。PEL极为罕见。该亚型在以往分型中为急性红白血病中的红血病期。

（2）主要实验室检查。

①血常规：血红蛋白含量减少。网织红细胞计数轻度增高，血小板计数常减少。

②血细胞形态学检查：可见各阶段的幼红细胞，以原红和早幼红细胞为主，幼红细胞形态独特并有巨幼样变。

③骨髓象：骨髓增生活跃或明显活跃，有核细胞中以红系增生为主，粒红比例倒置，原红及早幼红多见，原始红细胞胞体中等大小，胞核圆形，染色质细致，可见1~2个核仁，胞质呈蓝色，嗜碱性强，常有空泡。

④细胞化学染色：幼红细胞过碘酸-雪夫反应（PAS）呈阳性，积分值明显增高，且多呈粗大颗粒、块状、环状或弥漫状分布。原粒细胞MPO、SBB染色呈阳性。

⑤免疫表型：白血病细胞主要表达红系抗原标志（如血型糖蛋白A、CD36、CD71等），但在原始红细胞，这些指标有可能是阴性的。E-钙黏素是较为特异的原始红细胞的标志；系列非特异标志CD117可阳性，但HLA-DR和CD34常阴性。

⑥细胞遗传学和分子生物学：可见染色体结构异常或数量改变，如5q-/-5、7q-/-7、-3、dup（1）等，但罕见重现性遗传学特异性核型。

7.急性巨核细胞白血病（AmegL）

（1）疾病概述：骨髓原始细胞至少20%，在这些原始细胞中，至少50%为巨核系细胞。此型相当于原FAB分型的AML-M7。

（2）主要实验室检查。

①血常规：常见红细胞计数减少，血红蛋白含量减少。白细胞数大多正常，血小板计数减少。

②血细胞形态学检查：呈正细胞正色素性贫血，可见微小巨核细胞、巨核细胞碎片、异常的大血小板，中性粒细胞内颗粒增多。

③骨髓象：骨髓增生明显活跃或增生活跃。粒系及红系细胞增生均减少，巨核细胞系异常增生，以原始及幼稚巨核细胞为主。原巨核细胞体积中等或偏大，细胞质嗜碱性，通常无颗粒，可见明显的空泡或伪足形成。细胞核成圆形，染色质呈细网状或粗糙，核仁明显。

④骨髓活检：部分病例骨髓纤维化严重，出现"干抽"现象。可见分化较差的均一性或混合性原始细胞群，有病态造血的成熟巨核细胞混合分布，可有不同程度的网状纤维化。

⑤细胞化学染色：原巨核细胞PAS和酸性磷酸酶可呈阳性，非特异性酯酶呈点状或块状阳性，MPO、SBB染色呈阴性。

⑥免疫分型：白血病细胞主要表达巨核系抗原标志，CD41、CD61、CD36、vWF可呈阳性表达，其中，CD36特异性较强；成熟血小板相关抗原标志CD42较少阳性；髓系标志CD13和CD33可阳性，但MPO和成熟白细胞抗原CD45阴性；系列非特异标志CD34、HLA-DR通常阴性。

⑦细胞遗传学和分子生物学：可见染色体结构异常或数量改变，如inv（3）、del（3）、+8、+21等，但罕见重现性遗传学特异性核型。

三、混合表型急性白血病（MPAL）

（一）疾病概述

髓系和淋系共同累及的具有独特的临床生物学特征的一组急性白血病。骨髓中原始细胞不少于20%，并表达2个或2个以上系列抗原，如同时表达淋巴系（T/B细胞）和髓系抗原标志，常出现B系和髓系的MPAL或T系和髓的MPAL。

（二）主要实验室检查

1.血常规

红细胞计数和血红蛋白含量呈中度至重度减少，白细胞计数明显增高，血小板计数减少。

2.血细胞形态学检查

呈正细胞正色素性贫血，可见原始细胞。

3.骨髓象

骨髓增生明显活跃或增生活跃，原始细胞至少20%，有些病例形态学类似于ALL；有些病例可见两种形态的原始细胞，一群类似于原淋巴细胞，另一群类似于原粒细胞。

4.细胞化学染色

白血病细胞即可呈现针对淋系的PAS阳性，同时，也呈现针对髓系的MPO和SBB染色等阳性反应。

5.免疫分型

白血病细胞表达2个或2个以上系列的标志，其诊断标准如下。

（1）髓系：MPO为特异性标志；或者单核系分化抗原至少两项阳性，如NSE、CD11c、CD14、CD64等。

（2）T细胞系：胞内（c）CD3（由CD3ε链单克隆抗体检测）阳性，或膜CD3阳性。

（3）B细胞系：尚无特异性标志，需要通过多种标志共同确认。CD19高表达伴至少CD79a、胞内（c）CD22和CD10 一项高表达；或CD19低表达伴至少CD79a、胞内（c）CD22和CD10两项高表达。

6.细胞遗传学和分子生物学

多数患者具有染色体结构或数量异常，可表现为t（4；11）、t（9；22）和6q-等。

（三）主要检验项目评价

临床诊断主要依靠免疫分型，形态学特征不典型。

第十四章　尿液的化学与显微镜检验

尿液是血液经过肾小球滤过、肾小管和集合管重吸收和排泌所产生的终末代谢产物。尿液的组成和性状分析可反映机体的代谢状况，并受机体各系统功能状态的影响。通过排泄尿液，可排出体内的代谢废物、异物、毒物等，同时调节水、电解质代谢及酸碱平衡，借以维持机体内环境的平衡。因此，尿液检验不仅对泌尿系统疾病的诊断、治疗观察有临床意义，而且对其他系统疾病的辅助诊断、预后判断、监护安全用药也有重要参考价值。

第一节　尿液化学检验

一、尿酸碱度

尿液酸碱度简称为尿酸度，通常用氢离子浓度的负对数（pH值）来表示。

（一）检测原理

（1）试带法。采用双指示剂法。膜块中含溴麝香草酚蓝和甲基红两种指示剂，其变色范围为pH值5.0～9.0，色泽变化为"黄色—绿色—蓝色"，通常由仪器判读，也可经肉眼目测与标准色板比较判断。

（2）pH值试纸法。pH值广泛试纸是浸渍有多种指示剂混合液的试纸条，色泽范围为棕红至深黑色，与标准色板比较，肉眼可判断尿液pH值近似值。

（3）指示剂法。酸碱指示剂原理。

（4）其他方法。滴定法采用酸碱中和反应原理。通常用0.1mol/L标准氢氧化钠溶液将定量尿液滴定至pH值7.4时，由NaOH消耗量求得尿酸碱度。pH值计法，又称电极法。当指示电极浸入尿液后，可通过玻璃膜，指示电极和参比电极之间产生电位差，经电压计测得后转为pH值读数。

（二）操作步骤

（1）试带法和pH值试纸法。操作基本相同，即将试带或试纸浸渍于尿液中约0.5s取出，按规定时间，在光线充足处与标准色板比色读取pH值。试带法多用于尿干化学分析仪。

（2）指示剂法。常用0.4g/L溴麝香草酚蓝溶液，当指示剂滴于尿液后，显黄色为酸性尿，显蓝色为碱性尿，显现绿色为中性尿。

（三）方法评价

（1）试带法，配套应用于尿液分析仪，是目前临床尿pH值检查最广泛应用的筛检方法。

（2）pH值试纸法，操作简便，但试纸易吸潮而失效。

（3）指示剂法，受指示剂变色范围限制，当尿pH值偏离范围时，检测结果不准确；黄疸尿、血尿直接影响结果判读。

（4）滴定法，操作复杂，不适用于临床快速检测要求。

（5）pH值计结果精确可靠，可用于肾小管性酸中毒定位诊断、分型、鉴别诊断时pH值精确测定，但需特殊仪器，操作烦琐。

（四）质量控制

（1）检测前：应确保标本新鲜、容器未被污染。陈旧标本可因尿CO_2挥发或细菌生长使pH值增高；细菌和酵母菌可使尿葡萄糖降解为酸和乙醇，则pH值降低。

（2）检测中：

①试纸法或试带法，应充分考虑试带检测范围能否最大限度地满足临床对病理性尿液pH值变化范围的需要；应定期用弱酸和弱碱检查试带灵敏度；应确保试纸或试带未被酸碱污染，未吸潮变质，并在有效期内使用。

②指示剂法，因一般指示剂不易溶于水，指示剂解离质点状态与未解离质点状态呈现的颜色不尽相同，故在配制指示剂溶液时，应先用少许碱液（如NaOH稀溶液）助溶，再加蒸馏水稀释到适当浓度，以满足指示剂颜色变化范围的要求。

（3）检测后：生理条件下，少见尿pH值小于4.5或大于8.0。尿液pH值大于8.0可见于以下情况：

①标本防腐或保存不当，细菌大量繁殖并分解尿素产生氨；

②患者服用大量碱性制剂。

（五）参考区间

常规饮食条件下：

（1）晨尿，多偏弱酸性，pH值为5.5～6.5，平均pH值为6.0。

（2）随机尿，pH值为4.5～8.0。

（六）临床意义

尿酸度检测主要用于了解机体酸碱平衡和电解质平衡情况，是临床上诊断呼吸性或代谢性酸/碱中毒的重要指标。

（1）生理性变化：尿pH值受食物摄取、机体进餐后碱潮状态、生理活动和药物的影响。进餐后，因胃黏膜分泌盐酸以助消化、通过神经体液调节使肾小管的泌H^+作用降低和Cl^-重吸收作用增高，尿pH值呈一过性增高，即为碱潮。

（2）病理性增高。

①碱中毒如呼吸性碱中毒。

②肾小管性酸中毒。

③尿路感染如膀胱炎、肾盂肾炎等。

④其他如尿结石、严重呕吐等。

（3）病理性降低。

①酸中毒、发热、慢性肾小球肾炎等。

②代谢性疾病如糖尿病、痛风等。

二、尿蛋白

蛋白质检查是尿液化学成分检验中最重要的项目之一。正常情况下，由于肾小球毛细血管滤过膜的孔径屏障和电荷屏障作用，以及肾小管的重吸收功能，使得终尿蛋白含量很少，仅为30～130mg/24h。一次随机尿中蛋白质为0～80mg/L，尿蛋白定性试验阴性。当尿蛋白超过150mg/24h或超过100mg/L时，蛋白定性试验呈阳性，称为蛋白尿。

1.检测原理

（1）试带法：采用pH值指示剂蛋白质误差原理。在pH值3.2的条件下，酸碱指示剂（溴酚蓝）产生阴离子与带阳离子的蛋白质结合生成复合物，引起指示剂进一步电离，当超越缓冲范围时，指示剂发生颜色改变。颜色的深浅与蛋白质含量成正比。酸碱指示剂同时是灵敏的蛋白显色剂，试带法可用于尿蛋白定性或半定量。

（2）磺基水杨酸法（SSA），又称磺柳酸法。磺基水杨酸是一种生物碱，在略低于蛋白质等电点的酸性环境下，磺基水杨酸根离子与蛋白质氨基酸阳离子结合，形成不溶性蛋白盐而沉淀。沉淀生成量或溶液反应后的浑浊程度，可反映蛋白质含量多少，为尿蛋白定性或半定量检查方法。

（3）加热乙酸法为传统的经典方法。蛋白质遇热变性凝固，加稀酸使尿液pH值降低并接近蛋白质等电点（pH值4.7），使变性凝固的蛋白质在含有适量无机盐状况下进一步沉淀，同时消除了因某些磷酸盐和碳酸盐析出所造成的浑浊干扰。

2.操作步骤

（1）试带法是尿干化学分析仪的检测项目之一，特殊情况下可将试带浸渍于尿液中约0.5s取出，按规定时间，在光线充足处与标准色板进行目视比色，读取结果。

（2）磺基水杨酸法。

①调pH值：用pH值广泛试纸测试尿液酸碱度，如pH值不在5~6的范围，可加酸或碱予以调节。

②加尿液：取小试管2支，分别加入清晰尿液1mL。

③加试剂：于第1支试管内滴加磺基水杨酸溶液2滴，轻轻混匀；另1支试管不加试剂作为空白对照。

④判断结果：1min内观察结果，按标准判断阳性程度及大致蛋白质含量。

（3）加热乙酸法。

①加尿液：取大试管1支，加清晰尿液约5mL或至试管高度2/3处。

②加热：用试管夹斜持试管下端，在酒精灯上加热尿液上1/3段，煮沸即止。轻轻直立试管，在黑色衬纸背景下观察煮沸部分有无浑浊。

③加酸：滴加5%乙酸溶液2~4滴。

④再加热：继续加热至煮沸，立即观察结果。

⑤判断结果：按标准判断阳性程度及大致蛋白质含量。

3.方法评价

（1）试带法。主要用于尿液分析仪，必要时也可用于肉眼观察。操作简便、快速、易于标准化，适于健康普查或临床筛检，目前已广泛应用于临床。

①灵敏度和特异性。

A.不同类型试带的灵敏度可有一定差异，一般为70~100mg/L，可能与使用的酸碱指示剂有关。

B.试带法对清蛋白灵敏，对球蛋白的灵敏度仅为清蛋白1/100~1/50，可能漏检本周蛋白，故试带法不适用于肾脏疾病的疗效观察及预后判断。

②干扰因素。

A.假阳性见于：尿pH值大于等于9.0，如服奎宁、奎尼丁、嘧啶等或尿中含聚乙烯、吡咯酮、氯己定、磷酸盐、季铵盐消毒剂等，致尿液呈强碱性。

B.假阴性见于：大剂量滴注青霉素或用庆大霉素、磺胺、含碘造影剂等。

（2）磺基水杨酸法。

①操作简便、反应灵敏、结果显示快，与清蛋白、球蛋白、糖蛋白和本周蛋白均能发生反应。

②检测灵敏度达50mg/L，有一定的假阳性。

③CLSI将其作为干化学法检查尿蛋白的参考方法，并推荐为检查尿蛋白的确证试验。

（3）加热乙酸法。

①方法经典而准确，但操作烦琐复杂。

②检测尿蛋白特异性强、干扰因素少，与清蛋白和球蛋白均能反应，灵敏度为150mg/L。

应根据具体情况选择尿蛋白定性试验方法。初次就诊患者、现场快速检测、健康体检、疾病筛检等，可采用化学试带法或磺基水杨酸法；当疾病已确诊、进行疗效观察或预后判断时，就不宜只采用试带法或磺基水杨酸法，而需配合加热乙酸法，必要时还需进行尿蛋白定量和特定蛋白质的分析。

4.质量控制

（1）检测前：嘱患者正常饮食，无其他特殊要求。

（2）检测中：

①采用阳性和阴性两种浓度水平进行质量控制。

②如采用试带法，应严格遵循规范操作，保证浸渍时间恰到好处，时间过短过长均可造成结果偏差。试带应妥善保存于阴凉、干燥处，注意使用有效期。

③如采用加热乙酸法，也可因盐类析出产生浑浊而引起假阳性。

④加热乙酸法和磺基水杨酸法，在操作时均需注意调节最适尿酸碱度。

（3）检测后：建立完善的报告审核制度，加强检验与临床的沟通。

尿蛋白结果阳性在临床上具有特殊重要意义，应注重检测方法间的比较和比对，必要时阳性结果要用另一种方法核实。尿液标本量：特别多的实验室，应按比例抽取阳性标本进行核对和定期进行方法学比对。

5.参考区间

阴性。

6.临床意义

（1）生理性变化：生理性蛋白尿的产生源于机体内、外环境因素的变化。

①功能性：见于剧烈运动后，发热、寒冷刺激、过度兴奋等。

②体位性：见于青春发育期少年，如站立时间过长，"行军性"蛋白尿。

③偶然性：见于尿中混入了白带、月经血、精液、前列腺液等。

④摄入性：见于输注成分血浆、清蛋白及其他蛋白制剂、摄入过多蛋白食品后。

⑤妊娠性：见于妊娠期女性，与机体处于妊娠状态有关，分娩后可消失。

（2）病理性增高。

①肾前性蛋白尿。

A.浆细胞病：如骨髓瘤、巨球蛋白血症等。

B.血管内溶血性疾病：如阵发性睡眠性血红蛋白尿。

C.急性肌肉损伤：如心肌梗死、挤压综合征等。

D.酶类增高性疾病：如急性单核细胞性白血病、胰腺炎等。

②肾性蛋白尿。

A.肾小球性蛋白尿，如肾病综合征、原发性肾小球肾炎（急性肾炎、慢性肾炎、膜性肾炎等）、继发性肾小球疾病（糖尿病肾病、狼疮性肾炎）。

B.肾小管性蛋白尿，如肾小管间质病变（间质性肾炎、肾盂肾炎、肾小管酸中毒等）、重金属中毒（汞、铋、砷）、药物中毒、苯等有机溶剂中毒、器官移植。

③肾后性蛋白尿。

A.泌尿、生殖系统炎症反应：如膀胱炎、尿道炎、前列腺炎、精囊炎等。

B.泌尿系统结石、结核、肿瘤等。

C.泌尿系统邻近器官疾病：如急性阑尾炎、慢性盆腔炎、宫颈炎、盆腔肿瘤等，泌尿系统邻近器官炎症或肿瘤刺激。

三、尿糖

健康人尿中可有微量葡萄糖（小于2.8mmol/24h），用普通方法检测为阴性。当血糖浓度超过8.88mmol/L（1.6g/L）时，尿中开始出现葡萄糖。尿糖定性试验呈阳性的尿液称为糖尿，尿糖主要指葡萄糖，也有微量乳糖、半乳糖、果糖、蔗糖等。

1.检测原理

（1）试带法。采用葡萄糖氧化酶，过氧化物酶法。试带膜块中含有葡萄糖氧化酶（GOD）、过氧化物酶、色素原等。葡萄糖氧化酶使尿中葡萄糖与O_2作用生成葡萄糖酸内酯及H_2O_2，过氧化物酶催化H_2O_2氧化色素原而呈现色泽变化，色泽深浅与葡萄糖含量成正比。不同色素原反应后的呈色色泽不同。

（2）班氏法（Benedict法）。在高热和强碱溶液中，葡萄糖或其他还原性糖能将溶液中蓝色的硫酸铜还原为黄色的氢氧化亚铜沉淀，进而形成红色的氧化亚铜沉淀。根据沉淀有无和色泽变化判断含量。

2.操作步骤

班氏法。

（1）鉴定试剂：取试管1支，加入班氏试剂1.0mL，摇动试管徐徐加热至沸腾1min，若试剂仍为清晰透明蓝色，可用于实验。

（2）加尿液：加离心后尿液0.2mL（约4滴）于已鉴定的班氏试剂中，混匀。

（3）加热煮沸：继续煮沸1~2min，自然冷却。

（4）判断结果：根据颜色深浅和出现颜色的时间判断。

3.方法评价

（1）试带法。

①灵敏度和特异性：常见色素原有邻联甲苯胺、碘化钾。4氯-1-萘酚、4-氨基安替比林等，不同的色素原反应后色泽不同，有蓝色、红褐色、红色等。尽管色素原不同可能导致方法不尽相同，但大多不与非葡萄糖还原物质发生反应，故试带法检测特异性强，灵敏度高，简便快速，适用于自动化分析。

②干扰因素：假阳性可见于尿标本容器残留漂白粉、次亚氯酸等强氧化性物质或尿液比密过低。

假阴性可见于以下几种情况。

A.标本久置后。

B.尿液酮体浓度过高（大于0.4g/L）。

C.当尿液在低葡萄糖浓度（14mmol/L）时，维生素C大于500mg/L与试带中的试剂发生竞争性抑制反应。

（2）班氏法为非特异性测定葡萄糖的试验，可测定尿中所有还原性物质，包括以下几种。

①还原性糖类如半乳糖、果糖、乳糖。

②非糖还原性药物如水合氯醛、氨基比林、阿司匹林、青霉素、链霉素、维生素C、异烟肼等。灵敏度低于试带法，当葡萄糖浓度达8.33mmol/L时，才呈现弱阳性。本法稳定，试验要求和成本低。

目前，利用班氏法原理已生产出药片型试剂，广泛应用于检测还原性物质，检测便捷，有助于筛查遗传性疾病（如半乳糖血症），如对2岁以下儿童做尿糖试验要求应该包含铜还原试验。

4.质量控制

（1）检测前。

①容器要清洁，不能含有氧化性物质。

②尿标本必须新鲜，标本久置，细菌繁殖消耗尿中葡萄糖，造成假阴性。

③消除维生素C干扰：大剂量滴注维生素C后慎做尿糖定性检查。虽然维生素C对试带法和班氏法的影响结果迥然不同，但排除其干扰的方法却是简单而相同，即将尿煮沸几分钟后检测。

（2）检测中：采用阳性和阴性两种浓度水平进行室内质量控制。试带法原理为酶促反应，其测定的结果与尿液和试剂膜块的反应时间、反应温度有关。班氏法强调严格操作和判读结果时间；试带应妥善保存于阴凉、干燥处，注意使用有效期。

（3）检测后：建立完善的报告审核制度，加强检验与临床沟通。

5.参考区间

阴性。

6.临床意义

（1）尿糖增高。

见于：①代谢性糖尿如糖尿病。

②内分泌性糖尿如甲状腺功能亢进，餐后血糖增高，餐后尿糖阳性。腺垂体功能亢进、嗜铬细胞瘤、Cushing综合征，均可致血糖增高、尿糖阳性。

③血糖正常性糖尿，因肾小管重吸收葡萄糖能力降低、肾糖阈降低所致如家族性糖尿、新生儿糖尿、妊娠期或哺乳期。

（2）尿糖暂时性增高。

见于：①摄入性。如进食大量含糖食品、碳水化合物、饮料或静脉输注大量高渗葡萄糖溶液后。

②应激性。情绪激动、脑血管意外、颅脑外伤、脑出血、急性心肌梗死时，延髓血糖中枢受刺激或肾上腺素、胰高血糖素分泌过多，呈现暂时性高血糖和一过性糖尿。

四、尿酮体

尿酮体是尿中乙酰乙酸（占20%）、β–羟丁酸（占78%）及丙酮（占2%）的总称。机体首先形成的酮体是乙酰乙酸，然后外周组织代谢乙酰乙酸成为β–羟丁酸和丙酮。酮体是机体脂肪氧化代谢产生的中间产物，当糖代谢发生障碍、脂肪分解增多、酮体产生速度超过机体组织利用速度时，可出现酮血症，酮体血浓度一旦超越阈值，就可产生酮尿。

1.检测原理

（1）硝普钠（改良Rothera法）。又称酮体粉法，将亚硝基铁氰化钠、硫酸铵、无水碳酸钠混合研磨成粉。在碱性条件下，丙酮或乙酰乙酸与亚硝基铁氰化钠和硫酸铵作用，生成紫色化合物。本法不与酮体中β–羟丁酸成分发生反应。

（2）干化学法。同硝普钠原理。

2.操作步骤

改良Rothera法。

（1）加酮体粉：于凹孔玻片上（或试管内），分别加入1小勺酮体粉于2个孔内，1孔为测定孔，1孔为对照孔。

（2）滴加尿液：滴加尿液2~3滴于测定孔的酮体粉上，以完全将酮体粉浸湿为宜。

（3）观察结果：观察测定孔酮体粉颜色变化，并与对照孔比较，5min内出现紫色为阳性。

3.方法评价

干扰因素如下。

（1）假阳性：尿中含较多量肌酐、肌酸，高色素尿，尿中含酞、苯丙酮、左旋多巴代谢物等。

（2）假阴性：最主要原因是标本收集和保存不当；亚硝基铁氰化钠对湿度、热度或光线很灵敏，或试带受潮失活。

4.质量控制

（1）检测前：丙酮在室温下可以快速挥发，乙酰乙酸在菌尿中会被细菌降解，因此应使用新鲜尿标本并尽快检测。如保存应密闭冷藏或冷冻，检测时先将标本恢复至室温后再操作。

（2）检测中：阴性和阳性对照是获得可靠结果的重要保证。为防止肌酐、肌酸过多引起假阳性，可加入少许冰乙醇。试带应放阴凉、干燥处，注意使用有效期。

（3）检测后：酮体成分的多样性、不同检测方法的灵敏度、不同病程酮体成分的变化性，均要求检验者仔细审核结果，及时与临床沟通，做出合理正确的解释。

5.质量控制

定性：阴性；定量：酮体（以丙酮计）170~420mg/L；乙酸乙酸小于等于20mg/L。

6.临床意义

酮体阳性见于如下情况。

（1）不能有效利用碳水化合物。如糖尿病酮症酸中毒。尿酮体检查有助于糖尿病酮症酸中毒早期诊断（尿酮体阳性），并能与低血糖、心脑疾病、乳酸中毒或高血糖高渗透性糖尿病昏迷相区别（尿酮体阴性）。应注意的是，糖尿病酮症酸中毒早期的主要酮体成分是β-羟丁酸，而乙酰乙酸很少或缺乏，此时测得结果可导致对总酮体量估计不足。而当糖尿病酮症酸中毒症状缓解之后，β-羟丁酸转变为乙酰乙酸，反而使乙酰乙酸含量比急性期早期增高，此时易造成对病情估计过重。

（2）碳水化合物摄入不足，如饥饿、饮食疗法、剧烈运动、寒冷等。

（3）碳水化合物丢失，如频繁呕吐（妊娠期、疾病）、肾脏重吸收功能障碍、消化系统疾病等。

五、尿胆红素

胆红素有未结合胆红素（UCB）、结合胆红素（CB）和6-胆红素三种，血浆中以前两者为主。

健康人血CB含量很低（小于4μmol/L），尿中不能检出；当血CB增高，超过肾阈值时，CB即从尿中排出。

1.检测原理

（1）偶氮法（耦联反应）。试带法多采用此原理。在强酸介质中，结合胆红素与重氮盐发生耦联反应呈红色。颜色深浅与胆红素含量成正比。

（2）氧化法（Harrison法）。胆红素被硫酸钡吸附而浓缩，与$FeCl_3$反应，被氧化为胆青素、胆绿素和胆黄素复合物，呈蓝绿色、绿色或黄绿色。呈色快慢和深浅程度与胆红素含量成正比。

2.操作步骤

Harrison法。

（1）加尿液：取尿液5mL于10mL离心管中。

（2）吸附胆红素：加0.41mol/L $BaCl_2$溶液2.5mL于尿液中，充分混匀，此时出现白色硫酸钡（$BaSO_4$）沉淀。离心沉淀3～5min，弃去上清液。

（3）加试剂：向沉淀表面加Fouchet试剂2滴，放置片刻后观察沉淀表面或沉淀颜色的变化。

（4）判断结果：根据颜色深浅和出现颜色的时间判断。

3.方法评价

（1）偶氮法。尿液颜色过深会影响结果判断，假阳性可见于：患者接受大剂量氯丙嗪治疗或尿中含有盐酸苯偶氮二氨基吡啶代谢产物时。假阴性见于以下几种情况。

①尿维生素C浓度达1.42mmol/L和存在亚硝酸盐时，可抑制偶氮反应。

②尿标本保存不当，尿胆红素遇光氧化。

（2）氧化法。Harrison法灵敏度较高（胆红素0.9μmol/L或0.5mg/L），但操作稍烦琐。假阳性见于：尿中存在水杨酸盐、阿司匹林、牛黄等，易使尿呈紫红色，干扰结果。标本未避光保存可出现假阴性。

4.质量控制

（1）检测前：胆红素在强光下易变为胆绿素，应使用避光棕色尿容器和新鲜尿标本检测尿胆红素。

（2）检测中：采用阳性和阴性两种浓度水平进行室内质量控制。试带应放阴凉干燥处，密封避光保存，注意使用有效期。

Harrison法检测尿胆红素，尿中要有充足的硫酸根离子，故当加入$FeCl_3$后未见足够的$BaCl_2$沉淀时，可加适量硫酸铵，促使沉淀产生。

（3）检测后：干化学法操作简便，目前多作为定性筛检试验，如反应颜色不典型或结果可疑时，应用氧化法（Harrison法）验证。

5.参考区间

阴性。

6.临床意义

尿胆红素检测主要用于黄疸的诊断和鉴别诊断。尿胆红素阳性见于胆汁淤积性黄疸、肝细胞性黄疸，而溶血性黄疸为阴性。

六、尿本周蛋白

骨髓瘤细胞所合成的异常免疫球蛋白，其轻链与重链合成不平衡，因轻链产生过多，使游离Ig轻链（LC）过剩。LC能自由通过肾小球滤过膜，当浓度超过近曲小管重吸收极限时，可自尿中排出，即本周蛋白尿或轻链尿。此轻链即本周蛋白（BJP），有κ和λ两种。BJP在pH值4.9±0.1条件下，加热至40～60℃时可发生凝固，温度升至90～100℃时溶解，而温度降低至56℃左右，又可重新凝固，故称凝溶蛋白。

1.检测原理

（1）热沉淀-溶解法。基于本周蛋白在56℃凝固，100℃溶解的特性。

（2）对甲苯磺酸法。基于对甲苯磺酸能沉淀BJP，而不与清蛋白和球蛋白起反应的原理而测定。

（3）乙酸纤维素膜电泳和SDS-PAGE电泳。基于蛋白电泳分离的检测原理。

（4）免疫方法。免疫电泳（IEP）和免疫固定电泳（IFE），均基于区带电泳原理和特异性抗原抗体反应原理。

2.操作步骤

热沉淀-溶解法：根据本周蛋白的凝溶特性而操作，详见实验指导。

3.方法评价

检测尿游离LC最佳方法是电泳法和免疫固定电泳法，可以判断出LC是κ型还是λ型或两者均存在。

4.质量控制

（1）检测前：使用新鲜尿液标本，尿液浑浊时需离心取上清液。使用热沉淀，溶解法时，若遇蛋白尿，须先用加热乙酸法沉淀普通蛋白质，然后趁热过滤，取上清液检查。使用电泳法，需预先浓缩尿液10～50倍。

（2）检测中：凝溶法应严格控制pH值在4.5～5.5的范围，最适pH值4.9±0.1。电泳法操作时，需同时检测患者及健康人，以正确判断区带位置。

（3）检测后：肌红蛋白、溶菌酶、游离重链等也可出现类似于M蛋白的区带，因此当乙酸纤维素膜上出现波峰或怀疑有相关疾病时，应进行免疫电泳。

5.参考区间

阴性。

6.临床意义

尿BJP检测主要用于多发性骨髓瘤（MM）、原发性淀粉样变性、巨球蛋白血症及其他恶性淋巴增殖性疾病的诊断和鉴别诊断。

（1）MM：99%患者在诊断时有血清M–蛋白或尿M–蛋白，早期尿BJP可呈间歇性排出，50%患者大于4g/24h。

（2）巨球蛋白血症：80%患者尿中有单克隆轻链。

（3）原发性淀粉样变性：80%～90%患者血清或浓缩尿中发现单克隆免疫球蛋白轻链。

（4）其他：2/3重链病患者尿中有BJP。

第二节　尿液有形成分显微镜检验

尿液有形成分检查是利用显微镜或尿液有形成分分析仪对尿液中的细胞、管型、结晶、病原体等有形成分进行的识别及计数。结合尿液理学或化学检查的结果，对泌尿系统疾病的定位诊断、鉴别诊断及预后判断等有重要意义。在尿液一般性状检查或化学检查过程中未能发现的异常变化，常通过尿液有形成分检查发现，因此尿液有形成分检查也被称为"肾的体外活检"。

一、检查方法

尿液有形成分显微镜检查分非染色镜检法、染色镜检法及定量计数等方法。

1.非离心尿液直接涂片镜检法

（1）检测原理。将非离心的尿液直接涂片后，分别在低倍镜、高倍镜下观察并计数规定数量的视野中各类有形成分的数量并进行报告。

（2）操作步骤

①尿标本涂片：取混匀新鲜尿液1滴（15～20μL），直接置载玻片。

②加18mm×18mm盖玻片。

③低倍镜观察：观察至少20个视野（可用高倍镜鉴定）内的管型。

④高倍镜观察：观察至少10个视野的细胞。

⑤其他成分观察：如细菌、原虫、真菌、病毒包涵体和肿瘤细胞等。

⑥报告方式。细胞：最低数～最高数/HPF；管型：最低数～最高数/LPF；结晶、细菌、真菌、原虫、寄生虫及寄生虫卵：按高倍镜视野中分布范围估计报告，常用"+"表示，如表14-1所示。

表14-1　尿结晶、细菌、真菌、原虫、寄生虫及寄生虫卵的报告方法

成分	±	+	++	+++	++++
结晶		占视野1/4	占视野1/2	占视野3/4	满视野
细菌及真菌	少量散在于数个视野	各个视野均可见	数量多或呈团块状集聚	难于计数满视野	
原虫、寄生虫卵		1～4/HPF	5～9/HPF	10/HPF	满视野

离心沉淀法报告时须注明"离心取沉渣"。

2.离心尿液直接涂片镜检法

（1）检测原理。尿液经离心沉淀后，其有形成分浓缩50倍，因而又称为"尿液有形成分"。将离心后的"尿液有形成分"涂片，分别在低倍镜、高倍镜下观察并计数规定数量的视野中各类有形成分的数量并进行报告。

（2）操作步骤。

①取混匀尿10mL于刻度离心管中。

②离心：采用直角离心机以RCF 400g（1500r/min），离心5min。

③弃上清液，留沉淀物0.2mL。

④制作涂片：混匀沉淀物，取1滴（约20μL）于载玻片，加18mm×18mm盖玻片覆盖。

⑤低倍镜：观察有形成分的全貌，计数管型数量。

⑥高倍镜：计数细胞和鉴定管型。

⑦计数视野数量及结果报告方式同未离心尿未染色直接涂片镜检法。

3.定量检查法

尿液有形成分定量检查方法有：离心定量计数法、非离心定量计数法、12h尿液有

形成分计数定量法（Addis计数）、1h尿液有形成分定量计数法。无论是否离心，计数前都可采用染色技术，但染色技术目前在我国常规实验室应用较少。所有定量检测均需借助准确画线、容量一定的有形成分计数板，常用的有FAST-READ10尿液有形成分标准化定量计数板、改良牛鲍血细胞计数板、尿液有形成分定量计数仪用流动计数池、Fuchs-Rosenthal计数板和KOVA、Verti-PlaSt等计数板，用于尿液有形成分的显微镜定量分析。

（1）改良牛鲍计数板定量检测法

①检测原理：将非离心尿液直接滴入改良牛鲍计数室，计数一定范围内的有形成分数量后，计算单位体积尿液中有形成分的数量。

②操作步骤。

A.充池：直接混匀尿液，取一滴充入改良牛鲍计数室。

B.计数：低倍镜下计数10个大方格的管型总数；高倍镜下计数10个大方格的各类细胞总数。

C.计算：得出每微升尿液中各类有形成分数量。

非离心尿液还可用倒置显微镜检查法计数：取定量直接混匀的尿液，放入酶标板小孔中，静置一规定时间，待有形成分自然下沉至孔底后，于倒置显微镜下，高倍镜计数10个视野或规定区域中的细胞和管型数。报告每微升尿液中的细胞和管型数。

（2）标准化定量计数板法

①检测原理：本法使用FAST-READ10尿液标准化沉渣定量计数板进行尿液有形成分定量计数，计数板大小与显微镜用标准载玻片相同。每块计数板分为10个彼此独立的计数室，可供检测10份样本。每个计数室用激光刻有10个中方格，每一中方格内又划分为9个小方格。每个中方格的面积为$1mm^2$，深度为0.1mm，容积为$0.1\mu L$。因此，每个计数室的容积为$1\mu L$，充满尿液后所计得有形成分数量即为细胞或管型数/μL。

②检测步骤。

A.离心沉淀尿液标本：将标本离心浓缩50倍，方法同离心尿液有形成分直接涂片镜检法。

B.充入计数室：取混匀的沉淀物1滴（15～20μL）充入标准化尿液有形成分定量计数室。

C.镜检、计数：低倍镜下计数10个大方格的管型总数；高倍镜下计数10个大方格的细胞总数。

D.报告方式：细胞或管型数，尿结晶、细菌、真菌、寄生虫等，以相同方式报告。

E.若标本中有形成分含量较多，也可采用未离心标本直接计数。

（3）1h尿细胞（管型）排泄率测定

①检测原理：采用改良牛鲍计数池，计数3h内尿液中细胞及管型排出的数量，再换算

出1h尿液中细胞及管型排出的数量。

②操作步骤。

A.标本采集：嘱受检者先排空膀胱，再收集此后3h的全部尿液，于清洁干燥容器内送检。

B.测定尿量：准确测定、记录全部尿液量。

C.将尿液标本离心浓缩10倍：吸取10mL混匀尿液于刻度离心管，以RCF400g（1500rpm）离心5min，弃去9mL上清液，将留下的1mL沉淀液充分混匀。

D.充入计数池：取1滴充入改良牛鲍计数池。

E.计数：高倍镜计数10个大方格中的各种细胞数，低倍镜计数20个大方格的管型数。

F.结果计算：按下列公式计算1h细胞（管型）排泄率。

1h细胞数=10大格细胞总数×（1000/10）×（3h尿总量mL数/3）

1h管型数=2大格管型总数/2×（1000/10）×（3h尿总量mL数/3）

式中，"1000"为将mL换算成μL；"10"为尿液浓缩倍数。

改良牛鲍计数板定量检查法还可用于Addis计数。

（4）定量计数仪法

①检测原理：尿液有形成分定量计数仪由自动进样系统、流动计数池、显微镜和计算机控制系统组成。流动计数池由一块光学玻璃与一块氧化铝金属板构成，其大小与标准的载玻片相同，用激光刻有4个大格，总容积1μL，每个大方格又分为25个小方格，每个小方格容积为0.01μL。检测时由自动进样系统将定量尿液标本吸入，并重新悬浮在流动计数池内。有5μL尿液分布于流动计数池的中央视野，其中的有形成分可被显微镜观察并进行定量计数。

②操作步骤。

A.启动仪器：连接好流动计数池、显微镜和计算机控制系统，接通电源，仪器准备就绪。

B.依照离心尿液有形成分直接涂片镜检法，将尿液标本离心浓缩50倍，去除上清液后待检。

C.进样：将混匀的尿液有形成分置入仪器进样口，按动进样键。

D.观察流动计数池中央视野中的有形成分：计数1个小方格内细胞数，结果乘以100，或计数10个小方格内的细胞总数乘以10，换算出1μL尿液中的细胞数。计数1个大方格内的管型数，结果乘以4，即换算出1μL尿液中的管型数。

E.若标本中有形成分含量较多，也可采用未离心标本直接计数。

F.报告检查结果：方式同尿液有形成分定量计数板法，注明标本是否离心。

4.染色检查法

当有形成分辨认困难时，为防止某些病理成分在镜检时被遗漏和误认，确定某些特殊成分如肿瘤细胞和判断异形细胞，以及制备永久性标本等，可预先将尿液标本染色。尿液有形成分染色分为单染法、复合染色法、活体染色法、固定染色法等。

（1）结晶紫-沙黄（S-M）染色法

①检测原理：S-M染液的主要染料有结晶紫和沙黄，两者均为碱性染料。尿液细胞、管型等有形成分的内容物化学性质不同，对染料的着色能力也不同，经S-M对比染色后呈现特定的颜色，且形态清晰、易于识别。

②操作步骤。

A.尿液离心浓缩：依照离心尿液有形成分直接涂片镜检法，将新鲜尿液标本离心、沉淀，浓缩50倍。

B.染色：取染液50μL，加入0.2mL混匀的沉淀液中，染色3min。

C.涂片、镜检：混匀染色后的沉淀物，取1滴涂片、镜检。

D.也可将染色的沉淀物充入尿液有形成分定量计数板，进行定量计数。

E.若标本中有形成分含量较多，也可采用未离心尿液标本直接染色。

③染色后的有形成分形态为以下几种。

A.红细胞：呈淡紫色，细胞轮廓清晰，便于识别各种形态。

B.多形核白细胞：多形核白细胞的核染成橙红色，浆内时见颗粒。在比重不同的尿液中，多形核白细胞大小、形态及染色情况有所差异。根据着色深浅及细胞内颗粒的运动情况，对判断细胞是否具有生物活性。通常表现为浓染细胞：老化死亡的细胞受色较深，显橙红色，无运动性；淡染细胞：具有一定生物活性的细胞染淡蓝紫色，部分可有运动性；闪光细胞：是炎症时发生脂肪变性的多形核白细胞，染淡蓝色或几乎无色，有时可见胞质内的颗粒呈布朗运动。但染液有时会破坏细胞。

C.上皮细胞：核染紫红色，细胞质淡染。

D.管型：透明管型染淡红色或淡紫色；颗粒管型染淡紫色或紫蓝色；细胞管型为深紫色。有助于各种管型的区分。

E.其他：滴虫染蓝色或紫色。

（2）Sternheimer活体染色法（S染色）

①检测原理：阿利新蓝可将细胞核和管型基质染成蓝色，派洛宁能将胞质及核糖核酸染成红色。染色后的红细胞、白细胞和上皮细胞结构清晰，管型结构容易辨认和鉴别。有助于管型分类和细胞（如白细胞和肾小管上皮细胞）鉴别。

②操作步骤。

A.在0.2mL沉渣中加入1～2滴染色液。

B.混合5~10min后镜检。或在2滴沉渣中加入1滴染液混合后镜检。

③染色后的有形成分形态为以下几种。

A.红细胞：粉红或红色，有时不着色。

B.多形核白细胞：核呈蓝色，胞质呈红色。也能分辨出浓染细胞、淡染细胞和闪光细胞。

C.管型：管型的基质染蓝色。透明管型中只有少许红色颗粒；颗粒管型有粗大的紫红色颗粒；细胞管型中细胞核染成淡蓝色或深蓝色，细胞质染红色；蜡样管型呈红色或紫色；脂肪管型为无色或黄色。

D.其他：鳞状上皮细胞染成淡粉红色或紫红色，移行上皮细胞、肾小管上皮细胞染成紫红色。

（3）固定染色法

将沉渣制成薄膜后，先固定再染色检查，常用的方法有Wright-Giemsa染色法、H-E染色法、巴氏染色法、苏丹Ⅲ染色法等。

5.尿液颗粒计数参考方法

尿中颗粒分析已实现自动化。为了解决自动化仪器测量结果准确性的问题，为仪器提供校准品靶值，2003年国际实验血液学学会（ISLH）提出了尿中颗粒计数的参考方法，用于尿中红细胞、白细胞、透明管型和鳞状上皮细胞参考计数。

（1）检测原理

该法采用Sternheimer（S）染色法对尿液有形成分进行活体染色，用Fuchs-Rosenthal（菲斯·罗森塔）血细胞计数板进行显微镜计数。Fuchs-Rosenthal血细胞计数板分为2个计数室，每侧计数室画线格面积为16mm²，深度为0.2mm，总容量为3.2mm³。平均分为16个中方格，每个中方格面积为1mm²，容积为0.2mm³。一个中方格又划分为16个小方格，每个小方格边长为0.25mm，面积为0.0625mm²。

（2）检测步骤

①染色：将新鲜尿液与Sternheimer染液以9∶1的体积比混合，染色5min。

②充入计数室：将染色后的尿液混匀后充入计数室。

③显微镜计数：低倍镜下观察并计数10个中方格的大型颗粒，如管型和鳞状上皮细胞；高倍镜下计数10个中方格内细胞、结晶、病原体等有形成分的数量。

④计算：每项有形成分计数结果除以2，即为尿中颗粒数量。

为提高颗粒计数的准确性，推荐将标本进行Sternheimer染色后，使用相差显微镜计数。为达到颗粒计数的统计学精度，管型和鳞状上皮细胞至少计数50个；白细胞、红细胞至少计数200个。用于验证、评价自动化检测结果的准确度，并提供仪器校准靶值。

6.方法评价

（1）未染色非定量尿液有形成分显微镜检查的方法评价，如表14-2所示。

表14-2 未染色非定量尿液有形成分显微镜检查的方法评价

方法	优点	缺点
非离心尿液有形成分直接涂片镜检法（报告时须注明"未离心尿标本"）	简便、快捷、标本用量少、成本低；能最大限度地保持各类有形成分的原始状态；适用于尿液外观明显浑浊、尿液有形成分明显增多的标本，如肉眼血尿、脓尿等，尤其适用于急诊患者检查	重复性差，易漏诊，阳性率低；不适用于外观清晰、有形成分较少的尿液标本检测；难于标准化和准确定量；不推荐作为常规检查方法
离心尿液有形成分直接涂片镜检法	离心使有形成分得以浓缩，提高了阳性率，适用于外观清晰、有形成分较少的尿液标本检测；常规推荐方法；是尿液有形成分检查标准化的基础，若按操作规程进行，可获得较满意的结果	操作烦琐、费时；离心过程易造成有形成分的破坏或丢失；难于标准化和准确定量，逐渐被标准化定量分析板法取代

（2）非染色尿液和染色尿液显微镜检查的方法评价

①非染色法：简便、经济，但红细胞、透明管型等成分不易观察，常导致漏检。

②染色尿液显微镜检查法：有形成分形态清晰，易于识别，尤其是透明管型及各种形态的红细胞、上皮细胞。能区别存活及死亡的中性粒细胞和检出闪光细胞，有助于其他有形成分的观察及标本保存，但操作烦琐、费时；染液污染的器材不容易清洗，析出的染液沉渣易导致背景不清晰。

（3）不同染色方法的评价

①S-M染色法：为常用方法。有利于对管型（尤其是透明管型）及细胞的辨别。但结晶紫及沙黄均为醇溶性染料，易在水溶液中析出，而使背景不清晰，干扰有形成分观察。

②S染色法：Sternheimer为水溶性染料，溶解度高，可弥补S-M染色法的缺陷。

③固定染色法：既可有效保持有形成分的初始形态，又便于区分各类有形成分。但常规实验室应用较少。

（4）尿液有形成分定量分析方法评价

如表14-3所示。

表14-3 尿液有形成分定量显微镜检查方法评价

方法	优点	缺点
标准化定量分析板法	避免主观因素影响，重复性好，便于临床动态观察；可定量计数，标准化的器材符合CLSI和CCCLS要求，为推荐方法；也可根据情况采用非离心尿液进行检测，是尿液有形成分检查的"金标准"	成本高，耗时；计数板为聚乙烯材料，焚毁时易污染环境

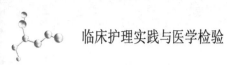

续表

方法	优点	缺点
1h细胞排泄率试验	采用改良牛鲍计数板定量检查，器材经济，对有形成分影响小，不需要严格限制饮食，适用于门诊及住院患者的连续检查。反映单位时间内尿液中所排出的细胞、管型数量。在规定时间内留取尿液，属真正意义上的定量计数，能更准确地反映泌尿系统状况	检查时间短，能大量饮水，计数板清洗、消毒不方便，盖玻片上的杂物可干扰计数
尿液有形成分定量计数仪法	自动进样，重复性好，准确定量、视野清晰、简便快捷，节省成本，有助于尿液有形成分检查的规范化、标准化	许多步骤仍为人工操作，存在人为误差；显微镜检查仍必不可少
尿中颗粒计数的参考方法	测定不离心尿液，对有形成分影响小；适合细胞和管型数量较少的标本检测；也常用于脑脊液及其他体液的细胞计数；精密度、准确度显著提高；计数板符合体外诊断产品（IVD）98/79指令要求，拥有欧盟CE标志；2003年，被ISLH推荐为尿中红细胞、白细胞、透明管型和鳞状上皮细胞计数的参考方法	临床尚未普及
非离心标本倒置显微镜定量计数法	操作简单、快捷，减少因有形物的损失阳性率和精确度与定量尿液有形成分分析板法相关性较好	有形物沉淀易受尿比密影响；仪器器材要求较高： （1）倒置显微镜与酶标板必须配套 （2）酶标板的光洁度、深度、底面积等均有严格规定 （3）需严格执行操作规程；不便于临床实验室推广

7.参考区间

尿液有形成分的参考区间，如表14-4所示。

表14-4　尿液有形成分的参考区间

方法	红细胞	白细胞	透明管型	上皮细胞	结晶	细胞和真菌
非离心尿液有形成分直接涂片镜检法	0~偶见/HPF	0~3/HPF	0~偶见/LPF	少见	少见	—
离心尿液有形成分直接涂片镜检法	0~3/HPF	0~5/HPF	0~偶见/LPF	少见	少见	—

续表

方法	红细胞	白细胞	透明管型	上皮细胞	结晶	细胞和真菌
标准化尿液有形成分定量分析板计数法	男0～5/μL 女0～24/μL	男0～12/μL 女0～26/μL	0～1/μL（不分性别）	少见	少见	极少见
尿液有形成分定量计数仪法	男0～4/μL 女0～5/μL	男0～5/μL 女0～10/μL	0～1/μL（不分性别）	难以检出	难以检出	难以检出
1h尿有形成分排泄率（成年人）	男性<3万/h 女性<4万/h	男性<7万/h 女性<14万/h	<3400/h（不分性别）	难以检出	难以检出	难以检出

8.临床意义

（1）结合尿液理学或化学检查结果，用于泌尿系统疾病的定位诊断、鉴别及预后判断。

（2）作为尿液干化学检验及自动分析结果的复检手段。当患者尿液化学检验及其他自动分析结果与临床实际不符，且难以用临床知识解释时，需进行尿液有形成分的显微镜检验复查。NCCLS规定，凡有下述情况的应进行显微镜检查。

①医师提出镜检要求。

②由于患者的病种、病情或其他检查结果而要求（如泌尿科、肾病科患者，糖尿病患者、应用免疫抑制剂患者及妊娠女性）。

③任何一项理学、化学检验结果异常。

国内大多数学者认同的复检要求是：白细胞、尿隐血（或红细胞）、蛋白质和亚硝酸盐，任意一项异常均需显微镜复检。

二、细胞的形态与临床意义

尿液有形成分中的细胞包括血细胞、吞噬细胞和上皮细胞。血细胞有红细胞和白细胞；上皮细胞有肾小管上皮细胞、移行上皮细胞、鳞状上皮细胞等。

1.红细胞

正常红细胞呈双凹圆盘状，浅黄色，直径约为8μm，厚约3μm，中度折光性，侧面观呈沙漏状。高渗尿中，呈锯齿形，有时可见表面呈颗粒状。低渗尿中，为无色的影细胞。当每升尿液中的血液在1mL以上时，能见到不同程度的红色，称为肉眼血尿；而在1mL以下时，只能用隐血试验或沉渣镜检发现，称隐血或显微镜下血尿。

根据细胞体积和形状，尿中红细胞分为均一性和非均一性两大类，辅助判断血尿来源。

（1）均一性红细胞：尿中超过70%的红细胞形态和大小正常、一致，细胞膜完整，细胞内血红蛋白含量正常。即使偶见影形红细胞或棘形红细胞，但异常形态种类不超过两种。以均一性红细胞为主的血尿称为均一红细胞性血尿。因红细胞多来自肾小球以下部位，又称为非肾（小球）源性血尿。

（2）非均一性红细胞：尿液中超过70%的红细胞为畸形红细胞，且类型在两种以上者，称为非均一性红细胞。红细胞体积可相差3～4倍，可见大红细胞、小红细胞、棘形红细胞、皱缩锯齿形红细胞、棘形红细胞、半月形红细胞、颗粒形红细胞等，细胞内血红蛋白含量不一。由此形成的血尿为非均一红细胞性血尿，多来源于肾小球，故又称为肾小球（源）性血尿。

（3）混合性红细胞：尿液中含有均一性红细胞和非均一性红细胞，称为混合性血尿。

（4）不同类型血尿的临床意义。

目前，对肾源性和非肾源性红细胞血尿的区分，仍无统一标准，但多数认为如下。

①肾小球（源）性血尿：尿中红细胞大于8000/mL，多形型红细胞大于等于80%，且大部分（大于70%）为两种以上异形改变。常伴有尿蛋白及管型，见于肾小球肾炎、肾病综合征、肾盂肾炎、红斑狼疮性肾炎等。

②非肾小球（源）性血尿：尿中红细胞大于8000/mL，但多形性红细胞小于等于50%，大部分（大于70%）为正常红细胞或单一型红细胞，尿蛋白增多不明显，管型少见。见于以下几种情况。

A.一过性镜下血尿：健康人特别是青少年在剧烈运动、急行军、冷水浴或重体力劳动后，可出现暂时性血尿。应动态观察加以区别。

B.泌尿道疾病：泌尿道炎症、肿瘤、结核、结石、创伤，肾移植排斥反应及先天畸形等。

C.其他：出血性疾病、泌尿系统附近器官的疾病（前列腺炎、盆腔炎等）。

2.白细胞

（1）中性粒细胞。主要为分叶核中性粒细胞，圆形或椭圆形，直径为10～14μm，呈灰白色、绿黄色，未染色标本的细胞核较模糊，加入稀酸后可变得清晰；胞质内的颗粒清晰可见。单个或成堆出现。炎症时，中性粒细胞变性坏死，形态多不规则，结构模糊，胞质呈明胶样，充满粗大颗粒，核不清楚，常成团分布，边界不清，称为脓细胞。在低渗尿液中，中性粒细胞发生肿胀，胞质内颗粒呈布朗运动，由于光的折射，出现"闪光"现象，故称为"闪光细胞"。脓细胞与白细胞在镜下不易区分，而且增多时意义相同，通常一并报告其总数。常见于泌尿系统炎症如肾盂肾炎、膀胱炎、前列腺炎、精囊炎、尿道炎、肾结核、肾肿瘤等。"闪光细胞"常见于肾盂肾炎、膀胱炎。

（2）嗜酸性粒细胞。未染色时不能与中性粒细胞区别，涂片用Wright染色可鉴别。增多见于间质性肾炎、变态反应性泌尿系统炎症。

（3）淋巴细胞。未染色时不易识别，用Wright染色易于识别。直径为6~9μm，核呈圆形或类圆形，多偏位，细胞质少。增多见于病毒感染、肾移植后排斥反应患者。

（4）单核细胞。直径为20~40μm，核单个，较大，呈圆形或卵圆形，细胞质多，含嗜苯胺蓝颗粒，有大的空泡，含碎片或微生物。增多见于肾移植后排斥反应的患者。

3.吞噬细胞

直径均值为30~40μm。大吞噬细胞来源于单核细胞，约100μm，核呈肾形或不规则形，细胞质丰富，常有空泡，未染色时很难识别；小吞噬细胞源于中性粒细胞，约10μm。吞噬细胞增多见于泌尿、生殖系统炎症，常伴白细胞增多，并伴有脓细胞和细菌。尿液吞噬细胞数量常与炎症程度有密切关系。

4.上皮细胞

上皮细胞来源于肾小管及尿路各部位的上皮组织。女性尿液可混有阴道上皮细胞。

（1）肾小管上皮细胞。肾小管上皮细胞来自肾小管立方上皮，大小不一、形态多样。

①体积略大于白细胞。

②细胞成圆形或多边形，胞质内常见粗大颗粒及小空泡，严重者导致部分细胞的核、质界限不清。

③细胞核大，成圆形，核膜较厚，在所有上皮细胞中，肾小管上皮细胞的核质比最大。其中，近曲小管上皮细胞胞体较大，直径为20~60μm，细胞质有颗粒，成长的椭圆形或雪茄形，核致密，偏位，可见多核。远曲小管上皮细胞直径为14~25μm，成圆形或卵圆形，核小且致密，偏位，细胞质颗粒状。集合管细胞直径为12~20μm，成立方形，多边样或柱状，罕见圆形或卵圆形，核大，中度致密，占细胞体积2/3左右。

④由于肾小管局部病变的性质不同，脱落的上皮细胞可有以下几种表现。

A.直接脱落的肾小管上皮细胞：正常情况下肾小管上皮细胞很少见，增多提示肾小管病变。在急性肾小管损伤、间质性肾炎和肾盂肾炎时可成堆出现。肾移植1w内，可出现较多的肾小管上皮细胞，随后逐渐减少而至消失，当发生排斥反应时，再度成片出现。

B.复粒细胞：肾小管上皮细胞吞噬脂肪或发生脂肪变性而形成。细胞内充满脂肪颗粒，在光学显微镜下，脂肪颗粒具有很强的折光性，淡黄色，称为复粒细胞。苏丹Ⅲ或油红染色后更易识别。有时其呈现为一团脂肪小滴而细胞膜结构消失，称为卵圆脂肪小体。

常见于肾病综合征和慢性肾炎肾病。

C.含铁血黄素细胞：在肾慢性出血、梗死或反复发作的血红蛋白尿患者，肾小管上皮细胞可因摄取了大量血红蛋白或含铁血黄素颗粒，胞质可有棕色的含铁血黄素颗粒沉着。

（2）移行上皮细胞。移行上皮细胞来自肾盂、输尿管、膀胱三角区及尿道近膀胱段等处的移行上皮，形态多变。成圆形、纺锤形、尾形和圆柱形，细胞体积略小于扁平上皮细胞，而核质比介于扁平上皮细胞和肾小管上皮细胞之间。

①表层移行上皮细胞：胞体较大，直径为30～40μm，呈圆形或梨形，膀胱体部发生表浅炎症时多见，俗称大圆上皮细胞。

②中层移行上皮细胞：胞体较小，直径为20～30μm，呈柱状或尾形，后者称为尾形上皮细胞。细胞核呈圆形或卵圆形，细胞质丰富。该类细胞在正常尿液中不易见到，尿路炎症时可成片脱落。肾盂、输尿管、膀胱三角区急性炎症时，多见尾形上皮细胞。

③底层移行上皮细胞：细胞体积与肾小管上皮细胞接近但核质比略小，边缘成圆形或不规则。见于泌尿道深层炎症，尤其是慢性膀胱炎。

（3）鳞状上皮细胞。鳞状上皮细胞实质为复层扁平上皮细胞，来自尿道前段和阴道表层，直径为40～60μm，形态扁平而大，似鱼鳞状或薄的石板状，不规则；细胞质丰富，有细小颗粒；核小、成圆形或卵圆形，致密，居中，有时无核；细胞边缘常卷折。鳞状上皮细胞在正常尿中数量较少，女性常因白带混入尿液而出现较多，临床意义不大。但女性尿中出现大量鳞状上皮细胞通常提示其雌激素水平过高，若同时伴大量白细胞出现则提示有妇科炎症。

三、管型的形态与临床意义

管型（Cast）是尿蛋白在肾小管、集合管内凝聚形成的圆柱体。其形成依赖以下因素的综合作用。

（1）蛋白（尤其是含有肾小管分泌的T-H糖蛋白）尿的存在，是形成管型的首要条件。

（2）肾小管对尿液的浓缩与酸化功能：浓缩使蛋白含量及盐类浓度提高，酸化能促进蛋白的沉淀凝聚。

（3）有可供交替使用的肾单位：肾单位病变时肾小管内蛋白浓缩、沉积形成管型。在形成管型的过程中，若有细胞渗出，则包被于管型基质成为细胞管型；若管型内的细胞退化变性，裂解成细胞碎屑而形成颗粒管型；细胞内脂蛋白进一步变性可形成蜡样管型；若上皮细胞管型内的细胞出现脂肪变性，则形成脂肪管型。当管型大量出现，特别是病理管型（如细胞管型、颗粒管型等）出现时，提示有肾实质性损害。

1.透明管型

透明管型最常见，是各类管型的基本结构，形态为无色透明的圆柱体，质地均匀，偶见少许颗粒或细胞。大小、长短不一，折光性差，易漏检，应在弱光下观察。透明管型在正常成年人的清晨浓缩尿中偶见；剧烈运动后、高热、麻醉、心功能不全时少量出现；急性肾实质病变，可出现大量透明管型。

2.细胞管型

管型基质内的细胞占其体积的1/3以上时，称为细胞管型。按细胞类别分为4种管型。

（1）红细胞管型。管型显黄色或红褐色，易折断，碎裂成片状，红细胞残缺不全。当红细胞管型退变成为色素状、颗粒状管型时，称之为血红蛋白管型，此时管型内含有红色或金褐色颗粒，无清晰可见的红细胞。尿中出现此类管型，提示肾单位出血，见于急性肾小球肾炎、慢性肾小球肾炎急性发作、急性肾小管坏死、肾出血、肾移植后急性排斥反应等。

（2）白细胞管型。管型内布满白细胞或脓细胞，细胞多退化变性，未染色的标本中较难与上皮细胞区别，POX阳性。常见于急性肾盂肾炎、间质性肾炎、狼疮性肾炎等疾病。

（3）上皮细胞管型。管型内含较多的肾小管上皮细胞，形成瓦片状排列，胞体比白细胞大，可滴加稀乙酸予以鉴别。上皮细胞经酯酶染色呈阳性反应，POX阴性，可予以鉴别。常见于肾小管病变，如急性肾小管坏死、肾淀粉样变性、重金属和化学物质中毒、肾移植急性排斥反应等。

（4）混合细胞管型。混合细胞管型通常指两2种以上细胞出现于管型中，若能明确，则应报告为某细胞管型。

3.颗粒管型

管型基质内的颗粒占其体积（或面积）1/3以上时，称为颗粒管型，分为粗颗粒和细颗粒两种。开始时多为粗颗粒，而在肾单位瘀滞时间较长，则逐渐碎化为细颗粒。也有人认为，粗颗粒由白细胞变性而来，因其POX一般为阳性；细颗粒则由上皮细胞演化而来，因其酯酶染色阳性。颗粒管型多见于急、慢性肾小球肾炎及肾病、肾动脉硬化等。

4.脂肪管型

管型内有多量的脂肪滴，当含量超过管型面积的1/3时，称为脂肪管型。由肾小管上皮细胞脂肪变性所致。脂肪滴大小不等，圆形，折光。较大的脂肪滴在偏光镜下可发现"马耳他十字交叉"样改变。见于慢性肾炎肾病型及类脂性肾病。

5.尿中结晶的形态特征

（1）草酸钙结晶：无色、大小各异、形态多样的晶体，多数成八面体形或信封状，单水草酸钙结晶体积较小，呈卵圆形或哑铃形。草酸钙结晶多出现于酸性尿液中。

（2）碳酸钙结晶：无色、细小的颗粒状晶体，常成对出现，似哑铃形，也可聚集成堆，与非晶形磷酸盐结晶无法区分。该类结晶常出现于碱性尿液中。

（3）三价磷酸盐结晶：无色、形态大小各异的晶体，呈方柱状、屋顶状或羽毛状，折光性强。该类结晶常出现于碱性尿液中。

（4）磷酸钙结晶：无色，薄的，楔形或玫瑰花样，具有针状末端。单水磷酸钙结晶呈不规则形，针束状或平板状，出现于碱性尿液中。

（5）非晶形尿酸盐结晶：似沙粒样黄褐色颗粒。

（6）尿酸铵结晶：黄褐色，球形、树根状或刺苹果状。

（7）尿酸钠结晶：无色至淡黄色的针状，单个或小堆状出现。

（8）尿酸结晶：尿酸结晶成钻石形、立方形或堆积成玫瑰花形，薄的结晶常无色，厚的结晶呈黄色至红褐色。偏光镜下，显示橙色或紫色折射光。出现于酸性尿中。

（9）胱氨酸结晶：无色、六边形，边缘不整，折光性强，薄片状结晶。见于先天性胱氨酸尿患者。

（10）亮氨酸与酪氨酸结晶：亮氨酸结晶呈黄色、褐色，球形，表面有密集辐射状条纹，折光性强，似脂肪滴。酪氨酸结晶呈无色、黄色，细针状，成堆状或羽毛状。该两类结晶时见于急性重型肝炎患者尿液中。

（11）胆固醇结晶：缺角的长方形或方形，无色透明薄片状。健康人尿中少见，增多见于膀胱炎和肾盂肾炎。

（12）胆红素结晶：橘红色或黄褐色，成束针状或小块状。有时可形成胆红素管型，见于黄疸、急性重型肝炎、肝癌、肝硬化、急性磷中毒等。

（13）药物结晶和放射造影剂：

①氨苄西林结晶：无色，长的、薄的菱形或针状结晶。

②磺胺结晶：形态多变，折光性强，其中磺胺嘧啶结晶为黄色至褐色，针束状结晶，磺胺甲基异噁唑结晶为棕色，玫瑰花样或球形，有不规则辐射状条纹。

③放射造影剂无色，长的针状，单个或成堆出现，或平板状、缺角的结晶。

四、其他有形成分检查

1.细菌

薄杆状或短圆杆状，单个或呈链状分布。可结合革兰氏染色或抗酸染色等手段加以确认。健康人采用自然排尿法，当尿液细菌的菌落计数小于104/mL时，多数是因为污染，无临床意义。若按无菌要求采集尿液，检出菌落数大于等于105/mL的革兰氏阴性杆菌，或菌落计数大于等于104/mL的革兰氏阳性球菌，则有诊断价值。膀胱炎、肾盂肾炎以革兰氏阴性杆菌为主要病原菌，如大肠埃希菌、葡萄球菌、链球菌、变形杆菌等。常伴有白细胞、上皮细胞增加。性传播疾病患者尿中时查到淋病奈瑟菌；泌尿系统结核患者尿中可查到结核分枝杆菌。

2.真菌

（1）白色假丝酵母菌：无色，2.5~5μm，椭圆或短圆柱形，有时因芽生孢子而集群，多来自阴道分泌物污染。

（2）念珠菌：可见到假菌丝，革兰氏染色后油镜下可见革兰氏阳性孢子或与出芽细胞相连接的菌丝。

（3）酵母菌：无色，卵圆形，似红细胞，折光性较强，时见芽孢和假菌丝。多见于糖尿病患者、女性尿及碱性尿。

3.寄生虫

（1）阴道毛滴虫：无色，10~30μm，较白细胞大2~3倍，呈纺锤形，有鞭毛及轴柱。在夏季的新鲜标本中，可见其波浪状或螺旋状活泼运动。主要出现于女性尿液中，也时见于男性尿液，可引起尿路感染。

（2）乳糜尿中可检出微丝蚴。

（3）如尿液被粪便污染，有时可检出肠道寄生虫卵。如溶组织阿米巴、蛔虫卵、蓝氏贾第鞭毛虫等。

（4）血吸虫卵可直接由膀胱壁黏膜进入尿液。

4.类脂体

类脂体是由胆固醇酯构成的小体，外形近似脂肪球，折光性强，大小不等，无色至黄绿色或棕色。在偏光显微镜下可区分。

5.含铁血黄素

黄褐色，粗颗粒状，与非晶形结晶很难区分，普鲁士蓝反应阳性。

6.纤维

如头发、棉花和织物等都是各种类型的纤维。体积大，中度或高度折光性，边缘暗而厚实。

7.粪便污染物

出现部分消化的蔬菜细胞，肌肉纤维。

8.精子

多见于男性遗精后尿中及性交后两性尿中。标本混入前列腺液，还可见卵磷脂小体或前列腺颗粒细胞及淀粉小体等（见前列腺液检验）。

五、质量控制

由于各临床实验室尿液有形成分检查方法不同，检验者的熟练程度和水平存在差异，被检者的生理状态及质控物也不统一，检查结果很难控制，可比性低。为保证结果的可靠性，应严格做好尿液有形成分检查前、检查中和检查后的质量控制。

1.检查前质量控制

（1）正确留取标本。最好采集清晨第二次排出的空腹尿液。女性患者应清洁外阴部后留取，并避免月经血、阴道分泌物的混入，男性注意前列腺液的污染，非常必要时可导尿采集标本。

（2）尿液新鲜，及时送检。标本采集后要在2h内完成检查。管型、红细胞、白细胞在比重小于1.010的碱性尿液中易发生溶解。如尿中含多量磷酸盐，应加入少量稀乙酸液，使其溶解，但应防止红细胞及管型溶解；当含大量尿酸盐时，应加温使其溶解，以便观察。

（3）器材标准化。

①容器：由惰性材料制成，洁净、防漏、防渗，一次性使用；体积应大于50mL，圆形开口的直径大于4.0cm，具有较宽的底部；有易于开启的盖子。

②离心管：应清洁、透明、带刻度，刻度上应至少标明10mL、1mL、0.2mL等容量单位，体积应大于12mL，最好使用底部凸出（尖底）、管口有盖子、不易破碎的一次性塑料离心管。

③用于尿液有形成分分析的容器，离心管必须洁净、光滑，防止尿液有形成分附着，且易于标记与识别。如进行非定量计数，则必须选用18mm×18mm的洁净盖玻片，且保证载玻片洁净、干燥、无划痕。

④使用标准化的尿液有形成分定量计数板：尿液有形成分的量和压（涂）片厚度是标准化的重要环节，在普通玻片上随意滴加沉渣液或加盖玻片（甚至不加盖片）进行检测，不能提供标准化的结果。建议使用标准化的尿液有形成分（专用）定量计数板。若使用Fuchs-Rosenthal计数盘进行尿液颗粒计数，应在使用前依次采用流水和乙醇对计数盘和盖玻片进行冲洗，使之洁净、干燥。使用专用盖玻片（25mm×22mm，允许误差±1mm，边角钝圆、光滑），适用于相差显微镜观察。

⑤离心机：采用水平式离心机，有效离心半径为15cm。离心时管口应加盖，以保证安全。离心机内温度应尽可能保持<25℃。

⑥显微镜：使用具有内置光源的普通光学显微镜，光线强度可调，应具备40倍、10倍的物镜和10倍的目镜。同一实验室如有多台显微镜，各显微镜的物镜及目镜的放大倍数应一致。进行尿液颗粒计数，推荐使用相差显微镜。

⑦自动化设备：有条件的实验室可使用各类全自动、半自动的尿有形成分分析仪，但此类仪器必须经权威机构认可。

⑧计算机数据处理系统：有条件的实验室可使用带计算机成像系统的显微镜、标准

化沉渣检测系统和相关辅助软件处理结果，但检查方法和尿液有形成分结果报告方式须标准化。

（4）制定标准化的操作程序。实验室应统一尿液检查操作程序和方法。

2.检查中质量控制

（1）标准化操作。严格按照操作规程进行检查，CLSI、JCCLS和CCCLS对尿液有形成分显微镜检查有严格要求，各实验室根据实际情况参照相关标准。

①离心：取尿液10mL（不足10mL者，应在报告中注明），以RCF400g（1500rpm），离心5min。尤其应避免离心对有形成分特别是管型成分的机械破坏。进行尿液颗粒计数，则使用不离心标本。

②制备涂片或充入标准化沉渣定量计数板：手持离心管45°～90°，弃除上层尿液，保留0.2mL或按浓缩倍数规定的体积尿液有形成分，最好采用滴管吸去上清液，防止直接倾倒造成有形成分的丢失。将沉淀物轻轻混匀后，取一滴（约50μL）释放至载玻片上，用18mm×18mm的盖玻片覆盖，或轻轻滴入尿液有形成分分析定量计数板后镜检，其间防止产生气泡。

③观察视野数及报告方式：先于低倍视野（10×10）下观察尿液有形成分的分布情况，再转高倍视野（10×40）仔细观察细胞，并鉴定管型种类。其中细胞应至少观察10个高倍视野，管型应在低倍镜下观察20个视野，分别记录每个视野的细胞和管型数，计算平均值报告。

④如采用定量计数板进行有形成分计数，则充池后及时完成计数，防止标本干涸及有形成分破坏。按规定计数足够的方格数，对压线细胞及管型的计数参照血细胞计数原则。以"××/μL"的方式报告。

（2）注意红细胞与视野中其他有形成分（如球状草酸钙结晶、酵母菌、脂肪球等）的鉴别，必要时可做Wright染色或隐血试验协助鉴定。

（3）参与室内、室间质控活动。

①室内质控活动：应选用可靠的质控物，尿液有形成分质控物应有一定量保存完好的红细胞、白细胞和管型，用于室内质控。也可用血液的红细胞、白细胞和肾炎患者的管型，制备醛化的有形成分质控物。

②积极参加室间质评活动，动态掌握本实验室检验水平。

（4）尿液有形成分染色法检查。

①标本要求：同尿液有形成分非染色镜检法。

②注意pH值对不同染液染色效果的影响。

A.SM染色：尿液pH值小于6时染色效果最佳，pH值为6～8亦可使用。但尿液pH值大于8时需用盐酸溶液（6mol/L）调节pH值至5.5左右，再行染色。

B.Sternheimer染色：尿液pH值大于8时可呈过度蓝染效果，此时可将沉渣标本用生理盐水洗涤2～3次后，再行染色。

C.染液用量及观察时间：尿液有形成分和S-M染液比例以4∶1或5∶1为佳，染色后10min内观察效果较好。

D.其他：固定、染色及特殊染色的质量控制，与血液和骨髓化学染色相同。

3.检查后质量控制

（1）综合分析检查结果。常规尿液分析的理化检验结果与沉渣镜检的结果相互参照、相互印证。如尿隐血试验与镜检红细胞；镜检管型与尿蛋白等。若有可疑结果，应及时复查与分析。

（2）认真核对申请单（报告单）。包括患者临床资料、检验编号及检验结果是否相符。

（3）检查结果及时反馈。

（4）定期进行资料分析。做好检验结果的备份、记录，定期进行回顾性阶段性资料分析。

参考文献

[1]李佳. 护理基础与疾病护理要点[M]. 北京：中国纺织出版社，2022.

[2]刘静，董玉，孟颖. 基础护理技术与临床操作[M]. 长春：吉林科学技术出版社，2021.

[3]陈鲁，燕雪琴，左凤林. 基础护理技术（数字案例版）[M]. 武汉：华中科技大学出版社，2021.

[4]赵小琳，张秀兰，牟丽娜，等. 基础护理学理论与临床规范[M]. 西安：世界图书出版西安有限公司，2021.

[5]赵静. 新编临床护理基础与操作[M]. 开封：河南大学出版社，2021.

[6]张晓艳. 临床护理技术与实践[M]. 成都：四川科学技术出版社，2022.

[7]赵雪莲. 综合护理技术与专科实践[M]. 北京：中国纺织出版社，2022.

[8]任秀英. 临床疾病护理技术与护理精要[M]. 北京：中国纺织出版社，2022.

[9]马小星. 医学检验技术与应用[M]. 汕头：汕头大学出版社，2022.

[10]王前，王建中. 临床检验医学[M]. 2版. 北京：人民卫生出版社，2021.

[11]孙艳霞，韩东，曲柳静，等. 现代医学检验技术进展[M]. 青岛：中国海洋大学出版社，2021.

[12]李玲玲. 现代临床检验医学[M]. 昆明：云南科技出版社，2019.

[13]斗章. 现代医学检验技术与疾病诊断[M]. 北京：中国纺织出版社，2023.

[14]刘轶. 医学检验与实验诊断[M]. 南昌：江西科学技术出版社，2020.

[15]杨婧. 检验医学临床应用[M]. 长春：吉林科学技术出版社，2020.

[16]彭剑桥. 临床检验医学与诊断[M]. 天津：天津科学技术出版社，2019.

[17]明艳. 临床护理实践[M]. 北京：科学技术文献出版社，2019.

[18]赵倩. 现代临床护理实践[M]. 北京：科学技术文献出版社，2019.

[19]梁旭霞，邬华.实用产科手册[M].南宁：广西科学技术出版社，2020.

[20]苗秀丽.妇产科临床病症诊断与处理[M].上海：同济大学出版社，2019.

[21]周静.临床妇产科疾病诊断与综合治疗[M].郑州：河南大学出版社有限责任公司，

2019.

[22]崔巍.医学检验科诊断常规[M].北京：中国医药科技出版社，2020.

[23]孙波，刘海峰，郑祖萍.检验科临床实践[M].福州：福建科学技术出版社，2019.

[24]杨秀霞.现代妇产科护理技术与应用[M].汕头：汕头大学出版社，2020.

[25]吴欣娟，李莉，赵艳伟.妇产科护理教程[M].北京：中华医学电子音像出版社，2019.

[26]李玲.实用妇产科护理技术[M].汕头：汕头大学出版社，2019.

[27]张靖霄，张志敏.妇产科疾病观察与护理技能[M].北京：中国医药科技出版社，2019.